清·陈士铎◎著

柳　璇　宋白杨◎校注

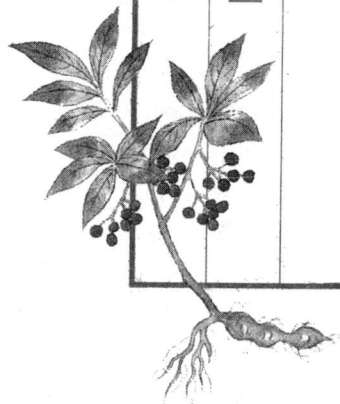

石室秘录

（第二版）

《中医非物质文化遗产临床经典读本》

第一辑

中国健康传媒集团

中国医药科技出版社

图书在版编目（CIP）数据

石室秘录 /（清）陈士铎著；柳璇，宋白杨校注 . —2 版 . —北京：中国医药科技出版社，2019.7（2024.12重印）

（中医非物质文化遗产临床经典读本）

ISBN 978-7-5214-0872-0

Ⅰ . ①石… Ⅱ . ①陈… ②柳… ③宋… Ⅲ . ①中医治法—中国—清前期 Ⅳ . ① R242

中国版本图书馆 CIP 数据核字（2019）第 037816 号

美术编辑 陈君杞

版式设计 也 在

出版 **中国健康传媒集团** | 中国医药科技出版社

地址 北京市海淀区文慧园北路甲 22 号

邮编 100082

电话 发行：010 - 62227427 邮购：010 - 62236938

网址 www.cmstp.com

规格 880 × 1230mm $\frac{1}{32}$

印张 10 $\frac{3}{8}$

字数 218 千字

初版 2010 年 12 月第 1 版

版次 2019 年 7 月第 2 版

印次 2024 年 12 月第 5 次印刷

印刷 大厂回族自治县彩虹印刷有限公司

经销 全国各地新华书店

书号 ISBN 978-7-5214-0872-0

定价 **32.00 元**

获取新书信息、投稿、为图书纠错，请扫码联系我们。

《石室秘录》卷一至卷五上半部分，以治法为纲，依次列举了一百二十八种治法。卷五下半部分论述了五行、脏腑、阴阳、昼夜、四时等十七论以及儿科诊法等。卷六为伤寒、中寒、中暑、水湿、热症、燥症、内伤七门，每门中分别论述了相关疾病的治法，以及血症、腹痛、喉痛等十六种杂症的治法。这种以治法为纲的编写方法，是本书的主要特点。陈士铎在他的这部书中总结和记录了他的临证经验，具有很高的临床指导价值。

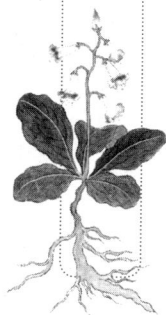

内
容
提
要

《中医非物质文化遗产临床经典读本》

编 委 会

出版者的话

　　中国从有文献可考的夏、商、周三代，就进入了文明的时代。中国人认为自己是炎黄的子孙，若以此推算，中国的文明史可以追溯到五千年前。中华民族崇尚自然，形成了"天人合一"的信仰，中医学就是在这种信仰的基础上产生的一种传统医学。

　　中医的起源可以追溯到炎帝、黄帝时期，根据考古、文献记载和传说，炎帝神农氏发明了用药物治病，黄帝轩辕氏创造脏腑经脉知识，炎帝和黄帝不仅是中华民族的始祖，也是中医的缔造者。

　　大约在公元前1600年，商代的伊尹发明了用"汤液"治病，即根据不同的证候把药物组合在一起治疗疾病，后世称这种"汤液"为"方剂"，这种治病方法一直延续到现在。由此可见，中华民族早在3700多年前就发明了把各种药物组合为"方剂"治疗疾病，实在令人惊叹！商代的彭祖用养生的方法防治疾病，中国人重视养生的传统至今深入民心。根据西汉司马迁《史记》的记载，春秋战国时期的秦越人扁鹊善于诊脉和针灸，西汉仓公淳于意善于辨证施治。这些世代传承积累的医药知识，到了西汉时期已蔚为大观。汉文帝下诏命刘向等一批学者整理全国的图书，整理后的图书分为六大类，即六艺、诸子、诗赋、兵书、术数、方技，方技即医学。刘向等校书，前后历时27年，是对中国历史文献最为壮观的结集、整理、研究，真正起到了上对古人、下对子孙后代的承前启后的作用。后之学者，欲考中国学术的源流，可以此为纲鉴。

这些记载各种医学知识的医籍，传之后世，被遵为经典。医经中的《黄帝内经》，记述了生命、疾病、诊疗、药物、针灸、养生的原理，是中医学理论体系形成的标志。这部著作流传了2000多年，到现在，仍被视为学习中医的必读之书，且早在公元7世纪，就传播到了周边一些国家和地区，近代以来，更是被翻译成多种语言，在世界许多国家广泛传播。

经方医籍中记载了大量以方治病和药物的知识，其中有《汤液经法》一书，相传是伊尹所作。东汉时期，人们把用药的知识编纂为一部著作，称《神农本草经》，其中记载了365种药物的药性、产地、采收、加工和主治等，是现代中药学的起源。中国历代政府重视对药物进行整理规范，著名的如唐代的《新修本草》、宋代的《证类本草》，到了明代，著名医学家李时珍历经30余年研究，编撰了《本草纲目》一书，在世界各国产生了广泛影响。

东汉时期的张仲景，对医经、经方进行总结，创造了"六经辨证"的理论方法，编撰了《伤寒杂病论》，成为中医临床学的奠基人，至今仍是指导中医临床的重要文献。这部著作早在公元700年左右就传到日本等国家和地区，一直受到重视。

西晋时期，皇甫谧将《素问》《针经》和《黄帝明堂经》进行整理，编纂了《针灸甲乙经》，系统地记录了针灸的理论与实践，成为学习针灸的经典必读之书，一直传承到现在。这部著作也被翻译成多种语言，在世界各地广泛传播。

中医学在数千年的发展历程中，创造积累了丰富的医学理论与实践经验，仅就文献而言，保存下来的中医古籍就有1万余种。中医学独特的思想与实践，在人类社会关注健康、重视保护文化多样性和非物质文化遗产的背景下，显现出更加旺盛的生命力。

中医药学与中华民族所有的知识一样，是"究天人之际"的学问，所以，中国的学者们信守着"究天人之际，通古今之变，成一家之言"的至理。《素问·著至教论篇》记载黄帝与雷公讨论医道说："而道，上知天文，下知地理，中知人事，可以长久。以教众庶，亦不疑殆。医道论篇，可传后世，可以为宝。"这段话道出了中医学的本质。中医是医道，医道是文化、是智慧，《黄帝内经》中记载的都是医道。医道是究天人之际的学问，天不变，道亦不变，故可以长久，可以传之后世，可以为万世之宝。

医道可以长久，在医道指导下的医疗实践，也可以长久。故《黄帝内经》中的诊法、刺法可以用，《伤寒论》《金匮要略》《备急千金要方》《外台秘要》的医方今天亦可以用，《神农本草经》《证类本草》《本草纲目》的药今天仍可以用。

或许要问，时间太久了，没有发展吗？不需要创新吗？其实，求新是中华民族一贯的追求。如《礼记·大学》说："苟日新，日日新，又日新。"清人钱大昕有一部书叫《十驾斋养新录》，他以咏芭蕉的诗句解释"养新"之义说："芭蕉心尽展新枝，新卷新心暗已随，愿学新心养新德，长随新叶起新知。"原来新知是"养"出来的。

中华民族"和实生物，同则不继"的思想智慧，与当今国际社会提出的保护和促进文化多样性、保护人类的非物质文化遗产的需求相呼应。世界卫生组织2000年发布的《传统医学研究和评价方法指导总则》中，将"传统医学"定义为"在维护健康以及预防、诊断、改善或治疗身心疾病方面使用的各种以不同文化所特有的理论、信仰和经验为基础的知识、技能和实践的总和"，点明了文化是传统医学的根基。习近平总书记深刻指出："中医药学是中国古代科学的瑰宝，也是打开中华文明宝库的钥匙。"这套丛书的整理出版，也是为了打磨好中医药学这把钥匙，以期打开中华文明这个宝库。

希望这套书的再版，能够带您回归经典，重温中医智慧，获得启示，增添助力！

中国医药科技出版社

2019 年 6 月

校注说明

　　《石室秘录》，初刻于清康熙年间，金以谋康熙二十八年的序，是为该书初刻时所作。金以谋，浙江义乌华川人（华川，古地名，在今浙江义乌县西南）。其自称是陈士铎的同乡，如《石室秘录》金以谋的跋文中称："余与陈子远公同里而神交，偶得是编，读之叹为神奇，故亟梓以济世。"该书问世后，在民间广为流传，刻本亦较多。清人的目录书中已有著录，如《郑堂读书记》："《石室秘录》六卷，萱永堂刊本。国朝陈士铎撰。"又《皇朝经籍志》："《石室秘录》六卷，陈士铎撰。"又《清朝文献通考》："《石室秘录》六卷。"又《贩书偶记》："《石室秘录》六卷，康熙二十八年己巳刊，雍正八年萱永堂刊。"今存世的本子有康熙间经元堂刊本、本澄堂刊本、明德堂刊本、三元堂刊本、金玉楼刊本、青云楼刊本，雍正八年广陵萱永堂刊本，嘉庆三年崇文堂本、菁华堂本，光绪间《石室秘录》、《洞天奥旨》合刻本以及民国间石印本多种、建国以来排印本等。其中称康熙本者，均无明确刊刻年代，系著录者根据序文而定其年代，刻工较粗，恐非康熙原本。另有清广陵温热派名医闵纯夫的删节本，其中对原书方剂的药量和内容做了大量缩减，已非原书之旧。诸本中以萱永堂刊本为最善。此次整理，即以此为底本。另以本澄堂、三元堂、菁华堂、清刻本、广益书局本、闵纯夫本为校本，并参考了傅山的有关著作，以为校资。

1

底本中的脱误衍倒等，均据别本予以校正，并出校记说明。凡缺文无从补入者，均以"□"标示。原书之眉批，均移于相应的正文之后，首以"批"字标示。原书无标点，今采用国家颁布的《中华人民共和国国家标准标点符号用法》进行标点。

校注者

2009 年 10 月

序 一

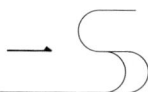

　　尝稽天下事，可传而不传者，何可胜道。可传而不传，而或为人憾，或人不为憾者，何可胜道。华元化青囊书，嵇叔夜广陵散，二者之不传也，人恒憾之。吾独谓有可憾，有可不憾。今夫琴雅乐备。医，仁术也。而皆本于先王。嵇生少好音声，长而酖之，自斯导养神气，宣和情志，而身则不免焉，毋乃稍远于先王之遗音乎？虽不传奚憾。华君继卢扁诸公而起，独成神奇。能使痿者振，弱者强，枯者泽，瘠者肥，危者安，殇者寿，死者生。其学祖轩黄，根于《素问》、《内经》，此诚守先王之道，以待来兹，以利泽斯民也，不可不传也。惟不传，故憾。昔昌黎有言曰：莫为之后，虽盛而弗传。袁孝己尝从嵇生学琴矣，嵇吝勿与。是广陵散之不传，非无传人而不传也。华君授书狱卒，狱卒疑畏，焚之。是青囊书之不传，时无传人，斯不传已。嗟乎！士生抱倜傥特达之才，一旦激于义烈，奋不顾身，名垂宇宙，而其呕心之所著述，曾不克留后来者之一目。此其郁勃之气，固结乎古今人物，谁为之解，而谁为之释。迨越数百千年，忽有好学深思如远公陈子者，闻风而慕，诚求而得，取淹没久远之遗文，表章而出，更阐扬其所未发，谓非旷代一抒已哉。第指迷自吕祖，启函自天师，辨难参订自真人，迹近怪异，或疑其说荒渺为不可据矣。乃吾三复斯篇，立方固奇，而立论甚正。聚数贤之心思，变古今之精灵，审疾疢之几微，定医

1

治之龟鉴。自来医书亦滋多矣，譬入龙宫，海藏珍宝杂陈，取舍安决。未若斯录，开卷了然。故诚信而刊布，以传海内，共欣赏也。方今圣人在上，恭己垂裳，过化存神。黎民固已殷动，万邦固已协和，灾旸疠疫尽为盛德大业之所销息，然犹朝夕乾乾，轸念疾苦，虑无一夫之不获而后即安。设是书梓而果行耶，家樋户诵，贤智神明而通变，中材亦遵守而步趋。偶试偶效，再试再效，历久历试，万不有一失焉。则所以仰佐至治者，寿世寿民，岂其微哉。夫事不能传之无先，犹能传之于后，后先不同，传则一也。华君得陈子而传矣，天师真人得华君抑又传矣。世之览者，不以为陈子所受之书，直以为华君未焚之书。恍乎师友晤对一堂，须眉飞动，而耳提面命而口授也。然后信青囊一书，术足以仁民利物，究不等于广陵散之无传也。华君在天之灵，吾知其无憾也已。

时康熙二十八年岁次己巳仲秋上浣之吉
义乌后学金以谋孝艺氏敬题

2

序 二

　　医道大矣哉，非学博天人，非理穷幽秘，非传得异人，则不可以谈医。甚矣！医道之大而难也。远公陈子，幼读班、马之书，长习黄、岐之教，且性喜好游，足迹几遍历宇内。然而见闻不广，所见者不过世上之文，所闻者不过时师之语，欲匠心自师，以求刀圭之获效，虽所在奏功，终焦劳无术，仰天而叹有以也。康熙丁卯夏秋之间，过我于玉河之西。初不知我为天上人也，与之辨难《内经》诸书，多未曾有。余出秘录示之，乃手抄行笈，慨然以著书为己任。余笑曰：君之志则大矣，而君之学则未也。远公愀然曰：我安得读尽碧落秘函以救天下哉。余乃于袖中出此书与观，目瞪口呆，不敢出一语。余乃细加指示，尽传无隐。因戒之曰：子得此书，可以著书矣。而远公犹以未足也，余又为之辨难《内经》者一月。陈子改容而谢之曰：吾今而后，不敢以著书让之后世也。余亦欣然色笑。遂将《石室秘录》令其抄录一通，存之笥中，以备著书时之考稽也。第是书奇怪，世多不识，倘以此治人之症，未免惊愕欲走。吾传之以见天地之大。何所不有，正不必执此以治天下人，使人疑惧而动其议论也。因序数语于前，以警陈子远公也。

天师岐伯职拜中清殿下弘宣秘录无上天真

大帝真君岐伯书于玉河之南

时康熙丁卯冬至前一日也

序 三

　　嗟乎！何医道之大也、精也、神也。然大而不知其大，精而不知其精，神而不知其神，则犹之不大、不精、不神也。陈子远公，喜读岐黄之书，三十年于兹矣。于《内经》治法，实能窥奥，而叹医道之不多法门也。人之病苦患多，医之道苦患少，有以哉。丁卯仲冬，著书玉河之南，逢岐伯与余为之辨难，惊怪咤异，因慨然曰：安得天上奇书秘录以活后世哉。岐伯乃传此书二十四法，远公又请，每思一法，岐伯即传之一法，思之思之，神鬼通之，非陈子之谓欤。今其书现在，皆世所未见，诚恐旨意深邃，方法过奇，虑人之不信之，又请余发明。余嘉陈子活人之心，无有尽期，乃逐门又尚论之，以见医道之大而精，精而神也。合而刊布天下，使世知天地之间，何所不有。有陈子之好善不倦，即有天上人乐为之传术无已也。吾愿天下人尽读兹编，研几深入，无再误天下人也。陈子请序书之异时云。

汉长沙守张机职拜广德真人题于玉河之南

时康熙丁卯冬至后十日也

序 四

今上戊辰二月花朝后三日，远公陈子，将岐天师《石室秘录》请序于余。余读之惊异，叹医道之神而奇也。夫医至起死奇矣，而兹编实不止此。其文肆而醇，其意深而旨，乃性天之学，非刀圭之书也。陈子学博天人，理通鬼神，人得此编之秘，何患医道之不入于化乎。而陈子不然，长跽而请予曰：习医救一人，不若救一世也；救一世，不若救万世也，亦何言大而心善乎。吾尼山立教，不过救一世为心也。己立立人，己达达人。未尝教人施德于万世。然而尼山之书，垂之至今，虽谓之救万世可也。今陈子注《素问》、《内经》，余叹其有志未逮，乃以华元化青囊术动之。陈子愀然曰：吾安得此天上奇编读之乎？余乃正襟而训之曰：予欲注《素问》乎？舍青囊术何以著书尚论为耶。陈子忧之。而余曰：无忧也，吾当召岐天师尽传之。盖青囊秘术，华君原得之岐天师者也。陈子再拜受教。余乃邀天师至燕市，而天师又邀仲景张公同游客邸，晨夕往还，罄传方法，共一百二十八门，名曰《石室秘录》，即青囊之术也。无方不神，无论不异。陈子得之，乃决奥阐幽，肆力于《素问》，以大壮其文澜。而陈子尤以天师传之未尽，更求仲景张公为之发明，以补天师之所略。又请于天师召华元化，质今昔之异同，华君又罄传之毋隐。今其书具在，陈子不乐自秘，欲公之万世，不欲仅活一世之人已也。与尼山己立立人，己达达人之

1

心，不千古相同乎。但陈子苦于家贫，不能速授梨枣，然而其言之大，其心之善，实觉覆被万世也。陈子仍存之，以待世之好善如子者斯可矣。余因陈子请序，遂题数言于前，亦以劝天下好善之君子也。积善必有余庆，吾于陈子见之，吾不愿止陈子一人见之，天下人亦可闻吾言以自勉于为善，毋让陈子独为仁人也。

吕道人题于燕山

目 录

卷二 乐集

卷三　射集

卷四　御集

❀ 卷五 书集

卷六　数集

卷一 礼集

天有奇文，地有奇事，人有奇病，不可拘也。欲治其病，不可以常药治之。有正医，有反医，有顺医，有逆医；有内治，有外治，有完治，有碎治，有大治，有小治，有生治，有死治，有上治，有下治，有中治之分；有先治，有后治，有急治，有缓治，有本治，有末治之异。有一百二十八法。

正医法

论肺经生痈　论久嗽服气法　论水泻　论血痢　论水肿
论两胁胀满吞酸吐酸　论腰痛　论怔忡不寐

岐天师曰：凡人有病气喘呕咳者，乃肺病也。肺乃金脏，又娇脏也。居于心之上，瓣如莲花，色红蒂紫。咽管之下，即是肺经，司气之出入，不容食物。咽之上有会①厌在，即小舌头也。会厌遮住咽门，饮食之类，始能直入食管，而下通于胃。倘人饮食之时多言，会厌不及遮咽门，设或米食之类，入于气管，则必咳不已。可见气管不容一物，可知药亦不能直入也。治肺之法，正治甚难，当转治以脾。脾气有养，则土自生

① 会：原作"胃"，声之误，今改。

金，咳嗽自已。故五脏之中，除肺一经之外，俱可正治，独肺经不可正治。然则肺经生痈疡，何以治之耶。用元参一两，生甘草一两，金银花八两，当归二两，水煎服。[批] 清金消毒汤。加麦冬一两。数品中，惟麦冬乃清肺火之品，余俱入脾、入肝、入心之药，而用之者何也？盖入肝则平木，而不必肺金用力以制之，则肺金得养矣；入脾则脾土能生肺金，而肺金又得养矣；入心经则心火不凌肺金，而肺经又得养矣。虽前药乃治心、治脾、治肝之药，似乎隔一、隔二、隔三治法，其实乃正治肺金也。

雷公曰：我意方中加白芍三钱更妙，平肝火，使心火弱，不来克肺也。

长沙守仲景张公曰：肺经固是娇脏，不可容物，然未尝不可容气。人有久嗽不已，服诸补肺之药不效者，遵岐天师之法治之，无有不愈。但止服汤药，而不以气入咽门，则肺经终难速愈。法当用女子十三岁者，呵其气而咽之。每日五更时，令女子以口哺口，尽力将脐下之气，尽送病人口中，病人咽下一口，即将女子推开，不可搂抱在怀，恐动相火也。每日止可呵一口，自然服药有功。但呵气之时，切戒不可少动欲心，一动，不特无益，而有害矣。止可一口、二口，恐女子有病也。

天师曰：脾经之病，如水泻，乃脾气不温；血痢，乃过于燥热，而成此症也。水泻，用白术一两，车前五钱，二味煎汤，服之立效。[批] 分水神丹。血痢不同，有腹痛、不痛之分。痛者，乃火热也。用归尾一两，黄连三钱，枳壳二钱，白芍一两，广木香二钱，甘草一钱，萝卜子二钱，水煎服。[批] 神丹。不痛者，乃寒也。白芍三钱，当归三钱，萝卜子一钱，枳壳一钱，槟榔一钱，甘草一钱，水煎服。[批] 神丹。水泻者，乃一时水气侵脾，故倾腹而出。用白术以利腰脐之气血，用车前以分消其水势，此正治之法也。

张公曰：白术、车前利腰脐，而消水气是矣。然而白术亦能健脾，脾健水湿自分，原不必借重车前。车前能通窍而安脏气，亦不止分消已也。脏安则水湿之气自消，各有专能，又能分助，所以奏效如神耳。

天师曰：血痢者，乃肝经来克脾土也。虽因脾土之湿，又加暑热暗侵，瓜果内伤所致。然终因肝木太旺无制，凌脾土而然也。故方用白芍、当归滋肝而平木，肝木得养，不来下克脾土，则土亦得养，而血痢自痊矣。

张公曰：血痢虽有痛、不痛之分，其实皆火邪而挟湿气也。论理二方俱可通治，而天师分别痛、不痛之分，乃慎之也。二方出入加减，各为神效，正不必畏首畏尾。一用之于痛，一用之于不痛也。盖火邪带湿气，居于肠脾之际，不得奔下，未有不急而后重者。妙在用当归、白芍滑而利之，则火邪利于直下，不止平肝木而救脾土也。

天师曰：水肿之病，亦土不能克水也。方用牵牛三钱，甘遂三钱，水煎。一服即大泻水斗余，臌胀尽消。此则直夺其水势，而土得其平成矣。[批] 消水神方。雷公曰：此方固神奇，俱各用三钱似太多，减去各一钱则不过猛矣，病去而不伤本。病未尽去，可以再进，亦不失中和之道。但二味药性峻烈，过于猛矣，人疑非正治之法。然水势滔天，必开决其水口，则水旋消。此二味之中病源，妙在于猛也。第服此二味之后，切不可食盐，一食盐，则前病重犯，不可救矣。此乃不知禁忌，自犯死症，非药之故也。今人一见牵牛、甘遂，视为必死之品，过矣。水肿之病，必须以手按足面如泥者，始可用此二味正治。否则，按之不如泥，随按而皮随起者，非水也，当作气虚、肾虚治之，不可以此二味轻投以杀之也。[批]何言之当也。

张公曰：水肿治法甚多，独此二味奇妙通神。其次用鸡屎醴。然鸡屎醴终不若此二味之神。盖鸡屎醴有毒，而此无毒也。牵牛性虽猛，得甘遂而迟矣；甘遂性虽缓，得牵牛而快矣。两相合而两相成，实有妙用。此方盖余方也，天师取之以救天下，余何可自立而自誉之，止言其相成有如此。

心经之病，怔忡不寐等症，乃心血少也。方用人参三钱，丹参二钱，麦冬三钱，甘草一钱，茯神三钱，生枣仁五钱，熟枣仁五钱，菖蒲一钱，当归三钱，五味子一钱，水煎服。[批]安寐丹。妙。此方之妙，妙在生、熟枣仁各五钱，而以诸补心之药为佐使。盖枣仁乃安心止不寐之圣药，生用使其日间不卧，熟用使其夜间不醒也。日夜既安，则怔忡自定，又何必用虎睛、琥珀、丹砂之多事哉。

肝经之病，两胁胀满，吞酸吐酸等症，乃肝木之郁也。正治之法，方用白芍五钱，柴胡二钱，炒栀子一钱，苍术一钱，茯苓一钱，神曲五分，半夏一钱，甘草一钱，丹皮三钱，水煎服。[批]气爽丹。雷公曰：此方尚可加当归三钱，以生肝血。此方之妙，妙在用白芍、丹皮、柴胡也。盖三味乃肝木专经之药，而芍药尤善平肝，不去远凌脾土。土得养而木益舒，木舒而气爽，痛自除，吐渐止也。

肾经之病，如腰痛之症，用杜仲一两，破故纸五钱，各盐水炒，熟地三两，白术三两，胡桃二两，各为末，蜜为丸。每日饥而服之，白滚汤送下一两，服完自愈。此方之奇，奇在白术乃脾经药也，何以为正治肾经。不知白术最利腰脐，腰脐利则水湿之气不留于肾宫，又用熟地、杜仲，纯是补水之药；而胡桃与破故纸同用，又有相济之功，补肾火以生肾水，谓非正治得乎。岐天师不讲者，未必非留以待我补。余所以又补心、肝、肾三法，愿人细思而用药也。

华君曰：是传余文也，无方。

孙真君曰：治肺有隔一、隔二、隔三之治，其实原正治肺经。此种议论，大开聋聩。凡肺病皆宜如此治之，勿谓天师专治肺痈立论，而不通于凡治肺病也。

按血痢症，张公概指为火邪挟湿，此特就壮实人之血痢言之也。然内伤劳倦，与中气虚寒人，脾不摄血，往往脾湿下乘而成血痢。每以理中汤加木香、肉桂，补中益气汤加熟地、炒黑干姜治之而愈。但火邪之血，色必鲜红，脉必洪缓，口必消渴，而喜饮冷，小便必热涩而赤浊。内伤之血，色必鲜而紫暗，或微红淡白，脉必微细而迟，或浮涩而空，口不渴，即渴而喜饮热汤，小便不涩不赤，即赤而不热不浊可辨。李子永识。

昔贤论肿症，与此不符。大概以随按而起者为水肿，按肉如泥者为气虚。附之以俟临症者之自考。李子永识。

反医法

论发狂见鬼　论发狂不见鬼　论中风堕地　论卒倒不知人

天师曰：凡人有病发狂如见鬼状，或跌倒不知人，或中风不语，或自卧而跌在床下者，此皆正气虚而邪气犯之也。似宜正治邪为是，然而邪之所凑，其气必虚，不治其虚，安问其余。此所以急宜固其正气，而少佐以祛痰祛邪之药为妙。如发狂见鬼者，乃虚也。方用人参一两，白术一两，半夏三钱，天南星三钱，附子一钱，大剂灌之，狂自定矣。［批］祛狂至神丹方。

妙。或倒不知人，乃气虚也，亦用前方主之。或中风不语者，以人参一两，天南星三钱，生半夏三钱，生附子一个，名为三生饮，急灌之。又自卧跌床下者，即中风类也，又名尸厥，亦以三生饮救之。

发狂不知人而不见鬼者，乃热也，不可与前汤。此见鬼为虚，而非实热。方用人参，同入于祛痰、祛邪之药内，乃因其反而反治之也。

跌倒不知人，虽因气虚，然未有无痰而能跌倒者。既跌倒，亦未有不知人者，故必须祛痰，而佐以助正之药，此前方之所以可兼治之也。

中风与堕地之症，纯是气虚。气虚之人，未有不生痰者。痰重，卒中卒倒，有由来也。然则徒治其痰，而不补其气，即所以杀之也。三生饮妙在用生人参一两，同生附、半夏、南星祛邪荡涤之药，驾驭而攻之。譬如大将登坛，用虎贲之士，以扫荡群妖，必能活生人于杀人之中。若徒正治其邪，而不反治其本，则十人九死，冤鬼夜号，谁之咎欤。[批]绝。

张公曰：发狂见鬼，明是虚而痰中之。用半夏、南星、附子以祛痰，不用人参、白术之多，何以驱驾之而成功哉。此方之妙，不特治发狂见鬼如神，而治中风不语，卒倒不知人，亦神妙之极，盖气虚而后痰中也。岐天师分析甚精，又引三生饮以治中风等症。其实前方除发狂不见鬼，不可用此方，其余无不可治，正不必又用三生饮也。然三生饮亦是奇方，亦可采用之。总之，斟酌于二方之间，无不可起生人于死人之中也。

发狂不见鬼，明是内热之症，岐天师不立方者，待余补之也。方用人参三钱，白芍三钱，白芥子三钱，半夏三钱，天南星二钱，黄连二钱，陈皮一钱，甘草一钱，水煎服。此方妙在用黄连。盖厥深则热亦深，去其热则厥自定。黄连入心，引诸补心之味，同群相济，或补或泻。譬如人家相争，嚷于一室，亲朋各为劝解，自然怒气平而悔心发。黄连之用于补剂之中，正此意也。

华君曰：是传余之文，无有他方。我尚有数语，请载于后。中风等症，非大加人参，以祛驾其邪，则痰不能开，而邪不能散。方中妙在用人参至一两，始有力量。否则，少用反为痰邪所使，又安能助制附子，以直荡群妖哉。

雷公曰：妙极，各阐发无遗，无可再谈。[①]

真圣人之言。李子永识。

顺医法

论气虚胃虚

天师曰：凡人有病气虚者，乃身子羸弱，饮食不进，或大便溏泄，小便艰涩。方用人参一两，茯苓三钱，白术五钱，陈皮一钱，甘草一钱，泽泻一钱，车前一钱，水煎服。此乃病欲下行，而随其性而下补之也。方中用人参为君者，开其胃气。胃为肾之关，关门不开，则上之饮食不能入，下之糟粕不能出，妙在用人参以生胃土，而茯苓、车前能分消水谷也。且胃之性最喜温和，不喜过湿，湿则必上壅呕，下积而泻矣。今顺土之性而温补之，则饮食自进，而大小便各安其位矣。

张公曰：此方生胃土以消水谷，谁曰不然，然而不止生胃土也，且能健脾。脾健则胃气益开，而胃气益壮。方中最妙用

---

① 雷公曰……无可再谈：此十四字，原作小字，今据前后文例改。

白术也，白术上利胃而下健脾，且能祛湿以生肾。有此大功，则大小便得脾肾之气而能开能合。下既通达，又何患饮食之不进乎，吾见其饱食而无碍也。

服前方而不愈者，兼服八味丸以补土母，盖八味丸最能实大肠利膀胱也。李子永识。

逆医法

论气喘上逆　论双蛾　论肾虚大吐

天师曰：凡逆症甚多，不止厥症一门也。如气喘而上者，逆也，人以为气之有余也，殊不知气盛当作气虚，有余认作不足。若错认作肺气之盛，而错用苏叶、桔梗、百部、山豆根之类，去生便远。方用人参一两，牛膝三钱，熟地五钱，山茱萸四钱，枸杞子一钱，麦冬五钱，北五味一钱，胡桃三个，生姜五片，水煎服。[批]安喘至圣丹。雷公曰：妙极。然天师止言肺经之虚，肾水大耗之气喘也，而未尝论其肾火之逆，挟肝气而上冲之气喘也。虽其症轻于肾水大耗之病，而气逆作喘则一也。病甚则有吐粉红之痰者。此肾火炎烧，肺经内热，不能克肝，则木寡于畏，龙雷之火愈为升腾，法当清其内热。方用地骨皮一两，沙参一两，麦冬五钱，白芥子二钱，白芍五钱，甘草三分，桔梗五分，丹皮二钱，水煎服。方名清热止喘丹。此方之妙，妙在地骨以清骨髓中之内热，沙参、丹皮以养阴，白芍以平肝木中之火，麦冬以清肺中之火，加甘草、桔梗引入肺经，则痰嗽自除，而气喘亦定。孙真人曰：何论之奇辟乃尔，我有一奇方以附后。此方绝不去治肺经，而正所以治肺也。盖人生肺气，夜卧必归气于肾中，此母居子舍之义也。今因色欲过度，肾水大耗，肺金日去生之。久之，则不特肾水虚，而肺金亦虚。譬如家有浪子，日费千金，母有积蓄，日日与之，倾囊倒箧，尽数交付其子，后将安继？是子贫而母亦贫矣。一遇外侮之侵，将何物解纷？而外侮又复恐吓之，逃之子舍，以避其锋，而子家贫乏，无以奉母，又必仍复还家，以受外侮之凌逼，势不至不死不已。今肾水既亏，而肺金又耗，外受心火之伤，中受肝木之横，脾土又下[①]，不来生水，则转辗[②]难藏，于是仍返而上喘。幸有一线元阳未绝，所以不死。苟不大剂急救其肾，使贫子来偷窃，又何以肺金有养哉。况贫子暴富，不特母家亦富，而外侮亦不敢欺凌矣。此不治肺而正所以治肺也。或疑人参乃肺脾之药，既宜补肾，不宜多用人参。不知肾水大虚，一时不能骤生，非急补其气，则元阳一线必且断绝。况人参少用则泛上，多用则下行，妙在用人参至两许，使能下达病源，补气以生肾水。药中熟地、山茱萸之类，同气相求，直入命门，又何患太多之病哉。若病重之人，尤宜多加，一两尚欠也。但喘有不同，有虚有实。初起之喘多邪实，久病之，喘多气虚。邪实者，喘必抬肩；气虚而喘者，微微气急耳。余所论乃久病之喘，若初起之喘，若四磨、四七汤，得一剂即止。此病逆而药亦逆之也。

张公曰：肺金补子之义，已讲透彻无遗，余再出一论以广之。肺气既弱，自然不能克木，肝木无制，必然气旺，气旺必来凌脾胃之土。脾胃即受制于肝木，则何能来生肺金耶。方中十剂之中，或间加柴胡五分、白芍五钱、熟地倍加一两，同前方煎饮，未必无小补也。盖欲平肝，自必旺其土，土旺则金有

---

① 下：菁华堂本、清刻本、广益本无。

② 转辗：广益本作"辗转"。

不生者乎。此亦反治之义耳。

天师曰：更有人病双蛾者，人以为热也。喉门肿痛，痰如锯不绝，茶水一滴不能下咽，岂非热症。然而痛虽甚，至早少轻；喉虽肿，舌必不燥；痰虽多，必不黄而成块。此乃假热之症也。若以寒凉之药急救之，下喉非不暂快，少顷而热转甚。人以为凉药之少也，再加寒凉之品，服之更甚。急须刺其少商之穴，出血少许，喉门必有一线之路开矣。急以附子一钱，熟地一两，山茱萸四钱，麦冬三钱，北五味三钱，牛膝三钱，茯苓五钱，煎服。[批] 消火神丹。下喉一声响亮，其火势热症，立时消散。盖少阴之火，直如奔马，凡人肾水大耗者，肾中元阳不能下藏。盖无水以养火，而火必上越也，日日冲上，而咽喉口小，不能任其出入，乃结成肿痛，状似双蛾，实非双蛾也。方中妙在用附子辛热之药，引龙雷之火下藏于窟宅。夫龙雷之火，乃相火也，喜水而不喜火，故药中熟地、山茱之类，纯是补阴之味，使火有所归而不再沸。此因其逆势而逆导之也。喜水而不喜火。喜水者，喜真阴之水也，而非寒凉之水；不喜火者，不喜邪气之火也，而非辛热之火。

日重夜轻，治之最易。用山豆根三钱，半夏一钱，桔梗三钱，甘草一钱治之。一剂立愈，而非逆症可比耳。

张公曰：阴虚双蛾之症，余更有治法。用附子一钱，盐水炒成片，用一片含在口中，立时有路，可以用汤药矣。后以八味丸一两，白滚水送下，亦立时而愈，可与岐天师方并传。

天师曰：更有大吐之症，舌如芒刺，双目红肿，人以为热也。不知此乃肾水干槁，火不能藏，水不能润，食入即出耳。法当用六味地黄汤，一料煎服，恣其吞饮，则余火下息，而饮食可入。盖胃为肾之关，胃中之火，必得肾中之水以润之。肾水耗，不能上润脾胃，则胃火沸腾，涌而上出，以致双目红痛，舌如芒刺也。但此症时躁时静，一时而欲饮水，及至水到，又不欲饮，即强饮之，又不十分宽快，此乃上假热而下真寒也。理宜六味汤内加附子、肉桂，煎汤与饮，始合病源。而今止用六味地黄汤者何？盖肾虽寒而胃正热，温肾之药，必经过胃经，热性发作，肾不及救，而胃反助其邪火之焰，则病势转添。不若竟用六味地黄汤，使其直趋肾宫，虽经过胃中，不致相犯，假道灭虢，不平胃而胃自平矣。此亦逆治之法也。［批］孙公曰：真绝奇之论。

张公曰：余立地黄丸，原所治武帝之消渴也，不意可以治此等之症，实有奇功。今又得岐天师畅为发明，将方之功效，尽情表出，余之幸也，不独余之幸也，愿世人留意。此方治上假热而下真寒者，无不神妙，奏功如响，非惟大吐之症宜之耳。

华君曰：是传予之文，而子之文更多可喜也，然予更有数语。双蛾阴症，最难治而最易治也。不知其窍而最难，知其法而最易。予常为人治此病，用附子一枚，以盐一合，水煮透，令其口含一片，而火势立止。然后以六味汤，大剂饮之，不再发，神方也。

大吐之症，先以手擦其脚心，使滚热，然后以附子一枚煎汤，用鹅翎扫之，随干随扫，少顷即不吐矣，后以六味丸汤，大剂饮之，即安然也。

气喘之症，莫妙用天师方，大剂饮之必生，无他方也。

孙真君曰：天师论喘症奇辟，然予亦有方。用人参一两，北五味一钱，麦冬二两，牛膝三钱，胡桃三个，生姜汁三匙，水煎服。［批］天师曰：妙绝。此方之妙，妙在麦冬用至二两。

盖喘病虽是肾虚，毕竟肺虚不能生肾水也，肾水不能速生，必须补气以生之。然徒用参以补气，未免水亏而火愈旺，今反用麦冬以滋肾水之母，则人参亦从之以生肺，而不去助火矣。肺有养而水自生，又何患火之不能制哉。

往往有气喘而脉微涩者，用熟地一二两，当归六七钱，甘草一钱，治之而愈。此名贞元饮。妇人最多此症。李子永识。

内治法

论肺痈　论肝痈　论肠痈

天师曰：内治者，言人有病在脏腑而治之也。人有肺痈、肠痈、肝痈者，必须从内消之也。然而治法不同。肺痈方：用元参三两，麦冬三两，生甘草五钱，金银花十两，先用水十碗，煎汤四碗；取二碗浸前药，加水二碗，又煎之，煎一碗服之，二剂即愈。其余汤二碗，再煎二煎。［批］救肺败毒至圣丹，妙。

肝痈方：用白芍三两，当归三两，炒栀子三钱，生甘草三钱；金银花十两，水十碗，煎取四碗；分二碗泡前药，再加水二碗同煎；渣又加水二碗，同金银花汁两碗，煎一碗服，二剂愈。［批］救肝败毒至圣丹，妙。

肠痈方：用金银花八两，煎水二碗，当归三两，地榆一两，薏仁五钱，水十五碗，煎二碗，分作二服。上午一服，临睡一服，二剂愈。［批］救肠败毒至圣丹，妙。盖痈生胸腹之内，无不生于火与邪，若外用末药调敷，则相隔甚遥，必须内消为得。然痈势甚急甚大，一杯水何能救车薪之火。故必大剂煎饮，而火邪自散，而痈疡自消。倘日以敷药调治于皮肤之外，或以小剂而求散于汤饵之中，吾见其必死而已矣。

张公曰：疮疡之疾，发于火邪之盛，其由来非一日矣。欲消其火邪，岂是寻常细小之药所能去乎，故必多用重药以劫治之。然而散邪之药俱耗真阴，多用重用皆能取败。惟金银花败毒而又不伤气，去火而又能补阴，故必须此品为君。但此品性纯而正，乃正人君子也。譬如正人君子，必同群攻击于群小之中，始不至偾事而召祸。所以必多加至十两或一斤，始可取胜于眉睫。然徒藉此一味，又觉势单力薄。或用麦冬以滋肺，或用芍药，当归以润肝，或用地榆以凉大肠，或用甘草以泻火，或用栀子以清热，或加薏仁以去湿；相助成功，各有妙理，非泛然而用之者也。

华君曰：是传余文，然余更有说。肺痈初起，可用此方；倘已成形，必须外治。用刀刺其肺出脓血，而后以神膏敷其口则愈，否则有性命之忧也。想天师后必传方，兹不赘耳。后无传，予当传子。肝痈不可用刺法，须用内消内散①。

肠痈之症，此方最妙，但亦治初起之病也。久则内必出毒，更当另用奇方，以助其溃脓。方用生甘草三钱，金银花二两，地榆一两，当归二两，牛膝一两，乳香三钱，没药三钱。水先煎甘草五味，取一碗，调乳香、没药末三钱饮之；渣水再煎一碗，又调乳香、没药末三钱饮之。大约早服头煎，晚服二煎，二剂必全好矣。[批]清②肠消毒丹。此天师传予而未传子也，意者留以待予耶。不然，何各以尽言，独此方尚未传完耶。

岐天师曰：是留之以待华君传子也。

---

① 内散：三元堂本作"外散"。

② 清：原作"活"，今据三元堂改本。

外治法

论阳症痈疽　论阴症痈疽

天师曰：人有背生痈疽，或生于胸腹之间，或生于头面之上，或生于手足之际，皆是五日之内，犹当内散；五日之外，必须动刀。内散方：金银花四两，蒲公英二两，生甘草二两，当归二两，天花粉五钱，水煎服。一剂即消，二剂全愈，不必三剂。金银花专能内消疮毒，然非多用则力轻难以成功，生甘草一味已足解毒，况又用之于金银花内，盖足以散邪而卫正，蒲公英阳明经药也，且能散结逐邪；天花粉消痰圣药；当归活血，是其专功。血不活所以生痈，今血活而痈自愈。此方之所以奇而肆也。[批]消毒圣神丹。倘若不曾服过败毒之散，以致成脓奔溃，外口必小，而内宅自大。譬如贼居深山，关隘必窄，而其中巢穴，自必修广。若不直捣其坚，则延蔓无已，势必民化为盗。故须用金刃，去其口边之腐肉，使内毒之气不藏。刀用三寸长，阔止三分，两边俱利，其锋厚半分，少尖一边。手执定，眼看定，心注定，一刀横画，一刀直画。人必少厥，不必惊惶，少顷自定。后以末药敷于膏药之上贴之，大约一个膏药，敷末药二钱，贴上即止痛，败脓尽出。一连三日，即消尽矣。内用煎方：当归一两，黄芪五钱，人参一钱，荆芥一钱，金银花二两，生甘草三钱，水煎服。二剂可已，不须多服。[批]败毒圣神丹。此治阳症疮疡之法也。阳症疮痈，必然突起寸余，其色红肿发光，疼痛呼号者是。若阴症痈疽，内消之法，与阳症同治，至于破溃之治法，绝不相同。大约阴症痈疽，其色必黑暗，痛亦不甚，但觉沉沉身重，其疮口必不突起，或现无数小疮口，以欺世人。急用附子三钱，人参三两，生黄芪三两，当归一两，金银花三两，白芥子二钱治之。麦冬可加三钱，元参不可用也。[批] 散寒救阴至圣丹。总阴症宜用温热散之，不可用寒凉解之也。外用膏药，加生肌末药五钱贴之，一日两换始可。盖阴症痈疽，多生于富贵膏粱之客，功名失志之人。心肾不交，阴阳俱耗，又加忧愁抑郁，拂怒呼号，其气不散，乃结成大毒。无论在背在头，在腹在胁，在手在足，俱是危症。若服吾药，又用吾膏药，无不生全。盖阳症可以凉解，而阴症必须温散也。膏药方开后：金银花一斤，生地八两，当归三两，川芎二两，牛膝一两，丹皮一两，麦冬三两，生甘草一两，荆芥一两，防风五钱，黄芪三两，茜草根五钱，人参五钱，元参五两，用麻油五斤，煎数沸，将药渣滤出，再熬，将成珠；入后药：广木香一两，黄丹二斤，炒飞过去砂，没药一两，乳香一两，血竭一两，象皮为末五钱，麝香一钱，各为细末，入油中，少煎好，藏瓷罐内用之，每一个用一两，大约发背疮必须用一两，其余疮口，量大小用之。[批] 阴阳至圣丹。雷公曰：何论之妙而方之奇也。

末药方：人参一两，冰片一钱，乳香去油三钱，透明血竭五钱，三七末一两，儿茶一两，水飞过去砂，川倍子一两，藤黄三钱，贝母二钱，轻粉一钱，各为绝细末，以无声为度。此膏药与末药，神奇无比。发背外，其余疮口，不消二个，阴症不消三个。秘之。[批] 阴阳至圣丹。孙公曰：真奇方也。

张公曰：疮疡吾方已传之矣，可附于末。

痈疽最难治，外尚未现形，内已先溃大穴。古人云：外大如豆，内大如拳，外大如拳，内大如盘，信不爽也。

凡人一见背有疮口外现者，不可小视之，急用蒜切片一分厚，贴在疮口上，用艾火烧之。痛者烧之不痛，不痛者烧之知痛而止，切不可不痛即止，而痛者亦止也。此法最妙，世人不识，而我特表而出之，以治发背之初起者。盖一经灸之，则毒随火化，以火攻火，又何疑焉，愿世医留意。

华君曰：传子法尤奇，传予之方不然也。痈疽方：用金银花三两，生甘草三钱，蒲公英三钱，当归一两，天花粉五钱，水煎服。予之方少异天师传子之方。然天师见今日气体，更薄于三国之时，所以药味改轻为重，止天花粉一味，分两相同，想因瘵不可大攻故也。然予方亦奇甚，不可轻视。或见疮势少轻，酌用吾方治之何如，亦无不响应也。膏药与末药方相同。

岐天师曰：华君言是。[批] 天师曰：妙。

雷公曰：我亦有方。治痈疽方：用生甘草五钱，金银花三两，当归一两，元参五钱，天花粉三钱，白矾一钱，附子一片，水煎服。初起者，一剂即消；肿起者，二剂即消，神方也。[批] 更妙之甚。

孙真君曰：我亦有奇方传子。凡痈初起，用白矾一两，金银花三两，水煎服。一剂即消，发背亦然。

完治法

论头痛　论脑痛　论两臂肩膀痛　论两足痛腰下①痛

天师曰：完者，如病头痛，脑痛，手足两臂疼痛，两肩背疼痛，腰以下痛，不必支解刀破，囫囵而治之也。如头痛者，用黄酒一升，入细辛一两，川芎三两，白芷一两，煮酒，一醉而愈。

---

① 下：原脱，今据目录与此下文义补。

张公曰：此等治法，世人不知，亦不敢用，我为开导之。头痛至终年累月，其邪深入于脑可知，一二钱散药，安能上至巅顶，而深入于脑中。必多用细辛、川芎、白芷以大散之也。或疑散药太多，必损真气，恐头痛未除，而真气先行散尽。谁知风邪在头，非多用风药，必难成功，有病则病受之，何畏哉。一醉而愈，此方信而不必疑者也。惟是既愈之后，必须用熟地五钱，芍药五钱，当归五钱，川芎一钱，山茱萸三钱，麦冬三钱，水煎服。四剂为妙。[批] 补血生水汤，妙。

天师曰：脑痛用黄酒一升，柴胡五钱，白芍三两，辛夷三钱，郁李仁五钱，麦冬五钱，桔梗三钱，甘草一钱。水三碗，煎汤，入前酒饮之，一醉而愈。量好者，再饮之以酒，必以醉为度。[批] 清脑平酒丹。

张公曰：脑痛之病，乃风入胆经也。胆应于脑，故脑痛。人以用柴胡太多，过于辛散，不知有白芍以和之，则不散气而转能散邪。辛夷、郁仁，皆入胆之妙品；桔梗、甘草，又入肺之妙药。胆病何以又兼治肺，不知鼻上通于脑，脑热则必下流清水，久则必成鼻渊矣；兼治其肺，则肺气清肃，自去平胆木之旺，而清涕不致下行，此立方之神妙有如此。

天师曰：两臂痛与两肩膊痛，亦用黄酒二升，当归三两，白芍三两，柴胡五钱，羌活三钱，半夏三钱，陈皮五钱，白芥子三钱，秦艽三钱，附子一钱。水六碗，煎二沸，取汁，入黄酒内，一醉为度。

张公曰：臂与肩膊，乃手经之病，肝气之郁也。妙在用白芍为君，以平舒肝木之气，不来侵克脾胃之气；而柴胡、羌活，又善去风，且直走手经之上；而秦艽亦是风药，兼附而攻，邪自退出；半夏、陈皮、白芥子，皆祛痰圣剂，风邪去而痰不留；

更得附子，无经不逐，又何有余邪之尚存哉，自然一醉而愈也。

天师曰：两足痛，腰以下痛，用黄酒二升，黄芪半斤，防风五钱，薏仁五两，杜仲一两，茯苓五钱，车前子三钱，肉桂一钱。水十碗，煎二沸，取汁二碗，入酒内，一醉而愈。以上皆风入四肢，头上，背间，腰以下也，借黄酒一味，无经不达，引其药味，而直入病中也。此所谓完全治法也。

张公曰：腰足痛，明是肾虚而气衰，不能运动，更加之湿，自必作楚。妙在不补肾而单益气，气足则血生，血生则邪退；又助之薏仁、茯苓、车前之去湿，湿去则血更活矣。况更助之杜仲之健肾，肉桂之温肾，防风之荡风乎。相畏而相使，相佐而相成，必然之理也。

华君曰：此一门未尝传予，无可论。

雷公曰：头痛予有神方传子，方用川芎一两，沙参一两，蔓荆子二钱，细辛五钱。水二碗，煎八分，加黄酒半碗，调匀。早晨服之，一剂永不再痛。此方妙在用沙参。盖沙参补阴，原不入脑，今用于川芎之中，而蔓荆、细辛直走于巅，则沙参不能下行，不得同群共入于脑中。夫脑痛者，因脑阴之虚，风得留之而不去。今补其脑则风不能存，而脑痛自愈，而头痛亦除矣。此方不特治头痛，兼治脑疼，无不神效。更有一方，治腰痛如神。方用白术三两，芡实二两，薏仁三两，水煎服。一剂即愈。此方妙在白术，以去腰间之湿气；而芡实、薏仁又是去湿之物，湿去而腰脐自利。汝老年恐有腰痛之疾，可服吾方，自无痛楚。亦只消一剂，多则阳旺，反非学道人所宜，妙极之方也。此方治梦遗亦神效，亦只消一剂。天师之言也。

凡头痛因风寒者，药宜酒煎；因火邪者，药宜茶清。李子永识。

碎治法

论瘤　论瘿　论治顽癣　论接舌生舌　论生齿固齿

碎治法最奇。人有病腹中癥结，或成虫形、鸟形、蛇形，各药不愈；或头内生鹊，手内生鸠之类，必内无异症，而外显奇形，如瘿如瘤之类。必须割去瘤瘿，去其鸟鹊，始能病愈。然此犹是节外生枝，虽动刀圭，无伤内脏，用生肌之药一敷上，即如无病之人。独是脑内生虫，必须劈开头脑，将虫取出，则头风自去。至于腹中龟蛇鸟虫之类，亦必割破小腹，将前物取出，始可再活。第术过于神奇，不便留方，存此说以见医道之奇有如此。论其治法，先用忘形酒，使其人饮醉，忽忽不知人事，任人劈破，绝不知痛痒，取出虫物，然后以神膏异药，缝其破处，后以膏药贴敷，一昼夜即全好如初。徐以解生汤药饮之，如梦初觉，而前症顿失矣。自青囊传后，华君获罪之后，失传者数千载矣，今再传术远公，终不敢以此等术轻授，使远公再犯也。前车可鉴，勿再重求。子既以瘿瘤之类再请，吾不敢秘，再传子以全活人可也。

瘿瘤不同，瘿者连肉而生，根大而身亦大；瘤者根小而身大也。即瘤之中又各不同，有粉瘤，有肉瘤，有筋瘤，有物瘤。筋瘤不可治，亦不必治，终身十载，不过大如核桃。粉瘤则三年之后，彼自然而破，出粉如线香末，出尽自愈，亦不必治也。肉瘤最易治，用水银一钱，儿茶三钱，冰片三分，硼砂一钱，麝香三分，黄柏五钱，血竭三钱，各为细末。将此药擦于瘤之根处，随擦随落，根小者无不落也。物瘤则根大，最难治。不特而动，无故而鸣，或如虫鸣，或如鸟啼。必须用刀破其中孔，则物自难居，必然突围而出。后用生肌神药敷之，则瘤化为水，平复如故矣。此乃不敬神鬼，触犯岁君而得。病不可测，非理可谈，故吾《内经》不言，然世未尝无此病也。生肌散开后：人参一钱，三七根末三钱，轻粉五分，麒麟血竭三钱，象皮一钱，乳香去油一钱，没药一钱，千年石灰三钱，广木香末一钱，冰片三分，儿茶二钱，各为绝细末，研无声为度。修合时须用端午日，不可使一人见之。

瘿不同，形亦各异，然皆湿热之病也。由小而大，由大而破，由破而死矣。初起之时，即宜用小刀割破，略出白水，以生肌散敷之立愈。倘若失治，渐渐大来，用药一点，点其陷处，半日作痛，必然出水。其色白者易愈，黄者、红者皆难愈。然服吾药，无不愈也。点药：用水银一钱，硼砂一钱，轻粉一钱，鹊粪一钱，莺粪一钱，冰片五分，潮脑五分，绿矾一钱，皂矾一钱，麝香三分，为绝细末。用针刺一小孔，然后乘其出血之时，将药点上，则粘连矣。约用一分，以人乳调之，点上大如鸡豆子。一日点三次，第二日必然流水。流水之时，不可再点，点则过痛，转难收口矣。三日后必然水流尽，而皮宽如袋，后用煎方，必然平复如故。煎方开后：人参三钱，茯苓五钱，薏仁一两，泽泻二钱，猪苓一钱，黄芪一两，白芍五钱，生甘草一钱，陈皮一钱，山药三钱，水煎服。十剂全消如故。但忌房事一月，余无所忌。若犯房事，必破不能收口，终身成漏矣。

张公曰：碎治之法尚多，吾当广之。人有病手臂生疮，变成大块，如拳头大者，必须用刀割去，人必晕绝，不可学也。吾有奇方，止用小刀，略破其皮一分，后以末药敷之，即化为水，神方也。方用人参三钱，甘草一钱，硼砂一分，冰片一分，轻粉半分。各为末，掺之即化为水矣。此方乃化毒奇方，不可

中医非物质文化遗产临床经典读本

轻视。更人有肚上生疮，结成顽块，终年不去者，亦可照上法治之，立效。

凡人有生虫鸟之病于身上、臂上、头上者，岐真人已传妙方，何必再传，未有奇于岐真人者故耳。有足上生瘤如斗大者，我有一法，不必破碎治之，止用针轻轻刺一小针眼，以前药敷之，必流水不止，急用煎方治之。方用人参三两，黄芪三两，生甘草、薏仁各五两，白芥子三钱，水煎服。二剂即消尽其水，而人绝无恙色。内外双治之法，然终以针刺其孔，不可为非碎治也。此方之妙，乃补其本源之气，又利水而不走其气。刺其孔而出水，未免大损元气，今补其气，又何惧水之尽出哉。此方之所以奇也，妙也。

天师曰：碎治有七法未传。一法洗其筋，一法破其脑，一法破其腹，一法洗其肠，一法换其舌，一法换其皮，一法接其骨也。子不信乎？非皮也，乃言皮内有病，而去其皮，别生皮也。舌有人咬断而接之也。破其皮血，即瘿瘤法也。本不宜传，吾子善问，再传二法。皮上生顽癣，终岁经年，服药无效，擦治无功。用刀削去其顽癣一块之皮，用前生肌药敷五钱，掺之必痒不可当，削亦不十分痛。当用麻药与饮，使人不知，然后用刀掺药。麻药方开后：羊踯躅三钱，茉莉花根一钱，当归一两，菖蒲三分，水煎。服一碗，即人如睡寝，任人刀割，不痛不痒。换皮后三日，以人参五钱，生甘草三钱，陈皮五分，半夏一钱，白微一钱，菖蒲五分，茯苓五钱，煎服即醒。盖羊踯躅专能迷心，茉莉根亦能使人不知，用菖蒲引入心窍，以迷乱之耳。不服人参，可十日不醒。后用人参解之者，正气盛，则邪药自解。各味皆助正之品，亦用菖蒲引入心经也。身温而卧，安如酣睡人也。

凡人有被人咬落舌尖，或连根咬断者，或一日，或二日，或半月，俱可接之。速用狗舌一条，观其人舌之大小，切正如人舌光景，将病人舌根伸出，病人坐在椅上，仰面，头放在椅背上，以自己手拿住喉咙，则舌自伸出。急将狗舌蘸药末，接在人舌上，一交接，永不落矣。末药方开后：龙齿用透明者三钱，冰片三分，人参亦用透明者三钱，象皮一钱，生地三钱，土狗三个，去头翅，地虱二十个。先将人参各项俱研末，后用地虱、土狗，捣烂，入前药末内捣之，佩身上三日，干为末，盛在瓶内，遇有此等病，为之医治可也。[批] 接舌神丹。此药末接骨最奇，服下神效。骨断者，服一钱即愈，神方也。

闻人说咬落舌头者，以醋漱之，可以重长。师曰：乱道。肉逢酸则缩，岂有反伸出之理，要重生必是仙丹。汝既祷天，我当传子。人参一两，煎汤含漱者半日，以一两参汤漱完，然后已；再用龙齿末三分，人参末一钱，麦冬末一钱，血竭三分，冰片二分，土狗一个，地虱十个，各火焙为末，放在土地上一刻出火气；将此末乘人参漱口完时，即以此末自己用舌蘸之使令遍，不可将舌即缩入口中，放在外者半刻，至不能忍，然后缩入可也，三次则舌伸长矣。仙丹也，奇绝神妙，不可思度也。[批] 生舌仙丹。

长齿法：方用雄鼠脊骨全副，余骨不用，尾亦不用，头亦不用；骨碎补三钱，炒为末；麝香一分，熟地，身怀之令干，为末三钱，但熟地必须自制，切不可经铁器，一犯则前药俱不效矣；生地亦须看一做过，经铁针穿孔者即不效；细辛三分，榆树皮三分。总之，群药俱不可经铁器。当归一钱，青盐二钱，杜仲一钱足矣，各为绝细末。鼠骨去肉不用，新瓦上焙干为末，不可烧焦，乘其生气也，用一瓷瓶盛之。每日五更时，不可出声，将此药轻擦在无牙之处。三十六擦，药任其自然咽下，不可用水漱口，一月如是。日间午间擦之更佳，亦如前数。

固齿方：用雄鼠脊骨一副，当归一钱，熟地三钱，细辛一钱，榆树皮三钱，骨碎补三钱，青盐一钱，杜仲二钱，各为末。裹在绵纸成条，咬在牙床上，以味尽为度。一条永不齿落矣。然亦不可经铁器，经则不效。然汝亦幸亏此药，所以五十外不动摇也。汝后不必愁，昨服吾符故也，传汝救人可耳。此药可救数百人，大约一人须用三条。

张公曰：洗筋之法最难传，亦最难效，止可言治症可也。筋之缩也，由于血之不养，然血久不能养筋，则筋缩急而不能再生。必须割开皮肉，用药洗之。倘不得其法，药不得真者，必不能成功，反致杀人，何若不传之为妙欤。破脑尤不可轻传，曹公非明鉴乎。以生人而轻破其脑，则人已死矣，又谁信再活乎。喧哗扰攘之中，何能静思方法，而望其重苏乎。破腹之法，肠胃皆见，人必如死，谓能再生，人断不信。洗肠亦然。此岐天师所以隐而不言，而今亦不必轻传，徒取人物议。若换舌换皮，岐天师各留异术，今亦安能再助高深哉。

接舌已奇，生舌尤奇，非仙传，世人安得此方法乎。愿人尊之，千万年而勿失耳。

生齿，固齿，小术也，不足为异，姑存之以备考。而终非破治之法，如此当删去，另附于后可存之处可也。

华君曰：此传予之法，而无自长舌之方。

大治法

论痿症　论肾虚如白虎汤症　论汗出如雨不止　论直中阴

经 论治阳明之火

天师曰：大治法，周身有病，统上下左右尽治之也。如气血全亏，一身多病；或头痛未已，而身骨痛；或腹痛未已，而四肢尽痛是也。虽此等病，乃痿症居多，自宜专治阳明胃火。然而胃火既盛，一身上下四肢尽行消瘦，又不可专治胃经一门也。方用人参三钱，茯苓三钱，薏苡仁五钱，当归三钱，黄芪三钱，甘菊花一钱，元参五钱，麦冬一两，陈皮五分，神曲五分，白芥子三钱，白芍三钱，熟地一两，水三大碗，煎一碗服之。[批]双补至神丹。盖阳明火盛，理宜用竹叶石膏汤矣，而此偏不用，反用参、苓、芪、熟为君，补其气血者，何也？胃火过盛，已烁气血，再用白虎汤，虽一时解其火势之燎原，然而焦头烂额，必致重亡其津液。不若用补气血之药，大剂煎饮，使水足而火自息。方中宜用元参、麦冬、甘菊之品，纯是退阳明之味；而阳明即有火势之燎原，亦能扑灭。况又重加之当归生血之类，以滋化源乎。但诸药若小其剂，则不特无益，而反助火势之飞扬，此大治之所以妙也。大约大治之法，施之于虚症最宜，乘其初起，胃火有余，即以大剂与之，可以转败为胜。若因循时日，畏首畏尾，初时不敢用大剂，乃至胃气已衰，而后悔悟，始用大剂迟矣。其病宜用大剂者，则发背痈疽，切忌小治，尤当不大剂与之。另有专门，兹不再赘。

张公曰：大治实阳明胃火之患，不止痈疽发背，更有症如肾虚而火沸腾，如白虎汤症者，亦宜用大剂六味地黄汤治之。更有肾水泛上，吐痰倾盆者，亦宜用六味汤，加附子、肉桂，煎汤数碗，大碗饮之而愈，皆不可小治之也。凡肾水肾火之虚，上焦虽现热症，而其舌终滑而不燥，非若阳症之干极而起刺也。更有大汗之症，汗如雨出，不可止抑，气息又复奄奄，不是发狂热症，若不急用大补之药，则顷刻亡阳而死矣。方用人参三两，白术四两，当归三两，桑叶十片，麦冬三两，北五味三钱，黄芪三两，水煎服。［批］止汗定神丹。此方纯是补气之药，气足则汗止，而阳返于命门之宫矣。倘以小小之剂治之，又何以补生元气于无何有之乡哉，吾见其立亡而已矣。更有直中阴经之症，阴寒之气，斩关直入于肾宫，命门之火逃亡，而将越出于躯壳之外，非用大剂补火之药，何以追散失之元阳而返其宅哉。方用人参一两，白术三两，附子二钱，肉桂一钱，干姜二钱，水三碗煎服。一剂而愈。［批］参术附桂汤。此方用人参、白术，实有妙用，驱寒之品，而不用此二味，寒去而气随之去矣，故必用二味，且必须多加，而元阳始足可留于将绝之顷也。此皆大治之法，不可不知。

华君曰：天师不曾传，予有一论可参观。阳明之火势，最盛最急，若不以大剂退火之药与之，立刻将肾水烧干矣。然过用寒凉，必致转伤胃气，胃气既伤，则胃火益胜。虽石膏汤中有人参以救胃气，然终不胜攻之大烈也。愚意石膏用一两者，人参必须亦用一两，或石膏用至二三两，则人参断不可止用一两，必须多加为妙。即不敢加至三两，亦必须加至一两五钱。与其火退之后，再用人参，何若乘其火盛之时，而倍用之。攻补兼施，火势衰，而胃气又不复损之为得也。予治阳明火盛，往往奏功如响者，人参同石膏兼用，而无偏重之势故耳。此予独得之秘，因远公为天师所爱，不惜尽传无隐。愿远公谨听吾言，必与参同用，无分轻重也。此段再请教天师与长沙公何如？
［批］雷公曰：华君之言至当也。

天师曰：妙论不刊。

诸病凡胃气衰者，用药不可大剂，不可不知。更有暴病中寒，脉微欲绝，四肢冰冷者，初服须急服生附，干姜各五钱救之，参，术又在所缓。此说本之嘉言喻氏。李子永识。

小治法

论治气不顺　论治上焦之痰　论中风不语

天师曰：小治法者，乃上焦之病也。病既在上焦，若大其剂，则势下行，反为不美。如胸膈不利，或痰盛闭塞，或一时中风不语，皆当以小剂治之。小剂方甚多，举三四之病，可悟其余。譬如胸膈不利，此气不顺也，可用苏叶一钱，半夏一钱，甘草一钱，桔梗一钱，百部五分治之。[批] 顺气汤。一剂快然无碍矣。如痰盛闭塞作痛者，乃痰在上焦也，用天花粉一钱，甘草一钱，柴胡一钱，陈皮五分，半夏一钱，苏子一钱治之。[批] 化痰饮。或用瓜蒂七个，或用皂角一个，以水煎汤吐之，皆小治之法也。或中风不语者，亦用瓜蒂散，皂角汤探吐之。然必看其真正中风，始用二方吐之，否则，万万不可轻用。真正中风，平日自然壮盛，能御风寒，不畏寒热之人；既中之后，双目突出，手足乱舞，痰色黄，结成块，大小便闭塞不通者是。若安静，平日人衰弱，临症之时，气息如无，大小便自遗，手撒眼闭，浮肿，作水鸡声，不十分响者，乃气虚也，切不可与瓜蒂、皂角二汤。当与前三生饮，加人参一两治之。

张公曰：人以为轻病也，不十分留心，谁知大病成于小病乎。小病而斟酌尽善，又何大病之生也。岐天师忽用大剂以治大病，忽用小剂以治小病，如神龙变化，不可测度，真圣化神兼而立方也。

华君曰：不必谈，亦无可谈。

偏治法

论治心痛　论上热下寒　论两胁胀满　论胃气痛脾不化食
论痿　论厥　论吐血　论治头痛　腰背手足痛　论梦遗　喘嗽
口眼歪斜　目痛

天师曰：偏治者，乃一偏之治法。譬如人病心痛，不治心而偏治肝；譬如病在上，而偏治下；譬如病在右，而偏治左；譬如病在四肢手足，而偏治其腹心也。心痛，人以为病在心也，不知心乃神明之宰，一毫邪气不可干犯，犯则立死。人病心痛，终年累月而不愈者，非心痛也，乃包络为心之膜，以障心宫，邪犯包络，则心必痛。包络名为膻中，乃心之臣也。相为贼所攻，君有不振恐者乎？臣辱则君忧，此心之所以痛而不宁也。然则宜治包络，何以必责之肝也？肝属木，包络属火，肝木生心火，治其肝木之寒，则心火有养，而包络之寒邪自散。况肝木之气既温，生心之余，必能来生包络，故不必救包络，而必先救肝。肝木得寒，则涩而不舒，散肝中之邪，即所以散包络之邪也。方用苍术二钱，白芍五钱，当归一两，肉桂一钱，良姜一钱，水煎服。〔批〕定痛至圣丹。此寒邪犯包络之方如此。更有热邪来犯包络奈何？寒邪之犯，必恶寒，见水则如仇雠，手火燠之则快。热邪之犯，见水喜悦，手按之转痛是也。故热痛之病，必然呼号，不能安于床席，治法亦责之肝。盖包络之热，由于肝经之热也。泻其肝木之旺，而去其郁热之火，不必救包络之焚，而包络之火自衰矣。方用白芍一两，炒栀子三钱，甘草一钱，当归三钱，生地五钱，陈皮八分，水煎服。〔批〕解热至圣丹。二剂即安然如故。此偏治之一端也。病在上者，乃上焦火热之盛，吐痰如涌泉，面赤喉痛，上身不欲盖衣，而下身冰凉，此上假热而下真寒也。方用附子一个，熟地半斤，山茱萸四两，北五味一两，麦冬一两，茯苓三两，泽泻三两，丹皮三两，山药四两，肉桂一两，水十余碗，煎四碗。探凉与病人服之，二刻内四碗服尽，立刻安静，此病在上而下治之法也。［批］增减地黄汤。雷公曰：上热下寒，予更有方，用熟地三两，山萸一两，车前子三钱，肉桂二钱，牛膝五钱，麦冬五钱，北五味三钱，水煎冷服。一剂即安。可佐六味汤也。天师曰：此方奇妙。盖此病乃下焦肾中水火俱耗尽真阴，而元阳无可居之地，于是上腾而作乱。倘以寒药救之则愈炽，以补气药救之则反危。必须用八味地黄汤，大剂与服，加麦冬、五味，少救其肺金之气，下治而上自安。子不见天地之道乎。冬至之时，地下大热，则天道自寒；夏至之时，地下大寒，天上自热。人身亦如是也。肾经热，则头目咽喉心肺皆寒，安享其清肃之气；肾经寒，则头目咽喉心肺反生其拂逆之躁矣。此亦上病下治之一法也。

病在左者，如两胁胀满，不可左卧者，此病在肝也，法亦专治肝矣。今偏不治肝，而兼治肺。盖肝木之旺，由于肺经之虚，金不能制木，则木愈盛，木盛则脾土更无所养，肺金益虚，则肝木益旺，而病无已时也。方用人参一钱，黄芩三钱，麦冬三钱，甘草一钱，白芍三钱，当归三钱，柴胡一钱，茯苓一钱，陈皮五分，水煎服。一剂知，二剂愈，四剂全愈。盖参、芪乃补气之味，与肝木不相干也。虽用柴胡舒肝，然而柴胡亦是肺经主药，一味而两用之；白芍、当归，虽专入肝经，然亦能入肺。所以同群入肺以助气，而非逐队以平肝，此左病治右之一法也。

右病治左，可以悟矣，予再传一方。人病胃气痛，或脾气不好，不能饮食，或能饮食而不能化，作痛作满，上吐下泻者，此乃肝经来克土也。平其肝木，则脾胃之土得养，而前症俱愈矣。方用白芍三钱，甘草一钱，当归二钱，柴胡二钱，茯苓三钱，白芥子一钱。有火者，加炒栀子二钱；无火者，加肉桂一钱，水煎服。此方再加白术三钱；有食者，加山楂二钱；伤米食者，加枳壳一钱，麦芽一钱；有痰者，加半夏一钱。此方虽白术、茯苓乃脾胃之品，然其性亦能入肝；白芍、当归、柴胡，则纯是肝经之正药；有此三味，直入肝经，则各药无不尽入肝以平木，木平则脾胃之土安然。况有食则化食，有痰则祛痰，有火则散火，有寒则去寒，有不功效立奏者乎。此右病而左治之一法也。

治在腹心者，乃人生痈生疽，或痿厥之类是也。痈疽不治痈疽，而内治其中气，少加以祛邪散火之品是也。各有专门，兹不再赘。如痿症、厥症甚多，不能枚举，止举一二之病，可触类而通。人有痿症，终年不能起床，面色光鲜，足弱无力，不能举步者，人以为两足之无力也，不知乃阳明火盛。不必去治两足，止平其胃火，则火息而足自坚凝。若不平胃火，而徒用补阴之剂，则饮食愈多，而两足益弱。法当用元参三两，麦冬一两，甘菊花三钱，人参一钱，熟地一两，菟丝子一钱。水数碗，煎汤四碗，恣其吞饮，则胃火渐平，而两足自然生力。此不治足而正所以治足也。

厥病，一时手足厥逆，痛不可忍。人以为手足四肢之风症也，不知乃心中热蒸，外不能泄，故四肢手足则寒，而胸腹皮热如火。方用柴胡三钱，当归二钱，荆芥一钱，黄连二钱，炒栀子二钱，半夏一钱，枳壳一钱，水煎服。一剂即平，二剂即全愈。[批]雷公治厥，方用白芍一两，炒栀子三钱，陈皮一钱，柴胡一钱，天花粉二钱，水煎服。治热厥最妙，以其入肝而平木也。妙。盖厥症多是火病，厥之甚，则热之甚也。故舒其内热，而四肢手足自温矣。方中妙在用柴胡为君，用诸寒凉之药，直入心肝之内，又不凝滞于胸膈之间，盖柴胡能散半表半里之邪，又善疏泄郁闷之气。若止治其四肢手足之风，而不直捣其中坚，则贼首不擒，余党安息？故不治四肢手足，而专治其心胸也。以上三法，亦偏治之一法也。

张公曰：此一门余无可赞，高深无已。则再言厥症、痿症。痿症中有不是阳明之痿，不可不辨。其症亦不能起床，亦能善饭，亦骨无力不能起立。人以为此痿症也。而不知非痿症也。此肾寒极而火沸腾，似痿而非痿也。初起之时，未尝不是阳明火炽而来，用寒凉折服之，则胃火息矣。而肾水熬干，夜必咳嗽吐痰，而日间转觉少轻。呻吟床席，饮食少迟，更觉难堪。方用元参一两，麦冬三两，熟地二两，水煎服。若有肝火者，加白芍五钱，水煎服。四剂可以起床。后用六味汤，大剂煎饮。加麦冬一两，五味一钱，熟地一两，山茱萸四钱，山药三钱，丹皮三钱，泽泻二钱，茯苓二钱，水煎服。此方妙在用元参、麦冬，滋肺金而去心间之游火。又妙在用熟地以补肾水，则水足而胃火自坚矣。肺金自然下生肾水，则肾水藏于肾宫，不上冲咽门，不必止嗽而嗽自除矣。

厥症虽多是火，然亦有非火而亦厥者，乃直中阴经也。阴寒直入于肾宫，则必挟肾水上犯心君之火。君弱臣强，犯上自所不免。若不用大热之药，急救心君，则危亡顷刻。方用人参三钱，白术一两，附子一钱，肉桂一钱，吴茱萸一钱，水煎服。一剂即愈。[批] 急救寒厥汤。然寒厥与热厥大相悬绝，不可不辨。寒厥手足必青，饮水必吐，腹必痛，喜火熨之。若热厥，手足虽寒，而不青紫，饮水不吐，熨火则腹必加痛是也。能辨症清而用药者，下喉即定，便是神医，何必用追魂之符录哉。

华君曰：偏治法多有未全，予为补之。人有病吐血者，似乎胃经之病，而不知非胃，乃肾火之冲上也。若止治胃，则胃气益伤，胃伤则无以输精于肾，而肾水益虚，肾火愈炽，吐血无已时也。法当峻补肾水，水足而火不上沸矣。方用六味地黄汤加麦冬、五味，大剂吞饮，血症可瘥。否则，用寒凉之品，暂时止血，而血之冲决，安能止抑哉。

如人病头痛者，人以为风在头，不知非风也，亦肾水不足，而邪火冲入于脑，终朝头晕，似头痛而非头痛也。若止治风，则痛更甚。法当大补肾水，而头痛头晕自除。方用熟地一两，山茱萸四钱，山药三钱，北五味二钱，麦冬二钱，元参三钱，川芎三钱，当归三钱，葳蕤一两，二剂即愈。［批］定风去晕丹。此方妙在治肾而不治风，尤妙在治肾而兼治肝也。肝木不平，则肺金失化源之令，而肾水愈衰。今补肝又补肾，子母相资，自然上清头目。况又入麦冬、五味，以滋肺金之清肃乎，所以下喉即安然也。

如人患腰痛者，人以为肾之病也，不知非肾，乃脾湿之故，重如系三千文。法当去腰脐之湿，则腰痛自除。方用白术四两，薏仁三两，水六碗，煎汤一碗，一气饮之，一剂即痛如失。此方不治肾，而正所以治肾，世人未知也。

如人患背痛者，人以为心病，而非心也，乃膀胱之气化不行，故上阻滞而作痛。法当清其膀胱之火，背痛自止。盖膀胱乃肾之府，肾虚膀胱亦虚。夹脊乃河车之路，膀胱借肾道而行，所以肾脊作楚耳。方用熟地一两，茯苓五钱，肉桂三分，车前子三钱，泽泻三钱，薏仁五钱，芡实五钱，水煎服。二剂，膀胱之水道大通，而背脊之疼亦愈矣。［批］护背丹。盖熟地乃补肾之圣剂，肾足而膀胱之气亦足。况又有茯苓、车前、薏仁等类，以泻其水。而肉桂又引入诸药，直达膀胱，以通其气。自然化行而水泄，水泄而火散，上行之郁结有何不除，此痛之所以立效也。

如人手足痛者，人以为脾经之热，不知非脾也，乃肝木之郁结也。散其郁气，则手足之痛自去。方用逍遥散加栀子三钱，半夏二钱，白芥子二钱，水煎服。二剂即痛如失。盖肝木作祟，则脾不敢当其锋，气散于四肢，结而不伸，所以作楚。今一旦平其肝气，而脾气自舒，脾舒而痛在手足有不尽除者乎。

如人病在两足之弱，不能步履，人以为肾水之亏，不知非肾也，盖气虚不能运用耳。方用补中益气汤加牛膝三钱，金钗石斛五钱，黄芪一两，人参三钱治之。二剂即足生力，四剂可以步履矣。盖人参、芪、术，皆补气之圣药，而牛膝、石斛，亦健足之神剂，所以两用之而成功。

如人病梦遗者，人以为心气之虚，不知非心也。盖肾水耗竭，上不能通于心，中不能润于肝，下不能生于脾土，以致玉关不关，无梦且遗。徒责之梦中之冤业，谁任其咎。法当大剂补肾，而少佐以益心、益肝、益脾之品，自然渐渐成功，不止而止也。方用熟地一两，山茱萸四钱，北五味一钱，茯苓三钱，生枣仁五钱，当归三钱，白芍三钱，薏仁五钱，白术五钱，白芥子一钱，茯神二钱，肉桂三分，黄连三分，水煎服。[批]断梦止遗丹。一剂即止梦遗，十剂即全愈。此方妙在心肝肾脾肺五脏兼补，不止止其遗，安其梦；尤妙在黄连，肉桂同用，使心肾两交，自然魂魄宁而精窍闭。若不补其五脏，而惟是止涩之，则精愈旺而梦益动，久则不须梦而自遗矣。此方之所以奇妙而入神也。

如人病喘嗽者，人以为肺虚而有风痰，不知非然也。乃气虚不能归元于肾，而肝木挟之作祟耳。法当峻补其肾，少助引火之品，则气自归元，而痰喘可息。方用人参一两，熟地二两，山茱萸四钱，麦冬五钱，五味子一钱，牛膝一钱，枸杞子一钱，菟丝子一钱，茯苓三钱，白芥子一钱，水煎服。此方妙在多用人参于补肾之中，使其直走丹田气海，而生元阳之神，而火自归元，不致上沸。一连数剂，必获奇功。倘以四磨、四七等汤，治其风痰，一线元阳，必致断绝不救矣，以上诸治，皆偏治之最奇最效者，不可不补入也。

如人病口眼歪斜，人以为胃中之痰，不知非也，乃心中虚极，不能运于口目之间，轻则歪斜，重则不语。方用人参一钱，白术五钱，茯苓三钱，甘草一钱，陈皮一钱，肉桂一钱，菖蒲五钱，半夏一钱，当归五钱，白芍五钱治之。一剂少愈，二剂全愈。此方之妙，全不去祛风祛邪，一味补正，而歪斜自愈，此方之所以为妙也。

如人病目痛而涩，无泪红赤，人以为热，不知非热也，乃肾水亏而虚火冲上耳。方用六味地黄汤加柴胡一钱，白芍三钱，当归三钱，甘菊花三钱治之。一剂轻，二剂全愈。此亦上病治下之法，可以参观并传之。

始发热，渐至壮热，而后厥者，为热厥；始不发热，而厥者，为寒厥。李子永识。

全治法

论治痨病　论虚痨　论治痨虫

天师曰：全治者，乃人病痨瘵之症也，痨病用不得霸药，宜用通身清火之味治之。[批]痨症与虚损症，外症大相似而治实不同。虚损者，阴阳两虚；痨症阴虚阳亢。故虚损可用温补，痨症用清补，而忌用温也。辨症法不必凭脉，只看人着复衣，此着单衣者为痨；人着单衣，此着复衣者为虚损。一骨蒸而热，一营卫虚而热故也。李子永识。方用熟地五钱，地骨皮五钱，药虽多而功用平和也；丹皮二钱，元参一钱，人参三钱，白术三分，桑叶五片，麦冬二钱，北五味五粒，茯苓二钱，芡实五钱，山茱萸一钱，白芥子三分，枣仁五分，沙参二钱，水煎服。[批]首方实平补神丹。此方妙在地骨皮为君，以入阴中平其虚火，而又不损其脾胃之气；余又加芡实，茯苓，以利其湿气，则熟地专能生阴中之水；少加人参，以补微阳而不助火，则肺金有养矣；又益之麦冬，五味，补其肺金，则金能生水。水生自能制虚火，而相火下伏，不夺心主之权，则一身安宁。此全治之法也。

更有一法，治人虚劳而未成痨瘵之症。方用熟地一两，山药一两，山茱萸三钱，麦冬三钱，枣仁一钱，人参一钱，茯苓二钱，陈皮一钱，甘草一钱，沙参三钱，白芥子一钱，芡实五钱，白芍三钱，远志八分，丹皮一钱，水煎服。此方亦通身补其气血之方也，不寒不热，不多不少，不偏不倚，乃至中之方。当以此为主，治初起之痨役也。盖痨役之方，当世推尊补中益气。其方原无不利，但补中益气汤治饮食内伤，兼带风邪者最妙，不能治无有风邪而兼痨役内伤之症也。吾今立方名为和平散，以治内伤而无外感者神效。亦全治之一法也。

痨病前方妙矣。如前方服之不见起色者，必有痨虫尸气，当用一方。用鬼箭三钱，鳖甲一两，地栗粉半斤，生何首乌半斤，熟地半斤，神曲二两，白薇三两，人参五钱，柴胡五钱，鹿角霜六两，地骨皮五两，沙参五两，各为细末，蜜为丸。每日服前汤后，送下五钱，一日二次。［批］断^①虫神丹。此方善能杀虫，又不伤耗真阴之气，真全治之巧者。因远公善心，余不吝馨传，天下无痨虫尸气之忧矣。大约此药可服半料即止，不必尽也。此丸服半料后，当改用六味地黄丸，加麦冬三两，五味一两足矣，不必另立方矣。骨蒸有汗者，宜用丹皮；无汗者，宜用沙参；若地骨皮，则有汗无汗俱宜服之。

张公曰：痨病最难治，非偏于热，则偏于寒；非多于清，即多于补。正以当世无可遵之方，今岐天师酌定此三方，煎、丸并用，平补无奇，实有鬼神难测之机，余又安敢以鄙浅而参间之。然而至神之中，不妨少益至微之语。前方可服五剂，即当服吾地黄汤一剂，再服前汤五剂，又服余地黄汤一剂。如此间服，则水胜于火，阳胜于阴，不至有偏旺之虞。虽岐天师方中补阴之品多于补阳，然而阳常有余，阴常不足，似乎多服补肾水之剂，尤为无弊也。方用熟地一两，山茱萸四钱，泽泻一钱五分，丹皮一钱五分，山药三钱，茯苓三钱，麦冬三钱，北五味五分，水煎服。此方即六味地黄汤，加麦冬、五味者也。余特另酌分两，以示世之善用六味地黄汤者。

华君曰：此未传予之法也，无可谈。

雷公曰：我亦有方传子。痨病已成，人最难治。盖有虫生之，以食人之气血也。若徒补其气血，而不知入杀虫之品，则饮食入胃，止荫虫而不生气血矣。但止杀虫而不补气血，则五脏尽伤，又何有生理哉。予方于大补气血之中，加入杀虫之药，则元气既全，真阴未散，虫死而身安矣。方用人参三两，熟地

---

① 断：三元堂本、菁华堂本、清刻本作"杀"。

八两，何首乌生用八两，地栗粉八两，鳖甲醋炙一斤，神曲五两，麦冬五两，桑叶八两，白薇三两，山药一斤，为末，打成糊；前药各为末，为丸。每日白滚水送下五钱，半年而虫俱从大便中出。予方与天师方，各有妙理，可并传之。

孙真君曰：未成痨病而将成痨病者，用熟地一两，地骨皮五钱，人参五分，麦冬五钱，北五味三分，白术一钱，山药三钱，白芥子一钱，水煎服。此方妙在平补而无偏胜之弊。虽熟地多用，然有参、术以行气，自易制其腻滞，故转能奏功。倘谓参、术助阳，熟地过湿，举世皆不知其妙也。

更有一方，治痨虫神效。榧子半斤，鳖甲一斤，地栗粉八两，獭肝一付，白薇四两，生何首乌一斤，各为细末，蜜为丸。每日临睡，空腹白滚水送下五钱。服半料，腹中似虫非虫，尽行便出。天师乃治痨虫已成之圣方，而予乃治痨虫将成之妙药也。妙。

生治法

论发狂　论呆病　论花癫　论羊癫

天师曰：生治者，乃人未死而若死者，用药以生之也。譬如发狂呆病是也。发狂多是热病，登高而歌，弃衣而走，见水而入，骂詈之声，叫喊杀人之语，不绝于口，舌如芒刺，饮食不休，痰色光亮，面如火肿是也。方用石膏半斤，元参一斤，白芥子三两，半夏三两，知母一两，甘草一两，麦冬五两，竹叶数百片，人参一两。先用糯米半斤，煎汤一锅，去其米粒，用汤半锅，将前药煎之，取半碗。［批］救胃自焚汤。彼索水时与之饮，随索随与，饮尽必睡。急再用元参一斤，麦冬半斤，煎汤候之。[批]玄麦至神汤。一醒呼水，即以此汤与之，彼必欣然自饮，服完必又睡。又将渣煎汤候之，醒后再与。彼即不若从前之肯服，亦不必强，听其自然可也。后用熟地三两，麦冬三两，元参六两，山茱萸一两，煎二碗与之。[批]胜火神丹，妙。一剂必愈，不必再与。此生治之一法也。

呆病又不如是治法。呆病郁抑不舒，愤怒而成者有之，羞恚而成者有之。方用人参一两，柴胡一两，当归一两，白芍四两，半夏一两，甘草五钱，生枣仁一两，天南星五钱，附子一钱，菖蒲一两，神曲五钱，茯苓三两，郁金五钱，水十碗，煎一碗灌之。[批]救呆至神汤。彼必不肯饮，以双手执其头发，两人拿其左右手，以一人托住下颏，一人将羊角去尖，插入其口，一人以手拿住其头，一人倾药入羊角内灌之。倘或吐出不妨，益妙，尽灌完为止。彼必骂詈，少顷人困欲睡，听其自醒，切勿惊动。使彼自醒来则全愈，惊醒来则半愈矣。此生治之又一法也。狂病之方，妙在用石膏之多，以平其阳明之火。然徒籍石膏，未免过于峻烈，又济之以元参。元参亦能平胃火之浮游，不特去心肾之二火。又妙用麦冬以济之，则肺金不畏火之炎上，而自能下生肾水，肾水生，则胃中之火不必治而自愈。然而狂病至不知人，则痰势籍火奔腾可知。方中又用白芥子、半夏以祛逐其痰，痰祛则心自清，况又有竹叶以清心乎，则火易息而人易复也。一剂之后，又佐以元参、麦冬，大剂煎饮，则火益息而水益深。后又用熟地之类滋其肾肺之药，相制而相成，宁不重夺其造化哉。后呆病之方，妙在用柴胡以舒泄其不得意之气；又有白芍佐之，肝气一舒，心脉自散；又妙用祛痰之剂，集之于参苓之内，则正气足而邪气自散；尤妙用菖蒲开窍之神品，同群共入，见匙即开。重关领禁之人，一旦再享春风之乐，是谁之功哉。生治法如何可尽，举一而悟其余耳。

张公曰：远公心解神怡，又何可言。尚有一说，在狂病多是热症，然亦有不全是热者，不可不辨也。狂之症同，而寒热各异。热症发狂，如岐天师之方治之可也。倘寒症发狂，又将何以治之。凡人发狂而止骂詈人，不口渴索饮，与之水不饮者，乃寒症之狂也。此得之气郁不舒，怒气不能发泄。其人平日必懦弱不振，今一旦而狂病发作耳。治之法，宜祛痰为主，而佐以补气之药。方用人参一两，茯神一两，白术五钱，半夏一钱，南星一钱，附子一钱，菖蒲三分，水煎服。[批]速救寒狂丹。此方之妙，全在补气，而不十分祛痰。盖寒症发狂，与痫症同治。加入附子以消其寒气，菖蒲引入心经。自然下喉熟睡，病如失也。方内再加柴胡一钱，以舒其肝木之郁气，尤易奏功。远公医道通神，何知柴胡之妙耶。呆病无热症，不必重说。

华君曰：举二可以类推，不必尽传也，予当传之。予师所传之法，尚有二方。如人病花癫，妇人忽然癫痫，见男子则抱住不肯放。此乃思慕男子不可得，忽然病如暴风疾雨，罔识羞耻，见男子则以为情人也。此肝木枯槁，内火燔盛，脉必弦出寸口。法当用平肝散郁祛邪之味。一方亦天师所传，用柴胡五钱，白芍一两，当归五钱，炒栀子三钱，甘草一钱，茯神三钱，菖蒲一钱，麦冬五钱，元参三钱，白芥子五钱，水煎服。[批]散花去癫汤。如不肯服，用人灌之，彼必骂詈不休，久之人倦欲卧。卧后醒来，自家羞耻，紧闭房门者三日，少少与之饮食自愈。一剂后不必更与之药也。此生治之一法。更有羊癫之症，忽然卧倒，作羊马之声，口中吐痰如涌者，痰迷心窍，因寒而成，感寒则发也。天师传一方，治之神效，奏功实多。方用人参三钱，白术一两，茯神五钱，山药三钱，薏仁五钱，肉桂一钱，附子一钱，半夏三钱，水煎服。此方助其正气，以生心血，又加桂、附以祛寒邪，加半夏以消痰，逐去其水，自然气回而癫止也。一剂全愈，永不再发，幸珍视之毋忽。羊癫症得之小儿之时居多，内伤脾胃，外感风寒，结成在胸膈之中。所以一遇风寒，便发旧痰。今纯用补正之药，不尽祛痰，转能去其病根也。若作风痰治之，虽亦奏功，终不能一止而不再发。此天师之方，所以奇而正也。

雷公曰：我亦有方传子。治牛马之癫，虽与羊癫同治，而症实各异。方用人参三两，白术五两，甘草一两，陈皮三钱，生南星一两，半夏一两，附子一钱，为末，蜜为丸。须病未发前服之，永不再发。[批]天师云：妙甚。盖健其胃气，自不生痰，况又佐之祛痰斩关之将乎。若羊癫之人，亦先以此方治之，亦自愈。人病来如作牛马声，即牛马癫也。大约羊癫小儿居多，牛马癫大人居半也。

死治法

论中邪　尸厥　论见鬼卒倒　中毒　中恶

天师曰：死治法者，如人死厥不醒人事，中风不语，或感鬼神之祟，或遇山魈之侵，一时卒倒，不醒人事是也。此等病，是邪气中之，痰迷心窍也。怪病多起于痰，不必惊惶，治其痰而病自愈。然而邪之所凑，其气必虚。用祛痰之药，加入于补正之中，则病去如扫，死者重生。方用人参三钱，白术五钱，茯苓三钱，半夏三钱，天南星三钱，白芥子一钱，生附子五分，生姜一大块，捣汁，水半酒半，共二碗，煎八分服。外用皂角刺为末。人研皂角时，[批]刺字疑衍文。李子永识。先用纸一张湿透，封住同在之人鼻孔，然后研为细末。取一匙于鹅翎管，吹入病人鼻孔内，必取喷嚏，以前药灌之，立醒。必吐出痰水半盆，或一盆，如胶如汤之类，或黄黑青红之色。人自然困倦欲睡，不可惊他，任他自睡。醒来用人参一钱，白薇一钱，茯苓三钱，白术五钱，半夏一钱，白芥子三钱，陈皮五分，甘草五分，水煎服，一剂全愈。[批]回正散。此死治之一法也。盖人之中邪，必由元气之虚，邪遂乘虚而入。故用人参以助其正气，而以半夏，白芥子以祛邪与痰，天南星尤能入心而祛邪，用附子猛烈之将，单刀直入，邪自惊退。故一下口，而邪即外越上涌出矣。然邪出之后，当纯补胃气，故又不用祛痰之剂，而竟用健脾补胃之品也。更有死症治法，如尸厥之症，亦是气虚。当用人参一两，白术五钱，半夏五钱，茯苓五钱，菖蒲五钱，陈皮五分治之。[批]祛阴至圣丹。雷公曰：予治尸厥更易，只消一味苍术，切片三两，水六碗，煎三碗，灌之尽必吐，吐后即愈。盖苍术阳药，善能祛鬼，故用之者有奇效矣。此方凡见鬼者，治之俱妙。虽同是中邪，然前症是阳邪，此乃遇阴邪也。阳邪者，日间遇之；阴邪者，夜间遇之也。后方虽亦用人参以补正，而终不用南星之类直入其心中也。如不能语言，亦用皂角末吹之。倘其前二症，俱遗尿手撒，则多不能救，否则，皆上剂回生也。此上二症，皆死治之法也。触类旁通，头头是道。大约治邪之法，二方足以包括，再看病之轻重，用药之多寡，则得之矣。

张公曰：死治之妙，尽此二方；更求其余，尚有一法，是救穷人之法也。如人卒然见鬼卒倒，或在神庙之内，或在棺椁之旁，偶遇尸气，感中阴邪鬼魅，不省人事者，以瓜蒂散吐之，必然吐痰如涌泉，倾盆而出，鬼若远走则已。吐后仍见鬼者，痰未净也。又用前瓜蒂吐之，以不见鬼为度。后用白术一两，茯苓五钱，白薇一钱，陈皮五分，半夏一钱，神曲一钱，炮姜一钱，水煎服。［批］祛鬼散。此法可治贫穷之人，以慰远公怜悯之心也。紫金锭亦祛痰圣药也。

华君曰：天师传予，尚有二方，并传于君。死症有中阴邪，阳邪是矣，另有中恶，中毒之分。中恶者，如天师所言之类是也；中毒者，尚未及之。如中蛇虫之毒，亦一时猝倒。中蛇毒则身必直撺，舌必外出，眼必细开一缝是也。急用雄黄一两，研为细末，入水中飞过，取水用之，而不用雄黄。一碗加食盐少许，入滚水一碗，同调匀灌之。以鹅翎探吐之，必吐出恶痰如蜗牛涎者，碗许自愈。后用人参五钱，茯苓五钱，生甘草三钱，白滚水煎服；再加白芷二钱，另煎水，倾入汤中同服，二剂永无后患矣。［批］雷公曰：予中毒亦有神方，无论各毒，治之俱神效。方用白芷二钱，生甘草三钱，金银花二两，白矾五钱，水三碗，煎一碗，服之即解毒。天师方更胜吾方也。更有中金蚕之毒。如两粤间有金蚕，人家收留在家，用计遣之不去。其初有嫁金蚕之法，人家感受此蚕，则子子孙孙永不脱离，最可恶之物也。盖有神人作祟，附在此家不肯去，人家有不愿者，将平生所得财物，并将金蚕包裹其内，故意置在道旁，倘人不知其故，拾之而归，则金蚕附于身中，而不可脱离矣。再祷而再送之，断断不能也。天师曾传予方治一人，神效灭踪。方用雷丸三钱，为末，同白矾少许，调匀。倘见金蚕出见之时，辄以末少许，渗在虫身之上，立时化为红水如血，神道必然震怒作祟。倘空中有声，即将此药末，听其声音响处，望空洒去，则神道必大骂，负心而去，永不再至矣。此余在三国入蜀中亲见者，近来此风少息。然南宁蛮洞中，尚有其毒，今传此方，以备不虞，未为不可。天师想因远公不重至西粤，故尔不传。然终隐天师方法，吾所以罄传无隐，以表扬天师术之奇也。余曾问之矣，初起得物之时，必然骤富，物从空中来，其人喜极，将金蚕供之厨柜间，晨夕拜祷，久之人面如金色，与金蚕相同，服药无效，又久之，腹大如臌胀矣。当时蜀中盛多此风，得金蚕者，大约年岁不能出五年必死，而金蚕不去也。又传于子，子死传孙，往往至灭门之祸。幸孔明先生入蜀，用符水解之，故蜀中今无此症矣。

雷公曰：系中毒亦有神方，无论各毒，治亡俱神效。方用白芷二钱，生甘草三钱，金银花二两，白矾五钱，水三碗，煎一碗，服之即解毒。天师方更胜吾方也。

卷二 乐集

上治法

论头疼目痛　耳聋　口舌生疮　鼻肿　眉落　乌须　瘰串目生星

天师曰：上治者，治上焦之症也。如头疼，目痛，耳聋，口舌生疮，鼻肿之类。头疼而风入太阳经也，用川芎一钱，细辛一钱，白芷一钱，柴胡一钱，芍药三钱，半夏一钱，甘草一钱治之。盖风虽犯太阳，治法不可全治太阳，当上清其邪，故用白芷、川芎、细辛三味以散之。又用赤芍、甘草、柴胡以清肝胆之火，胆经与肝经入于头络，故用此数味以散邪去火。又加半夏去痰，甘草和中，相济而有成也。

张公曰：头痛余传一方。用川芎一两，蔓荆子二钱，水煎服，立愈。[批]芎荆散。盖川芎补血，蔓荆子去风也。

天师曰：目痛者，肝经之病，宜治肝矣，而余偏不治肝。方用黄连一钱，花椒七粒，明矾三分，荆芥五分，生姜一片，水煎半碗。乘热洗之，一日洗七次，明日即愈。[批]洗目神散。此治火眼之如此，若虚火之眼，又不如是。用人乳半钟，生地二钱，葳蕤仁五分，去壳，取一分研碎，明矾半分，水半钟，同人乳煎药。取汁少许，洗七次，明日即愈。虚火之眼，红而不痛不涩，无泪无眵是也。有火者，红肿如含桃，泪出不止，酸痛羞明，多眵是也。

雷公曰：余亦有治眼痛方。用柴胡、防风各二分，黄连三分，花椒二粒，明矾一分，水半钟，饭锅蒸，洗眼如神，一日洗三次，二日即止痛。

张公曰：目痛余亦有一方最妙。以人乳一合，黄连三分，大枣一个，明矾三分，人参三分，水半钟，同煎二沸，即取起洗眼。无论虚眼实眼，奇妙。每日洗七次，三日即全愈。

天师曰：耳聋者，肾经病也。论理该用六味地黄丸，内加柴胡五钱，甘菊二两，当归三两，枸杞三两，麦冬三两，北五味三钱，白芍二两，今不用此。鼠胆一枚，龙齿一分，冰片一分，麝香一分，朱砂一分，乳香半分，潮脑半分，各研为绝细末。以人乳为丸，如桐子大，外用丝绵裹之，不可太大。[批]通耳神丹。塞入耳之深处，至不可受而止。塞三日取出，即耳聪，永不再聋，不必三丸。但鼠胆最难得。觅一大鼠，先以竹笼养之，后以纸为匣子，引其藏身，内用果品，令其自食，久之，忽然用棒槌击死，立时取胆，则胆在肝中也，否则再不可得。干者可用，只消用水调化，俱入药末中，则一样也。实耳聋者，亦用此方，神妙。

鼻肿者，乃肺经火盛也，宜用甘桔汤则效。今不用，方用皂角末吹入，打清嚏数十即愈。盖鼻因气壅，今打嚏则壅塞之气尽开散，故不必清肺，而鼻肿自消也。

口舌生疮者，乃心经热也，宜用黄连、黄芩之类，凉散之自愈。今不用，用黄柏一钱，僵蚕一钱，枳壳烧灰五分，炙甘草末五分，薄荷末五分，冰片三厘，山豆根五分，各为末绝细。

渗上，一日渗三次。第一日即少快，明日全愈，神方也。以上皆上治之法也。

天师曰：眉落方：用桑叶七片，每日洗之，一月重生如旧；须落亦然。须白当留一方，以救天下白须老子。须白乃肾水枯，任督血干也，二者得一，皆能白须。地黄①汤最妙，余不用。用桑椹半斤，取汁一碗，以骨碎补一两，为末浸之，晒干，无日则用火焙干，再浸，以汁干为度；再用何首乌，生者为末二两，用赤不用白，熟地焙干为末二两，青盐一两，没石子雌雄各四对，长者雄，圆者雌，当归一两，各为细末。每日擦牙者七七，擦左右各如数，一月之间，即黑如漆。[批]骨碎补即破故纸②。盖桑椹专能补阴黑须，而又佐之熟地，首乌，岂有不黑之理，但苦不能引入须根耳。今妙在用骨碎补、没石，直透齿肉之内，既入齿肉，有不引须根者乎。此方之所以巧而奇也。倘更用乌须补肾，以通任督，则上下相资，吾见长生不老，未必非此老人，况仅仅髭髯有不重臻于年少之时乎，今并传之。桑椹一斤，蒸熟晒干，不蒸则此物最不肯干，但不可经铁器，饭锅蒸则无害。大约熟地一经饭锅，虽铁器无碍。生赤何首乌一斤，切片，饭锅蒸熟晒干，九次为妙；南烛叶一斤，亦饭锅蒸熟晒干，若不蒸，自干则无用；熟地一斤，麦冬半斤，花椒去壳皮二两，以四两取米二两；白果一两，白术一斤。[批]乌须至补丹。又方：名黑髭仙丹，熟地一③斤，万年青三片④。小用五片，桑椹一斤，黑芝麻八两，山药二斤，南烛皮四两，花

---

① 黄：原作"日"，今据闵本改。
② 破故纸：原作"猴姜"，今据菁华堂本改。
③ 一：菁华堂本、三元堂本、清刻本、广益本作"二"。
④ 片：三元堂本、菁华堂本、清刻本、广益本作"斤"。

椒一两，白果①一两，巨胜子三两，连壳②，用蜜为丸，早晚酒③送下各五钱。忌萝卜而已。绝妙神方也。张公传，熟地一④斤，薏仁、山茱、桑叶⑤各八两，白术、生赤何首乌各三两，巨胜子、白果各三两，黑芝麻四两，北五味二两，山药一斤，花椒一两，乌头皮四两，胡桃肉三两，加参片⑥三两，无亦可，蜜为丸，服五钱，一方岐公传旱莲可加三两。此方不刊，即名为陈氏乌须丸，久服长生不老。春夏服地黄⑦丸，秋冬服此丸，保汝升跻有路，斑白无踪。无桑椹时，可以桑叶代之，须用一斤。虽椹胜于叶，而叶之功亦不亚椹也。

张公曰：乌须方，此方最妙。其余秦真人万年青方亦当附入。唇口生疮，可将口疮方同治。

华君曰：传余无白须重乌方。然余传方中，尚有喉间瘰串之方，今传之。方用白芍一两，柴胡五钱，香附一两，白术五钱，金银花三两，瓦草一钱，瓦葱亦可，青苔一钱，干者止可用三分，人参五钱，白芥子二钱，各为末。人有病瘰串者，用米醋调，掺痰核之上。如已破者，不可用醋调，用麻油调之。内服方用柴胡五分，白芍五钱，当归五钱，半夏一钱，白芥子三钱，甘草一钱，桔梗三钱，水煎服。用前药外治，以此汤内

---

① 白果：原作白梨，今据三元堂本、菁华堂本、清刻本、广益本改。"白"上，广益本有"茯苓一两"四字。

② 巨胜子三两，连壳：此七字，三元堂本无。"三两，连壳"四字，清刻本、广益本作"加旱莲草"。菁华堂本作"加旱莲完"。

③ 酒：广益本作"汤"。

④ 一：三元堂本、菁华堂本、清刻本、广益本作"二"。

⑤ 桑叶：菁华堂本、清刻本、广益本作"公英"。

⑥ 参片：三元堂本作"丹参"。广益本作"人参"。

⑦ 黄：原作"日"，今据闵本改。

治，尤易见功。[批]消串神丹。天师曰：前方尚须加白矾三钱，麝香三分。不服此方，亦未尝不愈，但迟日月耳。

天师曰：眼目星久不能去，止可去暂时者，方用白蒺藜三钱，水煎洗之，三日即无星，尤妙。

瘰串乃鼠食之物，人不知食之，多生此病。然亦有郁气者，乃易成而不愈也。方用白芍三两，白芥子三两，紫背天葵三两，香附三两，茯苓三两，当归三两，人参五钱，蒲公英一两，柴胡五钱，白术五两，砂仁二钱，各为末，米饭为丸，如细米一半大。每日白滚水送下三钱，日三服，一月即消，二月全愈。[批]化串汤。化瘰仙丹。

跌损唇皮之类，以桑白皮作线缝之，以生肌散渗之自合。

雷公曰：予有乌须二方。一丸方：用熟地二斤，白术一斤，麦冬一斤，山茱萸半斤，黑芝麻半斤，山药二斤，桑叶一斤，巴戟四两，白果四两，为末，蜜为丸。每日早晚各服五钱。万年青六斤加入尤妙。一煎方：熟地一两，生何首乌赤者一两，桑叶一两，白果二钱，黑芝麻五钱炒研碎，山药一两，万年青半斤，人参三钱，花椒一钱，水煎，加酒一茶钟，再加桔梗五分。早服头煎，晚服二煎，夜服三煎，四剂即黑如漆。二方同用，永不再白。[批]方名还童丹。倘气血虚者，用服十剂必效。

孙真君①曰：耳聋用珍珠一粒，外用龙骨末一分，以蜜调之，丸在珠上，外又用丹砂为衣。绵裹塞耳中即愈，神方也。一月后取出，再用六味地黄丸一料，不再聋。

又曰：乌须方，莫妙用干桑椹一斤，饭锅蒸熟晒干，生何首乌一斤，为丸。二味朝夕吞服，自然乌黑矣。盖二味原是乌

---

① 君：原作"人"，今据本澄堂本、菁华堂本、清刻本、广益本改。

须之圣药，能日日服之，延年返老，岂特须发之黑哉。或少加白果尤妙，不必加熟地，药愈多，其功转不大效。用生何首乌者，以滋味不外泄也，连皮用之，正取其皮引入人之皮毛耳。每日服五钱，或一两俱可。无椹用桑叶二斤，首乌一斤可也。妙极。

中治法

论统治诸疮

天师曰：中治者，或胸前生疮，乳上生疮，两胁、两背、两手生疮是也。然而疮疡别有专门，此不必再赘。既已立门，存一治法，统治中焦部位之疮，无不神效。方用金银花一两，元参一两，生甘草五钱，白矾二钱，有病则病受之也。当归一两，白芍一两，炒栀子三钱，荆芥三钱，连翘二钱，白芥子二钱，水煎服。〔批〕散邪败毒至神丹。一服知，二剂全消，破溃者四剂愈。如阴疮，方中去栀子，加肉桂一钱。此方统治中焦诸疮俱效。妙在用散邪败毒之品于补药之内，转足以消毒而去火也。此中治之法。

张公曰：岐真人统治疮疡之方妙甚，然余更有奇方。用生甘草一两，当归一两，蒲公英一两，黄芩一钱，金银花二两，乳香一钱，为末。先将前药用水五碗，煎一碗，将乳香末调饮之，神效，亦足附前方之功也。〔批〕散毒仙丹。一身上下，俱可治之，乃统治之法。

华君曰：余同传，无可语。

孙真君曰：予亦有一方，统治诸疮。方用天花粉三钱，生甘草一两，金银花一两，蒲公英五钱，水煎服。一剂轻，二剂全愈。此方消毒实有奇功，下治诸痈，可统治之也。

下治法

论腿痈　多骨痈　囊痈　骑马痈　鹤膝风　脚胫烂疮

天师曰：下治者，乃生腿痈，多骨痈，囊痈，骑马痈，鹤膝风，两脚烂疮，脚疽等项是也。囊痈，骑马痈最难治。此皆少年人不保重，或串花街柳巷，或贪倚翠偎红，忍精而战，耐饥而守，或将泄而提其气，或已走而再返其阳，或人方泄精，而我又入其户，皆足以生此恶毒也。方用金银花四两，蒲公英二两，人参一两，当归一两，生甘草一两，大黄五钱，天花粉二钱，水煎服，一剂即消，二剂全愈，溃者三剂愈，盖此毒乃乘虚而入，必大补其血，而佐以逐邪之品，则病去如失。否则婉转流连，祸不旋踵。与其毒势弥漫，到后来发散，何不乘其初起，正气未衰，一剂而大加祛逐之为快哉。方中妙在金银花，而以当归补血为君，人参为佐，大黄为使，重轻多寡之得宜也。

鹤膝风治法，则又不然。此又因湿而战，立而行房，水气袭之，故成此疾。方用黄芪八两，肉桂三钱，薏仁四两，茯苓二两，白术二两，防风五钱，水十余碗，煎二碗，分作二服。上午一服，临睡一服，服后以厚被盖之，必出大汗，不可轻去其被，令其汗自干则愈。一服可也，不必再服。此方妙在用黄芪以补气，盖两足之所以能动而举步者，气以行之也。今鹤膝之病则人之气虚不能周到，行步自然艰难，今用黄芪半斤，则气旺极矣。又佐之肉桂以通其气，又佐之防风以散其邪，始相恶而相济。又佐之白术、薏仁，以去其寒湿之气。邪气去则正气自固，此功之所以速成也。若以为人不能受，畏而不用，则反害之矣。

多骨疽乃生于大腿之中，多生一骨者是，乃湿热而生者也。治之得法，则易易耳，否则变生可畏。方用当归一两，金银花一两，白芍一两，柴胡一钱，茵陈三钱，龙胆草三钱，白术三钱，生甘草三钱，水煎服即愈。[批]化骨至神丹。苟或失治，即长一骨，横插于皮间作痛，必须取出此骨始愈。以铁镊钳出之，外用前生肌方药膏贴之，两个即愈。此方妙在用白芍。盖白芍能平肝木，又能活筋。多骨疽者，非骨也，筋变为骨，似骨而非骨也。白芍不特平肝木之火，兼能散肝木之邪，邪去则筋舒，筋舒则似骨非骨者尽化，又加金银花原能去毒，此二味之所以相济也。

足疽亦湿热也。方用金银花一两，蒲公英一两，生甘草三钱，当归一两，薏仁二两，水煎服。一剂即愈。[批]祛湿消邪散。盖此方妙在用薏仁为君，盖湿气必下受，而水流必下行，薏仁去湿而利关节之气，金银花去火毒之邪，助之以生甘草，则邪易散而湿易退矣。然而血虚则水气易侵，湿邪易入。今用当归以补其血，血足水无所侵，而湿难以入。故用之合宜，而病可速效也。

脚胫之生烂疮，亦湿热也。往往两腿腐烂，臭气难闻。若止以汤药治之，未易奏效。先以葱汤温洗，后以白蜡一两，黄丹二两，韭菜地上蚯蚓粪二两，炒干一两五钱，冰片五分，潮脑三钱，麝香五分，血竭五钱，铅粉一两，炒松香三钱，乳香去油三钱，没药三钱，铜绿三分，轻粉一钱，儿茶三钱，各为绝细末。乘葱汤洗湿之时，渗在疮口之上，必然痒不可当，但不可用手抓其痒。少顷必流黄水，如金汁者数碗。再用葱汤洗之，又渗又流又渗，如是者三次，则水渐少而痛渐止矣。[批]分湿消毒至神丹。明日用前膏药，以厚皮摊膏，仍入此末药，加入二钱贴之，任其水出。倘痒之极，外以鹤翎扫之即不痒，贴二膏即止水而愈。腿痛即照多骨治法，不再立方。脚胫烂疮，内服汤药。金银花一两，薏仁二两，茯苓一两，生甘草五钱，牛膝五钱，萆薢五钱，半夏五钱，肉桂五分，水煎服。［批］分湿内化丹。自贴膏药，连用此方，二剂即愈。此方妙在薏仁为君，金银花、萆薢为臣，茯苓为佐使。盖薏仁去两足之湿，茯苓能分消脾胃中之湿气，生甘草、金银花能解郁热之毒，而萆薢又善走足，且能祛湿健胫，又加之牛膝以助其筋力，则烂湿之疮，有不去之如失者乎，此下治之最妙者也。

张公曰：下治法尽于此矣，余欲尚赞高深。多骨疽之生也，虽生于湿热，而成之不由湿热也，必有人喜饮凉水，好食果品而成之。初生多骨疽之时，即用大黄一两，芙蓉叶晒干为末一两，麝香三分，冰片三分，五倍子一两，藤黄三钱，生矾三钱，各为末，米醋调成如厚糊一样。涂于多骨疽之左右四周，以药围其皮肉，中留一头如豆大，以醋用鹅翎不时扫之，若不扫，任其干围，则无益也，一日夜即内消。［批］消毒散。疽生于环跳之间，不用此围药，多成多骨疽。故疽一生，无论其有骨无骨，即以此药敷之，神效。其余痈疽疔毒，亦以此药敷之，无不神效。

华君曰：予无可论。

雷公曰：我亦有治多骨之方，用内消之法最奇效。大凡毒至于环跳之穴者，即多骨疽也。用人参三钱，大黄五钱，蒲公英一两，金银花二两，天花粉三钱，薏仁三两，先用水六碗，煎薏仁取汤三碗。煎前药三碗。分作二次服，二日服两剂即消，神方也。若已溃，用天师方治之。［批］天师云：方神奇之甚，胜吾方也。

鹤膝风古多用大防风汤，内气血药并用，以病在下焦阴分故也。此除去血药，想用宜于初起之时。如病久，古方恐不可废。李子永识。

先治法

论外感初起　论内伤初起　论伤寒初起

天师曰：先治者，宜先而先之也。人病发热，必须散其邪气，俟邪气速去，而后再扶其正气，则正气不为邪所伤。方用柴胡一钱，荆芥一钱，半夏一钱，黄芩一钱，甘草一钱，水煎服①，则邪散而身凉。盖四时不正之气，来犯人身，必然由皮毛而入营卫。今用柴胡、荆芥先散其皮毛之邪，邪既先散，安得入里；方中又有半夏以祛痰，使邪不得挟痰以作祟；又有黄芩，使不得挟火以作殃；况又有甘草，调和药味以和中。邪气先散，而正气又不相伤，此先治之妙也。一症一方，亦可类推。

张公曰：先治法最妙，无奈世人不肯先服药何，所以邪由皮毛而入营卫，由营卫而入脏腑也。倘先用此方，又何至传经深入哉。先治法甚多，不能尽，再传二方，触类旁旁通。无非先治之法。一方用柴胡一钱，当归一钱，白芍二钱，甘草，陈皮各一钱，天花粉二钱，栀子一钱，水煎服。[批]内伤散邪汤。神妙。此方凡肝脉郁者，用一剂即快，不必专是外感也，治内伤初起者神效。又一方用柴胡一钱，白芍一钱，茯苓一钱，甘草一钱，当归二钱，麻黄一钱，桂枝一钱，陈皮五分，水煎服。[批]外感祛邪汤。此方专治伤寒初起者神效。乘其尚未传经，

---

① 此方上，本澄堂本、三元堂本、菁华堂本、清刻本、广益本有"散邪汤"三字眉批。

可从补正之中，兼用祛邪之品，而热散之也。盖初起之邪，尚不敢与正气相敌，故一补正气，而邪气自消。及一传经，则正气遁入于脏腑，不敢与邪相争，愈补而愈不敢出也，故一传经，则万万不可用补药。今乘其初起之时，亟用补剂而加之祛邪之品，用桂枝以热散，用麻黄以祛寒，寒热相攻，邪难内入，而又有正气之健助，所以一剂而尽愈也。先治之法，二方最妙，幸留意而善用之。

华君曰：予未闻师传也。

雷公曰：天下最难治者，莫过于伤寒，然得其法，治之又甚易，张仲景论之详矣，今又增一法，以治伤寒初起之病，攻补兼施，实有卓见，惜世人未知其论耳。其方可试，无不神效，然而人见白术、当归之多用，疑于太补，不知伤寒初起，何畏于补。鄙意尚可加入人参一钱，乘其邪未深入，补正以逐邪，则邪易走也，又何疑于术、归之用哉。[批] 天师曰：此予方也。但三日内可加参，三日外者，不可轻用也。

治外感初起，用小柴胡汤，人参、姜、枣加荆芥。按小柴胡原治伤寒少阳经主药，此经半表半里，寒邪渐逼，而稍稍成热。故用之，亦非外感初起。须知内有湿热之人，而兼外感者，用之则宜。其脉左右两寸关俱弦洪者为准。李子永识。

后治法

论补正攻邪

天师曰：后治法者，宜后而后之也。人有正气虚寒，以中邪气风寒，不可先攻其邪。盖邪之所凑，其气必虚，邪之敢入于正气之中者，是人之正气先虚也。不急补其正气，则邪何所畏而肯速去哉。譬如贼人入室，主懦而仆从又怯，贼必将安坐门庭，逍遥酒食矣。苟能用一二果敢之士，出死力而争敌，则盗寇且急走而不遑也。故必先补其正，而后可以散邪。方用人参三钱，黄芪三钱，柴胡二钱，半夏一钱，甘草一钱，当归三钱，陈皮一钱，白术三钱，神曲五分，黄芩五分，山楂五粒，水煎服。〔批〕补正散。此方妙在用参、归、芪、术以扶正气，加柴胡、半夏以祛邪，加陈皮、山楂以消食，加甘草以和中，不治邪而邪自退。此后治之妙法也。

张公曰：后治法甚多，再传二法。一方用人参一钱，白术三钱，甘草一钱，半夏一钱，柴胡三钱，茯苓三钱，水煎服。〔批〕扶正散邪汤。此方专治正气虚而邪入之者。如头疼发热，凡脉右寸口大于左寸口者，急用此方，无不全愈。盖虽有外邪，不可纯作邪治，当以补正为先，治邪为后。又一方：用当归三钱，白芍三钱，枳壳一钱，槟榔一钱，甘草一钱，水煎服。〔批〕补血荡邪汤。此方治痢疾之病最妙。以补正为先，荡邪为后。其余后治之法，可意会而默通之也。

华君曰：予未传。

雷公曰：后治法有疟疾方。用人参五钱，白术一两，青皮一钱，柴胡一钱，半夏三钱，水煎服。疟病虽有痰邪，不可先治邪。此方一味补正，略为祛邪以消痰，然正足而邪自退矣。更有阴虚而发热如疟者，亦以前方加熟地一两，生何首乌一两，去半夏，换白芥子三钱，治之亦效。

急治法

论风邪作喘　直中阴寒　中心卒痛　中痰　中邪　中气

论气喘非外感　论腹痛非内伤

天师曰：急治者，不可须臾缓也。乃外感之喘胀，气不能息之类；如直中阴寒，手足厥冷，小腹冷痛，而欲死者是也；如心中卒痛，手不可按，气闷欲死者是也。凡人忽感风邪，寒入乎肺经，以致一时[①]抬肩大喘，气逆痰吐不出，人不能卧是也。方用柴胡一钱，茯苓二钱，当归一钱，黄芩一钱，麦冬二钱，射干一钱，桔梗二钱，甘草、半夏各一钱，水煎服。［批］灭邪汤。此方妙在用柴胡、射干、桔梗，以舒发肺金之气，用半夏以祛痰，用黄芩以去火。盖外感寒邪，则内必变为热症，今用黄芩以清解之。然徒用黄芩，虽曰清火，转足以抑遏其火气。妙在用桔梗、射干、柴胡，一派辛散之品，转足以消火灭邪。此急治之一法也。

直中阴寒之症，乃寒邪直入于肾经，不由皮毛而入营卫，不由营卫而入脏腑也。乃阴寒之邪，直中于两肾之中，而命门之火，无可藏之地，乃奔越星散，而寒邪乘其真火逃亡，趁势赶逐。于是入腹则腹痛，入肝则肝绝，入心则人亡。此至急之时，不可用药之须臾缓也。方用人参五钱，白术一两，附子一钱，肉桂一钱，干姜五分，水煎服。［批］逐寒回阳汤。此方妙用人参、白术。盖寒邪直入，宜止用附、桂以逐之，何必用参、术，而且多加之也。不知寒邪直犯肾宫，元阳遁出于脾胃之间，止此一线之微气在焉，若不用人参以救之，何能唤回于无何有之处；不多加白术，何能利其腰脐而回其元气。故又加附子、肉桂，以祛散其寒邪也。

中心卒痛，手不可按者，乃火邪犯心也。若不急救息其火，

---

① 一时：此下原有"一时"二字，乃涉上文而误叠。

则脏腑内焚，必致身殉。方用栀子三钱，白芍五钱，甘草一钱，良姜三分，天花粉二钱，苍术一钱，贯仲一钱，水煎服。[批]泻火定痛汤。此方妙在用栀子以清火。或疑心经之热，宜用黄连以凉之。何以不用黄连，而反用栀子耶？盖心中火发，用黄连固宜，然黄连性燥，心火正在燥烈之时，以燥投燥，正其所恶，不特不能去火，而转助其焰矣。不若栀子泻其肝木之邪，母衰则子亦衰，不泻心火，正所以泻心火也。且栀子能泻六经之郁火，原不专入肝经，亦能入心经也。一味而两用之，此用药之奇妙；况又与白芍共用以泻肝，又加良姜数分，以引入于心中；复增天花粉，以逐其火热之痰，则痰去自然火散，而郁气益舒。此急治肝，而正急治心也。又是急治之一法，余可类思。

张公曰：急治之法妙矣，而余更有法。如人中痰、中邪、中气三法，亦不可不讲。中痰方：用人参三钱，白术三钱，茯苓三钱，附子一钱，天南星一钱，半夏二钱，水煎服。下喉即愈。盖痰之生也，由于气之虚；而气之虚也，由于脏腑之冷。故方中用参、术以补正气，用半夏、南星、茯苓以祛痰，用附子以温中。所以一下喉而痰声静，痰气清也。中邪方：用人参三钱，白术三钱，半夏三钱，皂角末一钱，陈皮一钱，水煎服。[批]开窍消痰饮。此方之妙在皂角能开人之孔窍，引人参、白术、半夏之类，直入心经，而痰之迷滞，无不尽开，痰去邪将何留。中气方：用人参一两，白术五钱，茯苓五钱，甘草一钱，陈皮一钱，附子一钱，半夏三钱，南星三钱，水煎服。[批]助①气回生饮。此方与中痰方相仿，而此方胜于前者，以分两之多，而又多甘草、陈皮以消中和内也。三法有利于医者不浅。

---

① 助：三元堂本作"正"。菁华堂本、清刻本、广益本作"挟"，亦通。

华君曰：予闻之天师矣，尚有二症。一则气喘之不能卧，而非外感也；一则腹痛之不可忍，而非内伤也。凡人有气喘不得卧，吐痰如涌泉者，舌不燥而喘不甚，一卧则喘加，此非外感之风邪，乃肾中之寒气也。盖肾中无火，则水无所养，乃上泛而为痰，将胃中之水，尽助其汹涌之势，而不可止遏矣。法当用六味丸汤，加附子、肉桂大剂饮之，则肾宫火热，而水有所归。水既归宫，喘逆之气亦下安而可卧。凡人之卧，必得肾气与肺气相交，而后河车之路平安无奔逆也。方中补其肾火，何以安然能卧，不知肾为肺之子，子安则母亦宁，肺金之气可归于肾宫，以养其耗散之气矣。此所以补肾火，正所以养肺金也，况六味丸全是补肾水之神剂乎，水火同补，而肺金更安，肺肾相安，有不卧之而甚适者乎。

凡人腹中疼痛欲死，手按之转甚者，此乃火挟痰与食而作祟也。若作直中治之，立死矣。方用甘草一钱，茯苓三钱，白芍五钱，枳实一钱，栀子三钱，山楂二十粒，水煎服。加柴胡一钱。[批] 纷解散。此方有解纷之妙，乃天师未传者，想于别门见之也。岐天师曰：实未传。孙真君有治心痛方。管仲三钱，乳香末二钱，白芍三钱，炒栀子三钱，甘草五分，水煎服。一剂即止痛。此方专治火痛也，治呼号口渴者神效。

缓治法

论阳明之火大渴　论大吐　论大泻

天师曰：缓治者，不可急而姑缓之也。如人病火盛之症，大渴引饮，呼水自救，朝食即饥，或夜食不止；或久虚之人，气息奄奄，不能饮食者是。前症阳明火盛，故能食善消，自宜竹叶石膏以治之矣，然而不可急也。盖火盛必然水衰，火之有余，水之不足，石膏辛散之味，虽然去火，而势过猛烈，实能烁尽真阴，大热之际，不得已而用之，所以救存肾中之水也。若日日用之，则水不能救而反耗真阴之气，真阴之气既耗，则火仍复沸腾，不若缓治之为得也。方用元参一两，麦冬五钱，白芥子二钱，竹叶三十片，甘菊花二钱，生地三钱，陈皮五分，丹皮二钱治之。［批］清肃①至凉汤。此方之妙，全在元参能去浮游之火，使阳明之余火渐渐消灭；麦冬消肺中之热，断胃之来路；用生地清肾中之火，断胃之去路；加丹皮截胃之旁路；竹叶与白芥子清痰行心，又截胃之中路；四面八方，俱是分散其势，则余火安能重聚。此缓治法，胜于急遽之功也。至于久虚之人，气息奄奄，无不曰宜急治矣。不知气血大虚，骤加大补之剂，力量难任，必至胃口转加膨胀，反不若缓缓清补之也。方用茯苓一钱，白术五分，山药一钱，陈皮三分，甘草三分，人参三分，当归一钱，白芍二钱，枣仁五分，山楂三粒，麦芽三分，炮姜三分，水煎服。②此方妙在用白芍为君，引参、苓入肝为佐。小小使令，徐徐奏功，潜移默夺，使脾气渐实，胃口渐开。不急于张皇，而徐能奏功。此又缓治之一法。

张公曰：缓治之法，不止阳明之火宜然。天师借而说法，余又广之可也。凡人久病，俱不可急遽用药，须缓治为妙。譬如人大渴之后，不可纯用止渴之药是矣。然而大吐之人，岂亦可纯用止呕之味耶，不可也。法当用人参五钱，茯苓三钱，白

---

① 清肃：此二字原无，今据本澄堂本、三元堂本、菁华堂本、清刻本、广益本补。
② 此方上，本澄堂本、三元堂本、菁华堂本、清刻本、广益本有"和缓散"三字眉批。

术三钱，甘草三分，陈皮一钱，豆豉仁三粒，水煎服。此方纯用健胃补脾之剂，而人不知其中奥妙也。大吐之后，津液已干，如何又用健脾补胃以重燥之，得毋伤子太甚耶。不知脾胃之气健，而后津液能生。苟以润药补之，则脾胃恶湿，反足伤其真气，所以不用润剂，而反用燥药也。他脏腑恶燥，惟脾胃脏腑反恶湿而喜燥。以人参、白术投之，正投其所好，又安有燥烈之虞哉。

大泻之后，自多亡阴，宜以补阴药治之矣。然而以补阴之药急治，反足增其水势，法当以温药补之。用熟地五两，山药四两，山茱萸四两，白术五两，肉桂一两，肉果①一两，北五味一两，吴茱萸一两，人参五两，薏仁五两，各为末，蜜为丸，如②梧子大。[批] 生阴止泻丹。每日晚饭前吞五钱，旬日即健矣。此方之妙，不用茯苓、泽泻、猪苓之类，去分消水气，而水气自然分消。盖补肾正所以补脾，而缓治胜于急治也。

华君曰：未传。

本治法

论心惊不安　夜卧不睡　论精滑梦遗　见色倒戈

天师曰：本治者，治心肾之法也。人非心不能宁静致远，非肾不能作强生育。故补心即当补肾，补肾即当补心也。是二经一身之主宰，脏腑之根本也。故人病心惊不安，或夜卧不睡者，人以为心之病也；谁知非心病也，肾病也。如人见色而思

---

① 肉果：菁华堂本作"白果"。

② 如：此下原有"大"，今据本澄堂本、三元堂本、菁华堂本、清刻本、广益本删。

战，入门而倒戈者，或梦遗精滑者，人以为肾之病也；谁知非肾病也，心病也。然则欲安心者当治肾，欲治肾者当治心。治心方：用人参三两，茯苓三两，茯神三两，远志二两，生枣仁一两，熟地三两，山茱萸三两，当归三两，菖蒲三钱，黄连五钱，肉桂五钱，白芥子一两，麦冬三两，砂仁五钱，各为末，蜜为丸。每日送下五钱，或酒或汤俱可。此方乃治心之惊与不寐耳，宜用参、苓、当归、麦冬足矣。即或为火起不寐，加黄连亦足矣。何以反用熟地、山茱萸补肾之药，又加肉桂以助火。不知人之惊恐者，乃肾气不入于心也；不寐者，乃心气不归于肾也。今用熟地、山茱萸以补肾，则肾气有根，自然上通于心矣。肉桂以补命门之火，则肾气既温，相火有权，则心气下行，君火相得，自然上下同心，君臣合德矣。

治肾方者，精滑梦遗与见色倒戈，则关门不守，肾无开合之权矣。谁知皆心君之虚，而相火夺权，以致如此。方用熟地半斤，山药四两，山茱萸四两，茯苓三两，肉桂一两，附子一个，人参三两，白术四两，北五味一两，麦冬三两，远志一两，炒枣仁一两，鹿茸一副，巴戟天三两，肉苁蓉三两，柏子仁一两，砂仁五钱，紫河车一副，杜仲一两，破故纸一两，各为末，蜜为丸。此方用熟地、山萸、杜仲、山药之类，补肾也；巴戟天、苁蓉、附子、鹿茸，补肾中之火也，可以已矣；而必加人参、苓、柏子仁、麦冬、远志、枣仁之类者何也？盖肾中之火虚，由于心中之火先虚也。故欲补肾火者，先补心火。使心火不补，肾火终不能益，而转增其上焦之枯竭①。故必须兼补其心，心气下舒于肾中，肾气上交于心，则水火相济，君臣和

---

① 竭：原作"渴"，今据闵本改。

悦，人民莫安，肺气清宁，脾胃得养，通调三焦。不妨整戈矛再利[1]，即野御亦可收功也。

张公曰：予有一言，愿赞高深。本治责之心肾，又何疑焉。然而心不可徒补之肾，而肾不可徒补之心也。譬如人有心惊不寐，虽是肾气不上通于心，而亦有肝气之不上生于心。故补肾之中，自宜添入补肝之品。方中有当归、肉桂，亦是补肝之品，然终非直入肝经之药也。余意前方中。加入白芍三两，补肾而兼补肝，相因而生心火，心有不泰然者乎。肾虚而用补心之药固是，然补心而不补肝，肝木郁塞，心难下生。愚意补肾方中，亦宜添入白芍三两，则肝气自舒，自生心包之火，火足自生命门之火矣。可质之岐天师，再定去留。［批］雷公曰：天师方固妙，而张公论亦佳。

华君曰：予曾闻之夫子矣，有方亦妙，并传于此。凡人卧不安枕，方用人参五两，远志二两，枣仁炒二两，熟地八两，山茱萸四两，茯神三两，柏子仁一两，麦冬三两，陈皮五钱，各为末，蜜为丸。每日白滚水送下一两，五日即安，一料全愈，名为宁神安卧丸。人有梦遗者，用熟地一斤，山药一斤，芡实一斤，生枣仁五两，巴戟天二两，麦冬三两，北五味三两，莲子半斤，同心用，各为末，蜜为丸。每日白滚汤送下一两，名为益心止遗丸。前方补心中而兼补肾，后方补肾中而兼补心，与天师传方同意。二方亦天师传也，不知何故各各不同，然而四方俱奇妙通元。甚矣，夫子之不可测也。巴戟天不特强阳，而且止精。肾水非火不能生，亦非火不能止。若用肉桂、附子大热之味，果然助其虚火。巴戟性非大热，不能温中，用之纯

---

[1] 再利：菁华堂本、广益本作"使利"。

阴之中何害，反得其既济之功也。

孙真君传治心惊不安方。心惊非心病也，乃肝血虚而不能养心也。方用白芍五钱，当归五钱，熟地五钱，生枣仁一两，远志一钱，茯神三钱，麦冬五钱，北五味一钱，人参二钱，水煎服。［批］天师云：此方之妙在用生枣仁至一两。此方之妙，全不尽去治心。治肝正所以治心，治肺亦所以益心也。

又传治见色倒戈方。用人参三两，熟地八两，黄芪五两，白术八两，肉桂二两，山茱萸三两，巴戟天五两，肉苁蓉三两，麦冬五两，北五味一两，覆盆子五两，各为末，蜜为丸。［批］又云：此方不可轻传，存之可也。每日半饥，酒送下一两，一月后，房事即改观。但不可传与匪人耳。

末治法

论大便不痛　小便不痛　疟症不已　产妇感中风邪

天师曰：末治者，乃六腑之治也。人如病大小便不通，或疟症不已，产后风寒，皆作末治也。凡久病之后，或大便一月不通，不必性急，止补其真阴，使精足以生血，血足以润肠，大便自出，不可视为根本之病，而速求其愈。亦有人小便点滴不出，亦不必十分大急，乃肾气不能行于膀胱也，补其肾气，则小便自出，不必视为根本之病，而急欲出之也。大便不通方：用熟地一两，元参一两，当归一两，川芎五钱，火麻仁一钱，蜜半瓯①，大黄一钱，桃仁十个，红花三分，水煎服。此方妙在用熟地、元参、当归以生阴血，少加麻仁、大黄以润肠下行。

———————

① 瓯：音欧。茶碗。广益本作"碗"。

此正末治其闭结，而不亟亟以通之也。小便不通方：用肉桂一钱，熟地一两，山茱萸四钱，茯苓二钱，车前子一钱，泽泻一钱，丹皮一钱，山药一钱，水煎服。此方即七味地黄汤。妙在不去通小便，而专治肾水肾火。盖肾中有火，而膀胱之气化自行，不通小便而小便自通矣。此末治之一法也。

疟症不已，终岁连朝，经年累月，或已止而又发，或未止而难痊。人皆谓有邪未散也，急宜逐邪，不可末视之。殊不知邪之久踞，乃正虚之甚也，自当重补其正，而末治其邪。方用熟地五钱，何首乌五钱，鳖甲五钱，白术五钱，当归五钱，人参二钱，甘草一钱，柴胡一钱，半夏一钱，肉桂五分，山茱萸四钱，水煎服。此方妙在熟地、山茱萸、当归之品以补阴血，加人参、白术以健脾，加鳖甲以入阴分，加何首乌以补阴气，加半夏、柴胡，少少去其痰与邪，则正气有余，邪自退舍。此又末治之一法也。

产妇感中风邪，皆作末治者。产妇旧血尽去，新血未生，大虚躯壳，原易中邪。风寒袭之，一散邪，必有厥逆寒症之变，死亡顷刻矣。方用当归一两，川芎五钱，人参一两，荆芥一钱，肉桂一钱，益母草一钱治之。此方妙在用参、归各一两，参以固气，归以生血，气血既生，而风邪易去。大虚之人，略带去邪之药，则邪原易出，乃腠理实疏，关门不锁故耳。方中荆芥一品最妙，不特易于祛邪，而且引旧血以归经，佐新血以复正，故两用之而成功也。益母草更是产科最利之品，安有他虞哉。此又固气血为先，散邪为末又一法也。

张公曰：俱讲得入神出化，予又何佐高深哉。尚有一言相商，产妇临月之前一月，如有风邪感冒等症，皆作风寒感冒治之。其临月之期，如有感中风邪，不可作风邪治之。方用人参一两，当归一两，川芎五钱，柴胡二钱，甘草一钱，白芥子三钱，水煎服。毋论其头疼身痛，咳嗽太阳痛，六经传经伤寒，俱宜以此方治之，切不可轻用桂枝、麻黄。盖孕妇实与平常人治法大不相同耳。

孙真君曰：大便不通，亦多实症。天师传者，治虚症之方耳。我传此方，治实症者，实有奇效。方用大黄五钱，当归尾一两，升麻五分，蜜半膅，水煎服。[批]天师云：此方尚加熟地一两。大黄泄利，用当归润之，仍以为君，虽泄而不十分过猛，不至有亡阴之弊；况有升麻以提之，则泄中有留，又何必过虑哉。

不内外治法

论跌扑断伤

天师曰：内者，胸腹之中；外者，风邪之犯。今既无胸腹之病，又无风寒之侵，忽然跌扑为灾，断伤受困，此不内外之因，又一门也。方用当归五钱，大黄二钱，生地三钱，赤芍药三钱，桃仁一钱，红花一钱，丹皮一钱，败龟板一钱，水一碗，酒一碗，煎服。[批]逐瘀至神丹。方中最妙当归、芍药和其血，大黄、桃仁逐其瘀，生地、红花动其滞，一剂即可病去也。倘以大黄为可畏，或不用，改为别味，则虽有前药，亦用之而不当。盖有病则病受之，用大黄之药，始能消去其瘀血，而终不能大下其脾中之物，又何必过忌哉。倘跌伤打伤，手足断折，急以杉板夹住手足，不可顾病人之痛，急为之扶正凑合安当，倘苟不正，此生必为废人。故必细心凑合端正，而后以杉板夹之，再用补骨之药，令其吞服，则完好如初矣。方用羊踯躅三钱，炒黄大黄三钱，当归三钱，芍药三钱，丹皮二钱，生地五钱，土狗十个捶碎，土虱三十个捣烂，红花三钱，自然铜末。先将前药酒煎，然后入自然铜末。调服一钱，连汤吞之，一夜生合。神奇之甚，不同世上折伤方也，不必再服，止服二剂可也。［批］接骨至神丹。盖羊踯躅最能入心而去其败血。人受伤至折伤手足，未有不恶血奔心者。得踯躅入心，引诸活血之药，同群共入，则恶血必从下行，而新生之血必群入于折伤之处；况大黄不特去瘀血，亦能逐而生新，瘀去而各活血之品必能补缺以遮其门路；况土狗、土虱俱是接骨之圣药，即有缺而不全，又得自然铜竟走空缺而补之，此所以奏功之速耳。骨断之处，自服药后，瑟瑟有声，盖两相连贯，彼此合缝，若有神输鬼运之巧。恐世人不信耳，吾传至此，不畏上泄天机者，正副远公好善之心，共为救济之事。庶天眷可邀，愆尤可免耳。

跌损唇皮之类，以桑白皮作线缝之，后以生肌散糁之自合。

张公曰：方至此神矣，圣矣，化矣，亦何能赞一言哉。惟有前方煎药之内，少为商酌者。第一方中，再加生地三钱，枳壳五钱。盖生地乃折伤之圣药，多多益善，少则力不全耳。折伤之病，未免瘀血奔心，有枳壳之利于中，则瘀血不能犯也。

华君曰：无可言。

阴治法

论肾虚感寒　水亏夜热

天师曰：阴治者，病症乃阴气不足，而阴邪又犯之也。如肾水虚寒，又感寒者；或肾水亏竭，夜热昼寒是也。此等病，若认作阳症治之，则口渴而热益炽，必致消尽阴水，吐痰如絮，咳嗽不已，声哑声嘶，变成痨瘵。法当峻补其阴[1]。则阴水足而火焰自消，骨髓清泰，上热余火俱归乌有矣。方用熟地一两，山茱萸五钱，麦冬五钱，北五味五钱，元参三钱，地骨皮三钱，丹皮一钱，沙参五钱，白芥子一钱，芡实五钱，车前子一钱，桑叶七片，水煎服。[批]安火至圣汤。此方妙在全用纯阴之品，一直竟进肾宫，滋其匮乏，则焦急之形，不上焰于口舌皮毛之际。又加元参、地骨皮、沙参、丹皮之品，少清其骨髓中之内热，自然阴长阳消，不治阳而自安也。又何必更加柴胡以散之，而邪始去哉。此方乃治阴火自动者神效。若阴寒无火者，又不宜用此方。当用肉桂一钱，附子一钱，熟地一两，山茱萸四钱，白术三钱，人参三钱，柴胡五分，水煎服。[批]祛寒至圣丹[2]。此方之妙用附、桂祛寒之药，加之于参、熟补阴之内，使阳得阴而有制，不致奔越沸腾；少加柴胡数分，则阴邪自散，又何必纯用麻黄、桂枝之类，烁尽真阴哉。况肾中之火，必得水而后生。以水非邪水，乃真水也。邪水可以犯心而立死，真水可以救心而长延。盖阳根于阴，而真阴肾水，实为真阳君相之火之母也。此方中加熟地、山萸，正是此意。[批]妙极。恐人未知，故又表而出之。倘止用附、桂以祛寒，未尝不效。然而邪去而阴消，必然枯竭。苟或治之不得法，必有亡阳之症矣。愿人加意于水中补火，更于水中去邪也。

张公曰：妙绝之论，发千古所未发，何以再赞高深。然尚有一方以参之。前症乃阴虚火动也，用六味汤似亦相宜；后症乃阴寒无火也，八味汤似亦可用，然而终不及天师二方。盖治阴之内，即留以治阳；而治阳之中，即藏于补阴也。有贫不能

---

① 阴：此上广益本有"真"字。
② 丹：三元堂本作"汤"。

用人参者，用予后方可也。

华君曰：同传予法无异。

阳治法

论伤寒发斑　中暑火炽　伤暑吐血　阳症　火泻

天师曰：阳治者，治阳症之病也。阳症甚多，不能概举，姑举一二症大者言之。伤寒内发斑，身热心如火，口渴呼水，气喘舌燥，扬手出身者是；或中暑热之气，大渴饮水，数桶不止，汗如雨下，大喊狂呼，日重夜轻是也。此皆阳火烧焚于胃口，烟腾势急，威猛不可止遏，皆阳症也。此时杯水实不足以胜之，非大剂寒凉，安能扑灭。即以用寒凉扑灭之矣，而余烟断火，微焰犹存。必得大雨滂沱，屋栋沟渠，无非膏泽，则火气消亡，门庭可整。此阳症之治，难于阴症也。方用元参三两，升麻二钱，黄芩一两，麦冬三两，防风三钱，天花粉三钱，苏叶一钱，青黛三钱，生甘草三钱，生地一两，桑白皮五钱。一剂即消大半，二剂全愈。[批]滂沱汤。此方妙在元参为君，不特去其浮游之火，兼能清其胃中之热，且性又滋润。发斑虽是火热不能外越，然亦因胸中水少不足润，故郁而不出也，今用元参润之，则火得润而难居。况又有黄芩以大凉其胸膈，又加升麻、防风引散其火邪，更佐之麦冬、生地，凉血以清肺气，自然清肃下行，而中焦之火，尽化为乌有也。

至于中暑之病，亦阳火邪炽也。法用青蒿五钱，石膏五钱，麦冬五钱，半夏一钱，黄连一钱，人参三钱，甘草一钱，茯苓五钱，竹叶五十片，水煎服。[批]消暑至神汤。此方妙在用青蒿去暑，再加二钱香薷，则暑气自化；用石膏以平泻其胃中之邪火，邪火一去，胃气始转，水能下行，不蓄停于膀胱之内，而散逸于四肢；况又有茯苓导其下行者乎；又虑火气伤心，复加黄连以救心，人参以救肺。各脏即安，胃邪必苟，此治阳症之妙法也。

张公曰：妙论出奇不穷。阳症固多，二症最急，故天师特举之以为法。予再广之，有二症在焉。一则伤暑中之吐血也。凡人感伤暑气，忽然吐血倾盆，人皆谓是阴虚。不知阴虚吐血，与阳虚吐血不同。阴虚吐血者，人必安静，不似阳虚之躁动不宁也。阳症必大热作渴，欲饮凉水，舌必有刺，不似阴症之口不渴而舌胎滑也。法当清胃火，不必止其血。方用石膏三钱，青蒿五钱，香薷三钱，荆芥一钱，当归三钱，人参三钱，水煎服。［批］祛暑止血汤。此方乃正阳症吐血之神剂也。方中虽有解暑之味，然而补正多于解暑。去香薷一味，实可通治诸阳症之血也。但此方止可用一二剂，即宜改用六味地黄汤，以滋其阴水，水足则阳火自消耳。一则阳症之火泻也。完谷不化，食下喉即出，一日或泻十余次，或泻数十次，或昼夜泻数百次，人以为热也。然而热之生也何故？生于肾中之水衰不能制火，使胃土关门不守上下，所以直进而直出也。论其势之急迫奔崩，似乎宜治其标。然治其标，不能使火之骤降，故必须急补肾中之水，使火有可居之地，而后不至于上腾。方用熟地三两，山茱萸一两，车前子一两，甘草一两，茯苓一两，白芍三两，肉桂三分，水煎服[1]。此方乃补肾之汤，非止泻之药也，然而止泻之妙，捷如桴鼓。盖肾水一生，肾火即降，顷刻应验。非好为奇谈，而不据实理也。若止作胃虚有火治之，未尝无功，终

---

[1] 此方上，本澄堂本、三元堂本、广益本有"壮水汤"三字眉批。

不若此之捷。脾约丸亦佳，安能及此方之神哉。

华君曰：与余同，不必讲。

雷公曰：无一论不奇妙。

假治法

论假热假寒

天师曰：假治者，病是假热，而治以假热之方；症是假寒，而治以假寒之药也。如人喉痛口干，舌燥身热，人以为热，而非热也，内真寒而外现假热耳。如人手足冰冷，或发厥逆，或身战畏寒，人以为寒，而非寒也，内真热而外现假寒耳。此时看症未确，死生反掌。吾以假热之药，治假寒之症，以假寒之品，治假热之病，是以假对假也。假寒方：附子一钱，肉桂一钱，人参三钱，白术五钱，猪胆汁半个，苦菜汁三匙。先将药二碗，水煎好，以冰水泡凉，入猪胆汁、苦菜汁调匀，一气服之即愈。方中全是热药，倘服之不宜，必然虚火上冲，尽行呕出。吾以热药凉服，已足顺其性而下行。况又有苦菜汁、胆汁之苦，以骗其假道之防也。盖上热之症，下必寒极，热药入之，至于下焦，投其所喜。无奈关门皆为强贼所守，非以间谍给之，必然拒绝而不可入。内无粮草，外无救援，奈之何哉。吾今用胆汁、菜汁，以与守关之士，买其欢心，不特不为拒绝，转能导我入疆，假道灭虢，不信然哉。

至于假热之方，则又不然。心胸之内，全是一团邪火，盘踞于中焦。若不直捣中坚，巨魁不擒，余党安能星散。然而用师无法，则彼且力拒死斗而不可救。方用黄连三钱，柴胡二钱，白芍三钱，当归三钱，炒栀子二钱，半夏三钱，枳壳一钱，茯苓三钱，菖蒲三分，水煎服。此方妙在用黄连一味，直入心经；佐以栀子副将，单刀直入，无邪不散；又柴胡、白芍泻其运粮之道；又半夏、枳壳斩杀余党，中原既定，四隅不战而归正矣。然而火热居中，非用之得宜，则贼势弥空，安能直入。又加菖蒲之辛热，乘热饮之，则热喜同热，不致相反，而转能相济，此又假治之妙法也。

张公曰：讲得透彻痛快，予又何说之词。然而假热假寒，不止此二症也，吾再广言之。如人气喘不安，痰涎如锯而不止者，人以为热，而非热也，乃下元寒极，逼其火而上喘也。此最急最危之症，苟不急补其命门之火与肾水，则一线微阳，必然断绝。方用熟地四两，山茱萸三两，麦冬三两，北五味一两，牛膝一两，附子一钱，肉桂一钱，冰水泡冷服之，一剂即愈。附子、肉桂斩关夺门之药，其性最热，倘不用之于熟地、山茱萸、北五味之中，则孤阳乘大热之势，沸腾而上矣。方中妙在用熟地、山茱萸之类，使足以济火；又麦冬以滋肺金之化原，使金去生水，而水益足以生火，而火不敢于飞越，况又有牛膝之下走而不上行乎。然必冰水泡之，骗其上焦之热，直至肾宫，肾宫下热，则上焦清凉，火自归舍，又何患喘与痰作祟哉。更有眼目红肿，经年不愈者，人以为热，而不知非热也，亦肾火上升而不下降耳。法用六味地黄汤，加麦冬、甘菊花、白芍、当归各三两，柴胡五钱，各为末，蜜为丸。每日吞服五钱，一料必全愈。此虽病轻，而世人多患之，迷而不悟，予所以特表出也。虽非假治之法，而症实假热之症，可触类而旁通之耳。假寒之法，莫妙岐天师之方，可以统治矣，故不再传。

华君曰：亦同。

真治法

论真热真寒

天师曰：真病原难分晰，然有假即有真也。即以前症言之，如人喉痛口干，舌燥身热，与假热无异，然而此曰真热者，何以辨之。假热之症，口虽渴而不甚，舌虽干而不燥，即燥而无芒刺，无裂纹，喉①虽痛而日间轻，身虽热而有汗；不若真热之症，口干极而呼水，舌燥极而开裂生刺，喉日夜痛而不已，身大热烙手而无汗也。方用麻黄三钱，黄连三钱，黄芩三钱，石膏三钱，知母三钱，半夏二钱，枳壳二钱，甘草一钱，当归五钱，水煎服。一剂轻，二剂愈。此方纯用寒凉之药，以祛逐其火，火一去而上焦宽快矣。更有人手足冰冷，或数厥逆，身战畏寒，与假寒无异，然而谓之真寒者，何以辨之？假寒之症，手足冰冷，或有时温和，厥逆身战，亦不太甚，有时而安，然有时而发搐；不若真寒之症，手足寒久不回，色变青紫，身战不已，口噤出声而不可禁也。方用附子三钱，肉桂一钱，干姜一钱，白术五钱，人参一两，急救之。此乃直中寒邪，肾火避出躯壳之外，而阴寒之气直犯心宫，心君不守，肝气无依，乃发战发噤，手足尽现青色也。然则止宜用附、桂、干姜祛逐其寒邪足矣，何以又用白术、人参？且少用亦足济用，何以多加如许也？盖元阳飞越，止一线之气未绝，若不急用人参，返气于若存若亡之际，而徒用桂、附、干姜，一派辛辣火热之药，邪虽外逐，而正气亦就垂绝。故不若我加于危急之际，则败军

---

① 喉：原作"头"，今据此下文例改。

残卒，见有孤军未亡，而又骁勇之将，号召散失，有不再整旗枪，共奔呾下者乎。此真治之妙也。

张公曰：奇论天开。真治即直治，真治其本病，而不必以假药骗之，对症用药可也，余不再论。

男治法

论狐疝　论强阳不倒　论痿阳不振

天师曰：男子与女子之治，原无分别，然而亦有殊处。男子与妇人殊者，疝病，阳强不倒，痿而不举。疝病不同，然而与妇人异者，止狐疝不同耳，余俱相同。狐疝者，日间缩在囊之上，夜间垂在囊之下也。此乃寒湿，又感阴阳不正之气，乘于交感之际，或在神道之旁，或在风湿之际，感而成之也。方用杜若五钱，捣汁，以凉水浇之，取汁一碗，加沙参一两，肉桂一钱，桂枝一钱，小茴香一钱，橘核一钱，水煎服。［批］扶正祛疝汤。一服即伸出，二服即消，三服全愈。神方也。

强阳不倒，此虚火炎上，而肺金之气不能下行故尔。若用黄柏、知母二味，煎汤饮之，立时消散。然而自倒之后，终岁经年，不能重振，亦是苦也。方用元参三两，肉桂三分，麦冬三两，水煎服，即倒。［批］养①阳汤。此方妙②在用元参以泻肾中浮游之火，尤妙肉桂三分，引其入宅，而招散其沸越之火，同气相求，火自回合。况麦冬又助肺金之气，清肃下行，以生肾水，水足火自息矣，此不求倒而自倒。他日亦可重整戈矛，再图欢合耳。

---

① 养：三元堂本、菁华堂本、清刻本作"倒"。
② 妙：原无，今据本澄堂本、三元堂本、菁华堂本、清刻本补。

至于痿而不振者，乃过于琢水削，日泄其肾中之水，而肾中之火亦日消亡。盖水去则火亦去，必然之理。如一家人口，厨下无水，又何以煮爨而生烟，必汲其泉源，而后取其薪炭，可以钻燧取火，以煮饮食，否则空铛安爨也。方用熟地一两，山茱萸四钱，远志一钱，巴戟天一钱，肉苁蓉一钱，肉桂二钱，人参三钱，枸杞子三钱，茯神二钱，杜仲一钱，白术五钱，水煎服。[批]起阳至神丹。一剂起，二剂强，三剂妙，老人倍加。此方用热药于补水之中，则火起而不愁炎烧之祸，自然煮汤可饮，煮米可餐。断不致焦釜沸干，或虞爆碎也。此皆男治之法也。

张公曰：男治法妙，然余亦有数方，可并传之。狐疝方：用白术五钱，沙参一两，柴胡三钱，白芍三钱，王不留行三钱，水煎服。[批]逐狐丹。一剂即出而不缩。

阳倒不举方。用熟地一斤，肉桂三两，覆盆子三两，黄芪二斤，巴戟天六两，柏子仁三两，去油，麦冬三两，当归六两，白术八两，各为末，蜜为丸。每日白滚汤送下一两，自然阳旺不倒矣。[批]强阳神丹。

孙真君传治疝方。用沙参一两，橘核一钱，肉桂一钱，柴胡一钱，白芍五钱，陈皮五分，吴茱萸五分，水煎服。一剂即定痛，二剂即全愈。疝气一症，大约皆肝木之病，予所以治其肝，自随手而奏功也。妙。

女治法

论风邪入血室 论治羞隐 阴内生虫 阴门生疮

天师曰：女症各经，俱与男人同治，惟是经症宜知，至于羞隐之处，更宜留心是也。经期前后，寒热温凉，有邪无邪，俱当细辨。世有专门，不须枚举，我今止据一症而言之。如妇人经期适来，为寒风所中，则经水必然骤止。经不外泄，必变为寒热，时而身战，时而身凉，目见鬼神，心中惊悸。论治法，本当刺期门之穴，一刺出血立已。无奈世人不肯刺于乳下，羞患不肯为医人所见，于是必变而益发狂叫语，所由来也。今立一方治之。方用柴胡三钱，当归二钱，白芍五钱，枳壳二钱，炒栀子三钱，甘草一钱，陈皮五分，生地二钱，水煎服。此方妙在用柴胡于白芍之中。盖前症经血不能外出，则血藏于血室之中，藏而不出，则血化为热，气郁结不伸，必在半表半里之间，以兴妖作怪。柴胡真半表半里之药，用白芍直入血室，和平而分解之。如人羞患隐藏于血宅之内，必得一相信之人，走入其中，为之开导，而后众人排闼而入，庶几一笑回春，仍然欢好，身出而祸亦消。此方之妙，理实相同，故取而显譬之，非好为论说也。至于羞隐之症，亦不可枚举，查其专门，而细询病情，随症加减，治之可也。

张公曰：论奇辟。予更有说，热入血室，非热也，乃风邪壅之而热也，所以用柴胡一散而愈。

妇人羞隐之处，不便明言，然大约非寒则热耳。今有一试方。先用当归三钱，白芍三钱，川芎一钱，熟地五钱，甘草一钱，柴胡一钱，白芥子一钱，黄芩三分，炮姜三分，水煎服。倘有羞隐之处，不肯明言者，以此方投之，必奏奇功。问其服药后，较前平善，则是虚症也，竟用四物汤治之可也。未好，则是热病作祟，方中大加栀子三钱治之，必奏功也。此亦妙法，行医者家亟知之。

华君曰：女子治法，尚有二条未传，待予补之。妇人阴内生虫，乃湿热也，用鸡肝入药末引之亦妙。终不若夫子之方更神也。方用蚯蚓三四条，炙干为末，用葱数条，火上炙干为末，用蜜一碗，煮成膏，将药捣于其中。纳入阴户，虫尽死矣，自然随溺而下，神方也。世人未知，幸为留意。

又妇人阴门边生疮，作痒作痛不止者，以此方煎水洗之，立效。方用蛇床子一两，花椒三钱，白矾三钱，水十碗，煎五碗，乘热熏之，温则洗之。一次即止痒，二次即止痛，三次即全愈。分作五日洗之，每日清洗一次。神效之极，幸珍之。

虚治法

论气虚血虚

天师曰：虚症亦多，我举一二以概其余。虚治者，非气虚，即血虚也。气虚如人不能饮食，食之而不能化者是；血虚者，面色黄瘦，或出汗盗汗，或夜眠常醒，不能润色以养筋者是也。盖饮食入胃，必须胃气充足，始能化糟粕而生津液，气既自馁，何能化饮食也。方用人参二钱，黄芪三钱，白术三钱，陈皮五分，甘草一钱，麦芽五分，神曲五分，山楂五粒，炮姜一钱，茯苓三钱，水煎服。此方参、苓、芪、术，纯是健脾开胃之品；又恐饮食难消，复加山楂、神曲、麦芽之类以消之。则胃气既旺，又何愁饮食之不化，津液之不生耶。

血虚自当补血，舍四物又何求耶。余今不用四物汤，用麦冬三钱，熟地一两，桑叶一片，枸杞子三钱，茜草一钱，当归五钱，水煎服。此方妙在用桑叶以补阴而生血，又妙加入茜草，则血得活而益生，又况济之熟地、麦冬、当归，大剂以共生之，则血足色润而筋舒也。外症既见改观，则内自安而寐适，心气得养，又宁有盗汗之生哉。此虚治之法也。

张公曰：虚治亦不止补气补血，盖此二方，实可统治之。甚矣，天师立方之妙也。别有加减之法：气虚方中，倘伤米食，加麦芽五分；伤肉食，加山楂十粒；伤面食，加萝卜子五分；有痰，加半夏一钱，白芥子一钱；咳嗽，加苏子一钱，桔梗二钱；伤风，柴胡二钱；夜卧不安，加炒枣仁二钱；胸中若微疼，加枳壳五分。血虚方中，亦同前加减法治之。

华君曰：尚有一方，并传子。有气血两虚之人，饮食不进，形容枯槁，补其气而血益燥，补其血而气益馁，助胃气而盗汗难止，补血脉而胸膈阻滞，法当气血同治。方用人参一钱，白术一钱，甘草八分，陈皮五分，茯苓二钱，当归二钱，白芍三钱，熟地三钱，川芎一钱，神曲五分，麦冬五钱，谷芽一钱，水煎服。此方气血双补，与八珍汤同功，而此更妙于八珍者也，妙在补中有调和之法耳。

实治法

论治实邪

天师曰：实病亦不同，亦甚多，今亦举其一二。如人终岁终年，不畏劳役，不辞辛苦，寒凉之品，可以多餐，辛热之味，不能上口者是也。至于邪气之人，不可同观。吾言实病之多，皆邪气之多也。人实者少而虚者多。邪气之人，别有治法，不可混入于此门。倘人有强壮之容颜，过于热甚，欲求方者与之。方用陈皮一钱，神曲一钱，麦芽一钱，黄芩一钱，厚朴一钱，天花粉一钱，甘草五分，芍药二钱，山楂十粒，枳壳五分，当归二钱，茯苓一钱，水煎服。此等方，止可备用，以治有余之人，不可据之以概治天下之人也。盖实者，一百中一二人，而虚者遍天下。天地之气，何能过厚。况培植者少，而琢削者多乎。今定此方，亦定一门之治法，非教医者，执此以消导之耳。

张公曰：仁心仁术，于此方并见。实病甚少，天师言多者，乃言邪气之实，非言正气之实也。邪气之实，伤寒门最多。天师言有专门者，说有伤寒之书也。倘人病邪气之实，幸于伤寒门查而治之，无差毫发。伤寒书卷繁多，兹不能备载耳。

华君曰：予未传。

寒治法

论吐血衄血　目肿　口舌生疮

天师曰：寒治者，乃火盛而正折之也。如人病目痛，口舌生疮，鼻中出血，口中吐血是也。此等之症，乃火气郁勃于上焦，不能分散，故重则上冲，而为吐血衄血，轻者目痛而口舌生疮也。法当用寒凉之品，以清其火热燎原之势，并泻其炎上巅顶之威。方用生地一两，当归一两，川芎五钱，元参五钱，黄芩三钱，三七根末三钱，甘草一钱，荆芥炒一钱，水煎服。此方妙在不纯用寒凉以逐火，而反用微寒之药以滋阴，盖阴气生则阳气自然下降。尤妙用荆芥引血归经，用三七末以上截其新来之路，又加黄芩以少清其奔腾之势，诚恐过于寒凉，恐冷热相战，又加甘草以和之，此治热之最巧，最妙法也。若竟用寒凉折之，非不取快一时。然火降而水不足，则火无所归，仍然焰生风起，必较前更胜，而始以清补之药救之，则胃气已虚，何能胜任。予所以乘其初起，即用之为妙也。

目肿而痛，亦是火症。然必看其眵多泪多，红肿而痛，如有物针触一般。用柴胡三钱，甘草一钱，炒栀子三钱，半夏一钱，白蒺藜三钱，水煎服。此方之妙，全在直散肝胆之郁火，火散则热自退。不攻之攻胜于攻，不下之下胜于下也。上剂即可奏功，正不必再服。

口舌生疮，又不可如是治之。乃心火郁热，而舌乃心苗，故先见症。法用黄连二钱，菖蒲一钱，水煎服。一剂而愈，神方也。此方不奇在黄连，而奇在菖蒲。菖蒲引心经之药，黄连虽亦入心经，然未免肝脾亦入，未若菖蒲之单入心也。况不杂之以各经之品，孤军深入，又何疑哉，此所以奏功如响也。倘不知用药神机，轻混之以肝脾之药，虽亦奏功，终不能捷如桴鼓，此治热之又一法也。

张公曰：寒治之法，世人最多，予皆不取。今天师之法，不容予不首折也。用寒而又远寒，用散而又远散，真奇与巧并行，而攻与补兼用也，予又何必多言哉。无已，则更有一方。在治火初起之时，尚未现于头目口舌之际，亦可化有为无。方用柴胡二钱，白芍三钱，甘草一钱，炒栀子三钱，半夏一钱，羌活五分，茯苓三钱，水煎服。一剂可以散火。方名先解汤。乘外症之不见，而先解之。亦争上流法，医者宜留意焉。

华君曰：亦无有传我。

孙真人曰：予有吐血方传子。生地汁一碗，无鲜生地处，用干者一两，煎汤半碗，调三七根末三钱，炮姜灰末五分，服一剂即止。吐血神效，衄血亦可治，妙。

热治法

论肾寒吐泻　论心寒胃弱

天师曰：热治寒也。寒症不同，举一二症言之。如呕吐不己，食久而出是也；或下利不已，五更时分，痛泻四五次是也。此等之症，人皆以为脾胃之寒，治其胃，则呕吐可止，治其脾，则下利可遏。然而终岁经年，服胃脾药而不愈者何也？不得其故耳。盖胃为肾之关，而脾为肾之海。胃气不补命门之火，则心包寒甚，何以生胃土而消其谷食；脾气不补命门之火，则下焦虚冷，何以化其糟粕而生精微。故补胃必宜补肾，而补脾亦宜补肾也。方用熟地三两，山茱萸二两，茯苓三两，人参三两，肉桂一两，附子一两，北五味一两，吴茱萸五钱，山药四两，各为末，蜜为丸。饥服一两。此方之妙，全在用肾药居多，而脾胃药居少，尤妙用热温之药于补肾补土之中，则火足而土健。谁知水足而火生也，此种议论，举世未闻。然岂徒托空言以示奇乎，实有至理存焉。试之无不效奏顷刻，愿世人加意之。此热治之妙法，一方可兼治之。凡如此等之病，无不可统①而兼治也。

张公曰：真妙绝之论，快心之语。天师言补肾之法，而余更有论，乃言补心方也。胃与脾虽同是属土，而补胃、补脾宜辨。凡人能食而食之不化者，乃胃不病而脾病也，当以补脾，而补脾尤宜补肾中之火，盖肾火能生脾土也。有人不能食，食之而反安然者，乃胃病而非脾病，不可补肾中之火，当补心中之火，盖心火能生胃土也。世人一见人不能饮食，动曰脾胃之病，而不知分胃之寒，虚责之心，分脾之虚，寒而责之肾也。天师之法，心肾兼补，予可不必更立奇方。然而治脾胃两虚者，用之神效。若单是胃虚胃寒者，自宜独治心之为妙。余所以更定一方，以佐天师之未及。方用人参一两，白术三两，茯神三

---

① 统：原作"充"，今据菁华堂本、清刻本、广益本改。

两，菖蒲五钱，良姜五钱，莲肉三两，山药四两，半夏三钱，白芥子三钱，附子三钱，远志二两，炒枣仁五钱，白芍三两，各为末，蜜为丸。每日白滚水送下三钱，饭后服。此方专补心火，并疏肝气。专生心火，内加附子、良姜，以助火热之气。心火足，自然生胃土，胃土足，而饮食自然能进而无害矣。此方实可济天师之未及也。

华君曰：治法与余相同，无可言。

通治法

论痢下通治　论火泻通治　论下血通治

天师曰：通治者，因其通而通之也。如人病下痢者是。痢疾之症，多起于暑天之郁热，而又感以水湿雨露之气以成之。红白相见，如血如脓，甚者如屋漏水，如鱼冻水，里急后重，崩迫痛疼，欲下而不能，不①下而不快，一日数十行，或一夜数百行，或日夜数千行，气息奄奄，坐而待死，此通之病也。若骤止其邪，则死生顷刻；不止其邪，则危绝如丝；欲补其气，则邪气转加；欲清其火，则下行更甚。此时惟有因势利导之法，可行于困顿之间。或疑人己气虚血败，更加利导，必致归阴。不知邪气一刻不去，则正气一刻不安。古人之痢疾无止法，信不诬也。方用白芍三两，当归三两，萝卜子一两，枳壳三钱，槟榔三钱，甘草三钱，车前子三钱，水煎服。一剂即止，二剂全安，可用饮食矣。［批］此方前已有了，止分两不同耳。多车前子一味。此方之奇而妙者，全在用白芍、当归。盖水泻最忌

---

① 不：广益本无，疑为"下"之误，并属上读。

当归之滑，而痢疾最喜其滑也。芍药味酸，入肝以平木，使木不敢再侵脾土。以有枳壳、槟榔，消逐其湿热之邪；又加车前，分利其水湿，而又不耗真阴之水，所以功胜于茯苓也。尤奇者，在用萝卜子一味，世多不解。盖萝卜子味辣，而能逐邪去湿，而又能上下通达，消食利气，使气行于血分之中，助归、芍以生新血，而祛荡其败瘀也。少加甘草以和中，则无过烈之患。此奏功之神奇，实有妙理耳。

张公曰：固然奇妙通权。通因通用，痢疾立论，最为妥当。然而通因之法，不止痢疾也，水泻亦是，下血亦是也。水泻者，人见其如潮而来，如瀑而下，皆曰急宜止之，以免亡阴之症，用粟壳、罂粟、乌梅之类止之。其论则是，其治则非也。水泻虽不比痢疾之断不可止，然而水泻之中，亦有不可遽止之病。如疼痛于腹中，后重于门口，皆是有火而泻，不比虚寒之直泻，俱当用通因之法治之。方用人参三钱，车前一两，白芍三钱，槟榔一钱，甘草一钱治。此方之妙，妙在车前以滑之，而又佐以槟榔之去积，自然有滞皆行。况车前性虽滑而能分消水谷，则水气自然分开。第大泻之后，自然亡阴，又用人参以补气，则气足而阴自生。又虑久泻自然亏中，又加甘草以和之。虽是通因之法，实乃扶正之方。下血之症，其人之血虚，不言可知，似乎宜补其血矣。然而血之下也，必非无故，非湿热之相侵，即酒毒之深结，若不逐去其湿热酒毒，而徒尚止涩之味，吾未见其下血之能止也。方用熟地一两，地榆三钱，白芍三钱，当归三钱，黄连三钱，甘草一钱，葛根一钱，柞树枝五钱，水煎服。［批］解酒散火汤。一剂必下血更多，二剂略少，三剂全愈。盖此病不用通因之法，永不奏功，必如此而能愈也。方中妙在用熟地、当归、芍药以生新血，新血生则旧血必去。又妙在地榆以凉大肠，用柞木以去酒毒，所以相济而成功也。此二方亦通因之妙用，人亦亟宜知之。

华君曰：同。

雷公曰：通因通用，张公补论之，尤为酣畅，我无以赞一言。虽然，尚有一说。在大泻之后，虽是火泻，毕竟宜温补之，以生其阴。泻一止，即宜用四物汤，加人参、炮姜以温补。而不可谓水泻忌滑，而禁用归、熟也。痢症按昔贤谓如屋漏水者，为不治症；鱼冻水者，为虚寒症。后方恐宜酌用。李子永识。

塞治法

论气虚中满　论饱食填塞

天师曰：塞者，因其塞而塞之也。如人气虚中满是也。凡人气虚，多不能食，食则倒饱，人以为多食之故，以香砂、枳实等丸消导之。其初未尝不少快，久则腹饱，又消之，久久不已，必变成中满之症矣。腹高而大，气喘而粗，人又以为臌胀也，用牵牛、甘遂等药以利导其水，水未必去而臌胀益甚；又以为药之不胜也，又用大黄，巴豆之药下之，又不应；以为风邪袭之，又以辛散之品，如龙胆草、茵陈之类杂然纷进，不至死不止。犹然开鬼门，泄净府，纷纷议论，皆操刀下石之徒也。谁知初起之时，即以补胃健脾之药，先为速治，何至此哉。初用之方：用人参一钱，白术二钱，茯苓三钱，陈皮三分，甘草一分，萝卜子一钱，薏仁五钱，芡实五钱，山药三钱，水煎服。［批］消胀至神汤。此方绝不去消导，而专以补为事，世医未有不笑其迂，以为此等药，服之必增胀满。下喉之时，实觉微饱，世医乃夸示曰：吾言之验如此。而病人与病家，并诸亲友，俱叹世医，而咎此方之迂而害事也。讵知下喉之时，虽觉微胀，入腹之后，渐觉开爽，连服数剂，不特开爽，而并无胀满之疾矣。盖中满之疾，原是气虚而成，不补其虚，胀何从解。补药之中，加以萝卜子，分消其胀气，使人参不敢助邪而反助正；况又有茯苓、薏仁、芡实之类，纯是去湿之药，则水道自行，而上壅可免；尤妙用甘草一分，以引群药之入于满处。盖中满最忌甘草，而余偏用之，成功于忌之中也。

张公曰：妙论叠出不穷，大哉，圣人之语。中满固是塞症，饱食填塞于胸腔，亦是塞症也。人皆用香砂、厚朴消之，而余独不然。方用人参三钱，白术三钱，陈皮一钱，甘草一分，肉桂一钱，神曲三钱，水煎服。此方妙在全不去消食，反助其饱闷之气。谁知饱食而不消者，由于胃气之不足也。我补其胃气，则胃强自能运化而入于脾中，又何必用厚朴、枳壳之消导哉。此亦塞治之法也，可与天师方并垂天壤。

华君曰：法同于余，而论备之。

雷公曰：我亦有方。中满病，固是胃气之虚，然徒补胃气亦难疗。当补心火，以生胃土。方用人参三钱，白术五钱，炒枣仁五钱，远志八分，山药三钱，茯苓三钱，米仁五钱，陈皮三分，神曲三分，麦芽五分，水煎服。方中全不治满而满自除，正以治心火也。

解治法

论结胸　论内伤肝郁

天师曰：解者，邪聚于一处，而分解之也。如人病结胸等症者是。伤寒初愈，五脏六腑，久不见饮食矣。一旦饱食，则各经群起而龋。无如胃经火炽，一脔之物，不足以供其自餐，又安能分散于诸人乎，势必群起而争，而胃经自家困乏，茹而不吐，则五脏六腑，喧哗扰攘，而胃经坚不肯出矣。然则治之法奈何？惟有坚壁以待，枵腹以守，则敌人自散。盖原因无食，所以起争，使终无粮草，势亦难于久待，自然仰关而攻，不战自退。乘其散亡之时，少佐师旅，声言追逐，实仍和解，彼此同归于好。方用元参一两，麦冬一两，水二碗煎服。此方之妙，全不去顾胃中之火，亦不去消胃中之食，止分清肺中之气，散其心肾浮游之焰。心肾肺经既已退舍，则肝经一旅之师，又何能为难哉。脾与胃唇齿相倚，从前不过同群共逐，大家声扬，原未尝有战攻之举，今心肝肺肾之火既已收师，则脾脏一经，亦自相安于无事矣。倘一逢结胸，即以此方投之，则不特无功，转且有害。故一遇结胸之病，必须令其空腹数日，而后以此方投之，万举万当，此解治之一法也。

张公曰：真妙绝奇文，结胸之症，不意发如许奇语。非天师①又乌能哉。我欲再发一言，不可得矣。非学贯天人，不可言医；非识通今古，不可谈医；非穷尽方书，不可注医。此得人所以最难，自古及今，代不数人。元以前无论，明朝三百年，止得数人而已。李濒湖②之博，缪仲醇③之辨，薛立斋之智，近则李士材之达，喻嘉言之明通，吾子亡弘肆，我所言者数人，皆上关星宿，钟山川之灵而生者也。今日既许子在著书中人，愿吾子勿以菲薄自待也。著书当弘而肆，医道尽矣至矣，化矣神矣。

---

① 师：原作"仙"，今据菁华堂本、清刻本、广益本改。
② 李濒湖：原作"李平湖"，平乃濒之声误，故改。
③ 缪仲醇：原作"缪仲仁"，今据缪希雍字改。

解法：更有人病内伤，而头疼目疼，心胁痛，遍身痛，手足又痛，此皆肝气郁蒸之故。或头痛救头，脚痛救脚，治何日始能尽期。当据其要而先治之，余者不治自愈。方用白芍五钱，当归三钱，柴胡三钱，天花粉三钱，丹皮三钱，栀子三钱，甘草三钱，川芎一钱，香附一钱，桂枝一钱，水煎服。此方妙在白芍为君，柴胡为臣，祛风祛痰之药为佐使。一剂而胁痛失，再剂而诸痛平，三剂而一身泰，真扼要争奇，解法之至妙者。施之内伤之症，尤多奇功。愿世人勤而用之，收功无量也。

华君曰：未传于予。

敛治法

论亡阳　论下血　论吐血　论头汗　论手汗

天师曰：敛治者，乃气将散而收敛之也。譬如人汗出不已，此亡阳而气欲散也。又如下血与吐血不已，此血欲散而不能住者是也。气散仅存一线之阳，倘再令其奔越，则阳脱而死所不免也。然而治脱之法，惟在敛其肺气，使皮毛腠理固密，则阳从何散。第徒敛肺气，而不大补元阳，则元气仍然欲脱，即不脱出于皮毛腠理，必然脱出于口鼻耳目，故必以补为敛之为得也。方用人参一两，黄芪一两，当归一两，五味子一钱，山茱萸四钱，桑叶五片，酸枣仁一钱，麦冬三钱，水煎服。此方之妙，全在用参、归以补气，用山萸、五味以敛气，则补足以济敛之功，而敛足以滋补之益。况又有桑叶收汗之妙品，调停于敛之中，不偏于敛，亦不偏于补也。

下血之症，多因好酒成病。用解酒之品，可以成功，而殊不尽然也。世医所用解酒之品，无过干葛、桑白皮而已。然而干葛不可多服，而桑白皮又气味轻清，不可专任此二味，所以解酒而酒病终难去也。况中酒之病，其来已素非一朝一夕之有，岂是轻清不可久服之药，可能治之乎？余故皆弃而不取。方用人参二钱，当归一两，地榆三钱，生地五钱，三七根末三钱，水煎服。[批] 生新汤，三七亦能生血，不止止血也。此方之妙，全在不去治酒病，亦不去治血病，全以生地、当归活其血，血活则新血生而旧血止；况又佐以地榆之寒，以去大肠之火；又佐以三七之末，以杜塞大肠之窍，自然血止而病愈也。此敛之一法也。

更有吐血之症，或倾盆，或盈碗，若不急以收敛，则吐将安底。然而一味酸收寒遏，则血势更狂，愈足以恣其崩腾之势。不若从其性，而少加以收敛之品，则火寝息而血归经。方用人参一两，当归一两，酸枣仁三钱，三七根末三钱，水煎调服。此方之妙，不去止血，而惟固其气。盖血脱益气，实有奇功。血乃有形之物，既已倾盆盈碗，尽情吐出，则一身之中，无血以养可知，自当急用生血补血之品，尤以为迟，奈何反用补气之味，得无迂而寡效乎？谁知血乃有形之物，气为无形之化，有形不能速生，而无形实能先得，况有形之物，必从无形中生之。气无形，始能生血有形之物，补气正所以补血，生气正所以生血也。况血既尽情吐出，止存几希一线之气，若不急为补之，一旦气绝，又何以生血而补血哉。经云：有形之血，不能速生，无形之气，所当急固。真治血之妙法。此又敛之之一法也。

张公曰：真有不可思拟之妙，余无以赞一词矣，止语汝头汗出而敛之法。凡人头顶出汗，乃肾火有余，而肾水不足。若不知其故，而徒用止汗之药，必致目昏而耳痛。法当滋其肾，而清肺金之化源，自易奏功如响。方用桑叶一斤，熟地二斤，北五味三两，麦冬六两，各为末，蜜为丸。［批］遏汗汤。每日白滚水送下五钱或一两，一月后永不出汗矣。更有人每饭之时，头汗如雨落者，此又胃火胜，而非肾火余也。法当用元参一斤，麦冬一斤，天冬一斤，生地一斤，北五味四两，酸枣仁半斤，各为末，蜜为丸。［批］敛汗汤。每日白滚水送下一两，二月必愈。似乎胃火胜宜用竹叶石膏汤，而余偏不用者何也？盖胃火之胜者，微胜耳，非若炽盛而火炎，奔腾而热发，不过因饮食之味，入于胃中，遂觉津津汗出，饮食完而汗随止。然则以元参一味，解之有余矣，况又用天麦二冬，以清肺火，生地以凉血，酸枣仁以平心火，五味子以收汗而滋液，则胃经有火之盛，亦已消磨，况原未十分之盛乎。此敛法之一也。手中之汗，细小病也，不必入于此中，以药水洗之即愈，俟后可入处，予当言之。

华君曰：亦未传。

升治法

论阳虚下陷　阴虚下陷

天师曰：升治者，乃气虚下陷，不能升而升之者也。凡人因饥饱劳役，内伤正气，以致气乃下行，脾胃不能克化，饮食不能运动，往往变成痨瘵。若疑饮食不进，为是脾胃之火；或疑肉黍所伤，谓是水谷之积。轻则砂仁、枳壳、山楂、麦芽之类，重则大黄、芒硝、牵牛、巴豆之品，纷然杂进，必致膨闷不已。倘先以升提之药治之，何成此等病症哉。方用人参一钱，黄芪三钱，柴胡一钱，升麻三分，当归三钱，陈皮一钱，甘草一钱，白术三钱治之。此方即补中益气汤，余为之增定其轻重，以为万世不删之定则。东垣一生学问，全在此方。凡人右手寸脉，大于左手寸口之脉，无论其左右关脉，与左右肾脉之大与小、沉与浮，即以此方投之，无不神效。盖右寸之脉大于左寸口，即内伤之症也，此方实为对病。妙在用柴胡、升麻二味，杂于①参、芪、归、术之中，以升提其至阳之气，不使其下陷于阴分之间；尤妙加甘草、陈皮于补中解纷。则补者不至呆补，而升者不至偏堕，所以下口安然，奏功如响耳。或疑参、芪太多，不妨略减则可。倘以为补药不可骤，竟去参、芪，则柴、麻无力。譬如绳索细小，欲升千斤重物于百丈之上，难矣。或用参而不用芪，或用芪而不用参，则功必减半，然犹胜于尽去之也。倘以升、柴提气，或疑清气不升，反又浊阴之腾上者，此必左手寸口之脉，大于右手寸口，始可借言。苟或不然，杀人无算，必是此人创说也。余最恶此等似是而非，为吾道之乡愿，吾子尽辟之也。

张公曰：讲补中益气汤，从无有如此痛快者，东垣何幸得如此之褒扬哉。余何言乎。惟是阳虚而下陷者，宜如是升提；阴虚而下陷者，又当何法以升提之乎？天师不言，予当增入。譬如人阴虚脾泄，岁久不止，或食而不能化，或化而溏泄是也。方用熟地五钱，山茱萸五钱，北五味一钱，白术一两，山药三钱，车前子一钱，肉桂一钱，茯苓三钱，升麻三分，水煎服。［批］升阴汤。此方之妙，不意张公见及。雷公曰：张公之方妙甚，真补天手也。此方之妙，纯是补阴之药，惟加升麻三分，以提阴中之气，阴气升而泻自止；乃又有温热之味，以暖命门而健脾土，又何至再行溏泄哉。天师乃升阳气之论，而

---

① 于：原作"用"，今据本澄堂本、三元堂本、菁华堂本、清刻本、广益本改。

余乃补升阴气之汤也。有此二方，可与乾坤不老。

华君曰：亦未传。

堕治法

论腹痛三症

天师曰：堕治者，不能下降，用药以堕之也。如腹中痛，手按痛甚，或胸中伤食，手不可按者，皆宜堕之也。方用白术二钱，枳壳三钱，白芍三钱，甘草一钱，山楂二十粒，麦芽三钱，厚朴一钱，水煎服。［批］速腐汤。论理，胸中既然伤食，但用麦芽、厚朴、山楂、枳壳消之足矣，何以又加白术与白芍？盖伤食而食不能化，所以结在心胸，以致作痛，若徒消食而不健脾胃之气，则土亏而物难速腐。故必用白术以健其胃口之气，以生其脾内之阴，则土气有余，何难消食。然而心胸饱闷，则肝经乘我之困，来侵脾胃之土，又加白芍以平肝木，则木弱而脾胃之土自安，自可顺还以化糟粕矣。此堕治之妙法也。至于邪气挟食，存于大肠，大肠之内火气炎蒸，夹食作祟，故痛而不可手按。是食已离脾胃，可攻之直下。方用大黄三钱，芒硝一钱，厚朴一钱，柴胡一钱，黄芩一钱，甘草一钱治之。此即大承气汤也。此方之妙，全在用大黄、芒硝二味。盖大黄性凉而散，又善走而不守；芒硝性更紧于大黄，但其味实热，佐之黄芩，则相济有功；尤妙仍用柴胡，以舒其肝经之邪气；又佐以厚朴之祛荡；若邪甚者，或再加枳实，尤易成功。此堕之又一法也。

张公曰：不可思议之论，予何言耶。必欲予言，又有一症相商。有人成痞块之症，一时发作，而腹痛亦不可手按者，亦可用下堕之法，盖乘其邪动而堕之也。方用枳实一两，白术二两，马粪妙焦五钱，酒煎服。盖马粪最能安痛，又不伤气，且又能逐邪而化物，药箱中最宜先备而不用也，盖仓猝间不可即得。此物愈久愈妙。不必多用至五钱，即一二钱用之，无不奇妙，今况用之五钱乎；况又与枳实同用，则积块自消。然而徒消其积，未免恐伤脾阴，又佐以白术二两，大健其脾气，则马粪与枳实，可以施其祛荡之功。此又堕治之妙法也。

华君曰：亦未传。

雷公曰：我尚有堕治之方。如人腹痛手不可按，方用枳实一钱，大黄二钱，生甘草一钱，白芍五钱，乳香末一钱，水煎服。此方之妙，用攻于和解之中，不十分攻邪。而邪自退舍。此堕治之最善者也。[批]天师云：此方妙极，可师之。

开治法

论关隔　论尸厥

天师曰：开治者，气闭不开而开之也。如关隔之症是也，或如尸厥气闭是也。关隔者，乃上焦有关，一层关住，而饮食不能下；下焦有关，一层关住，而下不能出。此乃气之郁塞，一时偶得上吐下泻，不能尽命而死矣。此等症，五脏六腑原未尝有损，偶然触怒，肝气冲于胃口之间，肾气不得上行，肺气不得下达，以成此症。若言胃病，而胃实未病；若言脾病，而脾实无病也。法当以开郁为主。方用柴胡一钱，郁金一钱，白芍三钱，茯苓一钱，白芥子一钱，天花粉一钱，苏子一钱，荆芥一钱，甘草五分，水煎服。[批]和解至圣丹。此方妙在平常而有至理。盖肝气之郁，必用柴、芍以舒之，然过多则必阻而不纳。方中以此二味为君，而佐以郁金之寒散，芥子之祛痰，天花粉之散结，甘草之和中，茯苓之去湿，气味平和，委婉易入，不争不战，相爱相亲，自能到门而款关，不致扣关而坚壁也。

至于尸厥闭气，此中邪气闭，必须用药以开之。开之奈何？不用瓜蒂以探吐，即用皂角以取喷也。方用瓜蒂七个，水二碗，煎汤一碗，加盐少许灌之，即大吐浓痰数碗而愈。或用皂角刺，研为细末，取鹅翎管盛药末，吹入疾人鼻中，得打喷嚏，口吐浓痰如黄物者即愈。盖厥症多系热邪，然热邪必然叫号，今黯然无语，宛似死人，明系阴虚之人，忽中阴邪，不可以治阳厥之法治之，多至不救。不若先以瓜蒂、皂角取吐，以去其痰涎，人自出声，而后以人参五钱，白薇一钱，茯苓三钱，白术五钱，半夏二钱，治之自安。［批］开闭至圣丹。此开治之一法也。

张公曰：论奇而方妙。中风之症，亦可用瓜蒂散、皂角汤以开之。然必须用人参一两，半夏三钱，南星三钱，附子一钱，以继之也。否则，徒用瓜蒂、皂角，徒取一时之开关，而终不能留中气之坚固，虽开关何益哉。

华君曰：尚有二法未传。一阴阳汤也。法用滚水、凉水各一碗，均之，加炒盐一撮，打百余下，起泡饮之。凡有上焦欲吐而不能吐者，饮之立吐而愈。

一喷嚏之法未授也。用生半夏三钱，为末，水丸如黄豆大，入鼻孔中，则必喷嚏不已，用水饮之立止。通治中风不语、尸厥等症，中恶、中鬼俱妙，皆开治之法也。

关格症，上不得入，下不得出，病在上下二焦，而根实本于中焦。喻嘉言以黄连汤进退法，兼朝服八味丸，治之甚善。

附记于末，以俟临症者之自择。方法详《医门法律·关格条》，兹不赘。李子永识。

闭治法

论交感脱精　论梦遗脱精

天师曰：闭治者，乃虚极下脱，关门不闭而闭之也。如人交感乐极，男女脱精而死者，或梦遗精滑不守者是也。男女走精而亡，亦因气虚不能自禁，一时男贪女爱，尽情纵欲，以致虚火沸腾，下元尽失。先泄者阴精，后泄者纯血，血尽继之以气而已。当此之时，切不可离炉，仍然抱住。男脱则女以口哺送其热气，女脱则男以口哺其热气，一连数口呵之，则必悠悠忽忽，阳气重回，阴精不尽全流出。倘一出玉炉，则彼此不相交接，必立时身死。然苟能以独参汤数两急煎之，内可加附子一钱，乘热灌之，亦有已死重生者。盖脱症乃一时暴亡，阳气未绝，止阴精脱绝耳，故急补其真阳，则阳能生阴，可以回绝续于无何有之乡。方中人参，纯是补气之剂，附子乃追亡逐失之妙药，相济易于成功。倘无参而徒用附子，则阳旺[①]而阴愈消，故必用人参以为君。既用参矣，而珍惜不肯多加，终亦无效。盖阴精尽泄，一身之中，已为空壳，若不多加人参，何以生津，以长其再造之阴哉。故必多加参，而后收功耳。

问用阴药以引阳可否？

天师曰：似是而非，此喻嘉言之臆说耳。盖阴精尽出，用补阴之味，内无根源，何从补入。故必补阳以生阴，而不可补

---

① 旺：原作"壮"，今据本澄堂本、三元堂本、菁华堂本、清刻本、广益本改。

中医非物质文化遗产临床经典读本

阴以引阳也。论理阴精脱尽，宜用涩精之药以闭之，殊不知内已无阴，何从闭涩。独用人参补气，气足而阴自生，阴生而关自闭，此不闭之闭，正妙于闭也。

至于梦遗脱精，又不可执此法以治之。梦遗之病，多成于读书飘荡之子，或见色而思，或已泄而战，或用心作文，以取快于是时，或夜卧不安而渔色，遂至风情大胜，心气不宁，操守全无，玉关不闭。往往少年坐困，老大徒伤，为可叹也。今立一方，熟地八两，山茱萸四两，山药八两，北五味三两，麦冬三两，炒枣仁四两，远志一两，车前子三两，茯苓三两，芡实半斤，白术八两，各为末，蜜为丸。每日白滚水送下一两，一料全愈，不再发。此方妙在用芡实、山药为君，而以熟地、山茱之类为佐，直补其心肾之阴；而又以白术利其腰脐，而元精自不外泄。况梦遗原无止法，愈止而愈泄，不若补其阴气，纵①或走泄，亦不狼狈，何必补涩而后不走失乎。然则不闭之闭，正深于闭，又何必牡蛎、金樱子之为得哉。车前利小便而不走气，利其水则必存其精，又不可不知其功也。

张公曰：前后俱妙，男女脱精，以口送气固佳。然而不知其法，以冷气送之，亦是徒然。必须闭口先提关元之气，尽力哺其口中，而后送下喉，可救于垂绝之顷，否则，适所以害之也。但不可遽然离炉，即欲离炉，亦须缓缓取出，不可见其死去，惊走下床也。离炉抱住其身，尚有至死。此等症，富贵人多，而贫贱人少。富贵人，自宜独参三两，或四两，或半斤，或一斤愈妙，煎汤灌之，可以重苏；若贫穷之士，荆布之妇，亦得此病，急用黄芪四两，当归二两，附子二钱，水五碗，煎一碗，

---

① 纵：原作"总"，声之误，今据三元堂本、广益本改。

急灌之，亦有生者，又不可不知。即死在床褥之内，亦可以药灌之而生。大约夜死者，日救之则活；日死者，夜救之则亡。梦遗之症，余尚有一方至妙，可佐天师之不言。有人梦遗，日日而遗者，有不须梦而遗者，俱效。方用芡实八两，山药十两，生枣仁十两，莲子心五钱，将莲子劈开，肉不用，单用其绿芽，焙干为末，前药俱为末，米汤打粉为丸，如桐子。每日早晚用白滚水送下各五钱。此方平淡之中，有至理存焉。盖心一动而精即遗，此乃心虚之故，而玉门不闭也。方中山药补肾而生精，芡实生心而去湿，生枣仁清心而益心包之火，莲肉心尤能清心，而气下通于肾，使心肾相交，关玉门之圣药。谁知莲肉之妙全在心，总由世医之不读书耳。果然此段文，乃载在《大乘莲花经》内，医道所以须通竺典。生枣仁正安其不^①睡，始能不泄，妙在与山药同用，又能睡而不泄。

华君曰：同。

雷公曰：我亦有梦遗方最妙。方用白术八两，山药八两，人参二两，生枣仁四两，远志一两，麦冬四两，芡实四两，炒北五味一两，车前一两，各为末，蜜为丸。每日白滚水送下五钱自愈，此亦补心肾之法。

孙真君曰：遇交感脱精，急以人参三两，煎汤灌之，固是奇妙方法，然贫家何以救之。我有法，用人抱起坐之，以人之口气哺其口，又恐不能入喉，以笔管通其两头，入病人喉内，使女子呵之，不必皆妻妾也。凡妇人皆可尽力呵之，虽死去者亦能生。妙法也，吾今日泄天地之奇。［批］孙君泄尽天地之秘矣。

---

① 不：广益本无。

吐治法

论痰块壅塞

天师曰：吐治者，病在胃口之间不能下，则必上越而吐之。如人上焦壅滞痰块，不上不下，塞在胸间，气喘，欲呕不能，欲吐不肯者是也。法当用阴阳水探吐之，或用瓜蒂、藜芦煎汁，饮之即吐。然必①痰气与火结在胸间作痛者，始可用此法吐之，否则断断不可。盖人之元气，不可一伤，吐一次，则五脏反覆，必损寿元。故必问其人胸痛否，气塞否，喉间有所碍否②，痰吐出黄否，有此数种，始可用前药以吐之。苟或不尽然，即病人自家欲吐，亦须慎之，况行医者乎。此吐治之一法，在人裁度而用之耳。

张公曰：吐不可轻用，不知禁忌而妄吐之，必致五脏反覆不宁，天师之叮咛告诫，真仁人之言也，汝当敬听。我更有一法教人。宜吐之症，必须看其痰，吐在壁上，有光亮者，放心吐之，余则皆忌。光亮者，如蜗牛之涎一样光亮也。但看见光亮者，无论其痰在上中下。此光亮之色，必须俟其痰迹干而分辨之，不可据其湿痰时，而即以为光亮也。

华君曰：同。

泄治法

天师曰：泄治者，汗之也。邪居于腠理之间，不肯自出，

---

① 然必：原作"必然"，今据本澄堂本、三元堂本、菁华堂本、清刻本、广益本乙转。

② 否：原作"者"，今据广益本改。

必用汗药以疏泄之。方用荆芥一钱，桔梗一钱，防风一钱，甘草一钱，苏叶一钱，白术五钱，茯苓三钱，陈皮五分，水煎服[①]。此方妙在用白术为君，而以表汗为佐使。盖人之脾气健，而皮毛腠理始得开合自如，今用白术以健土去湿而利腰脐，邪已难于久住，况有防风、荆芥、苏叶之品，尽散外邪，何敢再居营卫，又有甘草从中调治，则邪不必攻而自散矣，此泄治之佳者。

张公曰：予方泄治最多，无如此方之妙。我方一味主散，天师方妙在健脾而散邪也。此方倘治冬月泄汗，或加入桂枝五分乎，或加入麻黄五分乎，亦在人斟酌之耳。

华君曰：同。

泄治方用白术，与苏合丸用白术同意。其法甚妙。李子永识。

---

① 此方上，本澄堂本、三元堂、广益本有"去湿散邪汤"五字眉批。

卷三　射集

王治法

论饮食难消　内伤诸症

天师曰：王治者，不可以霸道治之，而用王道治法为必全，而尊尚之也。如人病已将愈，不过饮食难消，胸膈不快，或吐酸，或溏泄，或夜卧不宁，或日间潮热，俱宜王道治之，而不可以偏师取胜。方用人参一钱，茯苓二钱，白术二钱，甘草五分，陈皮五分，半夏七分。此六君子汤也，最妙者。有热加黄芩三分；夜不睡加黄连五分，肉桂五分；潮热加柴胡一钱，地骨皮三钱，丹皮一钱；有食觉胸中少痛，加枳壳五分，山楂十粒；有痰加白芥子一钱；咳嗽加桔梗一钱；下泄水加车前一钱；腹中痛加肉桂五分，白芍一钱；头晕加蔓荆子一钱，川芎一钱；上吐酸水，加白芍一钱，倍加茯苓；饱满加枳壳五分。所谓王道荡荡，看之平常，用之奇妙，日计不足，岁计有余，何必用参至两计，加桂、附以出奇哉，此王道之法也。

张公曰：天师用药，多尚霸法，此偏以王道出奇，真不可测也。言医者，细心观之，勿以天师皆用霸术，而群以霸道斗奇，置王道于不用，又非天师之心，并失远公之求矣。

华君曰：未尝传予。

霸治法

论大渴　大吐　大泻　大满　发背痈肿

天师曰：霸治者，不可用王道，不得已而霸者也。如人病至危，安可仍用六君子辈，迂缓从事，以图速功哉，势必如宋襄之速亡而已。故一遇大渴、大吐、大泻、大满、发背、痈肿之类，死亡顷刻。若不用大剂去毒去邪之药，单刀直进，摧荡逐除，而欲尚补正则邪自散之论，未有不一败涂地而不可救者也，故必须大剂与之为得。大吐方，此寒邪直入肾宫，将脾胃之水挟之尽出，手足厥逆，少腹痛不可忍，以火热之物熨之少快，否则寒冷欲死。方用附子一个，白术四两，肉桂一钱，干姜三钱，人参三两救之，下喉便觉吐定，再进则安然如故。[批]定吐至神丹。雷公曰：方中夫[1]人参三两，大吐有火邪而吐者，饮之水则呃逆不止，与之茶则吐，食亦不吐，有吐至二三日不已者。方用[2]人参一两[3]，炒栀子三钱，黄连三钱，各为末，米糕水调服。少少服之，若吐，再服少少，即不吐矣。此方名止吐泄火丹。盖吐则未有不胃气伤[4]者也，以人参救胃气，则吐泄自止矣[5]。盖肾水养人，何能无心以杀人。惟阴寒邪气，直入肾宫，则肾火逃避，而诸邪挟众逆犯，心君不宁矣。所以必

---

① 夫：菁华堂本、广益本作"法"。

② 用：原作"则"，今据菁华堂本、清刻本、广益本改。

③ 一两：菁华堂本、清刻本、广益本作"三钱"。

④ 不胃气伤：菁华堂本、清刻本作"胃气不伤"，广益本作"胃为不伤"，亦通。

⑤ 则吐泄自止矣：此六字原脱，今据广益本补。

用附子、肉桂、干姜，一派辛辣大热之物，而又必多用人参以定变，使诸药遍列分布，无非春温之气，自然寒邪散而吐止，此方之所以霸而奇也。

大泻者，乃火挟邪势，将膀胱脾中水谷，尽驱而出，必欲无留一丝而后快。腹必大痛，手不可按，完谷不化，饮食下喉即出，捷如奔马，若稍稍迟延，必死亡顷刻。盖其病得之夏秋之暑热，一遇凉风，便起波涛，乘风拍浪，荡日掀天，直趋海口而下，若不急用大剂治之，而尚王道之迟迟，鲜不败乃事矣。方当用大黄一两，人参二两，黄连五钱，车前子五钱，甘草一钱，水煎服。此方之奇，全在用大黄。既已火泻何反助其威？不知火泻之症，乃火留于肠胃之间，若不因势利导，则火不去而水不流，故必用大黄以利之也。然徒用大黄，而不多用人参，有攻无补，反致损伤真气矣。至方中又加甘草者，恐大黄过于猛迅，用此缓之也。更用车前者，分消其水势也，水不入于膀胱，则大肠增势而添流，今得车前，自然引水归于故道，又何至陆地为水乡哉。此又用霸之妙法也。

大满之症，此邪壅住上焦而不得散也。方用枳壳三钱，栀子三钱，瓜蒌一个，天花粉三钱，甘草一钱，陈皮三钱，厚朴一钱五分，半夏一钱，水煎服。此方之妙，全在瓜①蒌。盖瓜蒌最能去胸膈之食而消上焦之痰，况又佐之枳壳、天花，同是消中焦之胜药，又有厚朴、半夏，以逐其胃口之痰，尤妙用甘草，使群药留中不速下，则邪气不能久留，自然分散而潜消矣。此又用霸之妙法也。

大渴之症，前已备载，兹不再谈。

---

① 瓜：原作"用"，今据本澄堂本、三元堂本、菁华堂本、清刻本、广益本改。

发背前已定方立论，俱可通观，亦不再悉。

张公曰：奇谈畅论，霸道之说，无不入神入妙，又何能赞一说，惟大泻之症，不可不辨。大泻有火泻，有寒泻，天师之言乃火泻也，未言寒泻，予补之。寒泻之症，以一日或数十行、数百行，腹亦有痛者，以完谷不化，下喉即出，亦死亡顷刻，亦多在夏秋之间，然则将何以辨之。予辨之热与痛耳。火热者，口必渴，舌必燥，甚则生刺也，苔必黄灰黑色，腹必痛而手不可按也；若寒泻者，口不渴，即渴亦不十分喜饮水，舌苔必白滑而不燥，腹痛喜手按，不按则苦是也。然则治之法，岂可相同哉。法当急用补气之药，以生其胃气，佐以分消之品。方用人参一两，白术三两，附子一钱，茯苓一两，泽泻三钱，猪苓三钱，肉桂二钱，水煎服。[批] 止泻定痛丹。此方即五苓散加人参者也。妙在加参至一两，有参始能挽回垂绝之地；佐白术、茯苓，以去水湿之气；而又有附子、肉桂，以补命门之火，使火热以生脾土，而膀胱气化，水道可通于故辙；况又有猪苓、泽泻以分消其水势乎，自然大便实而寒邪去也。此霸治之不可不知者又一也。其余天师已言之尽矣，不再赘。

华君曰：与予同传。

大泻方，借治火病甚妙。李子永识。

倒治法

论肝叶倒转　论狂言见鬼　论堕水淹死

天师曰：倒治者，乃不可顺，因而倒转治之也。如人病伤筋力，将肝叶倒转，视各物倒置，人又无病，用诸药罔效。必须将人倒悬之，一人手执木棍，劈头打去，不必十分用力，轻轻打之，然不可先与之言，必须动其怒气，使肝叶开张而后击之，彼必婉转相避者数次，则肝叶依然相顺矣。[批] 雷公曰：如人视正为斜，视斜为正，亦以此法治之愈。更有一法：以黄酒一壶，令病人饮之大醉，以竹轿抬之，故意跌翻，亦必愈也。更有痰结在胃中，不能吐出，狂言如见鬼状，时发时止，气塞胸膛。以牛肉五斤，水二斗，煎汤饮之，至不可食而止，以鹅翎探吐，必大吐，必吐至如块黄色顽痰而后止。若不吐出，再饮之，必以吐尽而止，前病顿失。后以陈皮、茯苓、甘草、白术汤，徐徐饮之，平复如故，此倒治之法也。

张公曰：好。倒治无可言。

华君曰：同。然予尚有一法未传。如人堕水而死，令一人将死人双足反背在肩上，行二里许，必然口中倒出水来，然后放在灰内半日，任其不动，然后以生半夏丸纳鼻孔中。倘冬天则不能救，其夏秋之间，无不活者，必然打嚏而苏。急以人参三钱，茯苓一两，白术五钱，薏仁五钱，车前五钱，肉桂一钱，煎汤半盏灌之，无不生全也。

缚治法

论肺痈开刀　论欠伸两手不能下

天师曰：缚治者，乃肺中生痈，必须开刀，有不可内消者。必其人不守禁忌，犯色而变者也。毒结成于肺叶之下，吐痰即痛欲死，手按痛处，亦痛欲死。此等肺痈，必须开刀。将病人用绵丝绳缚在柱上，必须牢紧妥当，不可使病人知，手执二寸之刀，令一人以凉水急浇其头面，乘病人惊呼之际，看定痛处，以刀刺入一分，必有脓射出如注，乃解其缚，任其流脓流血，不可以药敷之，后以痈膏药贴之，不可遽入生肌散，三日后加之可也。此缚治之法也。问服煎药否？天师曰：方用金银花一两，元参五钱，人参三钱，甘草三钱，足矣。可用四剂，不必再用。肝痈不用刺。

张公曰：缚治法妙极，亦无可言。

华君曰：同。然予尚有一症。凡人有伸欠，而两手不能下者，将人抱住，缚在柱上，又把木棒打去，病人自然把手来遮隔，而两手自下矣。下后用当归一两，川芎五钱，红花五分，生地五钱，桃仁五个，甘草一钱，大黄一钱，丹皮二钱，水煎服。二贴全愈。比有妇人而得此症者，亦缚在柱上，令一人解其下衣，而彼怕羞，自然以两手下来遮隔，亦一时手下，亦以前汤与之可愈也。

肥治法

论气虚多痰

天师曰：肥治者，治肥人之病也。肥人多痰，乃气虚也。虚则气不能运行，故痰生之。则治痰焉可仅治痰哉，必须补其气，而后带消其痰为得耳。然而气之补法，又不可纯补脾胃之土，而当兼补其命门之火。盖火能生土，而土自生气，气足而痰自消，不治痰，正所以治痰也。方用人参三两，白术五两，茯苓二两，薏仁五两，芡实五两，熟地八两，山茱萸四两，北五味一两，杜仲三两，肉桂二两，砂仁五钱，益智仁一两，白芥子三两，桔红一两，各为末，蜜为丸。每日白滚水送下五钱。［批］火土两培丹。此方之佳，全在肉桂之妙，妙在补命门心包之火。心包之火足，自能开胃以去痰；命门之火足，始能健脾以去湿。况方中纯是补心补肾之味，肉桂于补药之中，行其地天之泰，水自归经，痰从何积。此肥人之治法有如此。

张公曰：妙。肥人治法，不过如此，无可再言。此乃丸药方也，若有人不肯服丸药，当用煎方。予定一方，用人参三钱，白术五钱，茯苓三钱，熟地一两，山茱萸四钱，肉桂一钱，砂仁一钱，益智仁一钱，半夏一钱，陈皮五分，神曲一钱，水煎服。［批］补气消痰饮。此方治气虚[①]而兼补肾水、肾火者也。肾中水火足，而脾胃之气自健，痰亦渐消矣。此方肥人可常用也。

华君曰：同。

瘦治法

论瘦人多火

天师曰：瘦人多火，人尽知之。然而火之有余，水之不足也，不补水以镇阳光，又安能去火而消其烈焰哉。方用熟地三两，元参八两，生地四两，麦冬三两，白芍五两，丹皮三两，沙参三两，地骨皮五两，天门冬三两，陈皮五钱，各为末，蜜为丸。加桑叶六两，亦为末，同捣为丸。每日白滚水送下五钱。［批］添阴汤。妙在元参去浮游之火，而又能调停五脏之阳。各品之药，阴多于阳，则阴气胜于阳气，自然阴胜阳消，又何必石膏、知母之纷纷哉。虽石膏、知母原是去火神剂，不可偏废，然而用之于火腾热极之初，可以救阴水之熬干，不可用之于火微热退之后，减阳光之转运。此瘦人之治法又如此。

---

① 气虚：原作"虚气"，今据本澄堂本、三元堂本、菁华堂本、清刻本、广益本乙转。

张公曰：妙。瘦人多火，予亦定一煎方。方用元参一两，麦冬三钱，天冬三钱，生地三钱，熟地三钱，山茱一钱，北五味五分，白芍三钱，丹皮二钱，白芥子一钱，甘草五分，水煎服。［批］去薪①汤。此方皆滋阴之药，而又不凝滞于胃中，瘦人常服，必无火症之侵矣。

华君曰：同，无可谈。

摩治法

论手足疼痛　论脏腑瘕结　论颈项强直　论口眼歪斜

天师曰：摩治者，抚摩以治之也。譬如手足疼痛、脏腑瘕结、颈项强直、口眼歪斜是也。法当以人手为之按摩，则气血流通，痰病易愈。手足疼痛者，以一人抱住身子，以两人两腿，夹住左右各足一条，轻轻捶之千数，觉两足少快，然后以手执其三里之间，少为伸之者七次，放足，执其两手，捻之者千下而后已，左右手各如是，一日之间，而手足之疼痛可已。脏腑瘕结之法，以一人按其小腹揉之，不可缓，不可急，不可重，不可轻，最难之事，总以中和为主。揉之数千下乃止，觉腹中滚热，乃自家心中注定病，口微微嗽津，送下丹田气海，七次乃止。如是七日，瘕结可消。颈项强直，乃风也。以一人抱住下身，以一人手拳而摇之，至数千下放手，深按其风门之穴，久之，则其中酸痛乃止。病人乃自坐起，口中微微咽津，送下丹田者，七次而后已，一日即痊。口眼歪斜之法，令一人抱住身子，又一人捯住不歪斜之耳轮，又令一人摩其歪斜之处者，

---

① 薪：原作"新"。音讹，故改。

至数百下，面上火热而后已，少顷，口眼如故矣。此皆摩之之法也。

张公曰：妙，予不能增一词。

华君曰：无。

浴治法

论治疥　论止手汗　论治癞头

天师曰：浴治者，以水煮滚浴之也。如人生疮、生疥者是。不可在浴堂内去浴，必须在自家屋内。用苦参四两，生甘草一两，金银花一两，苍耳草半斤，荆芥一两，防风一两，生黄芪三两，水煮汤一大锅，乘热熏之，外用席二条，裹住身上，用衣盖之，使气不散，俟稍凉浴之，必至汤寒而后已。一日再浴，将渣再煎，如前浴之，三日疮疥必全愈也。

熏不可为训，恐引毒入脏腑也。熏者，乃用药[①]裹在纸内，或在火炉，同人熏于被内者是，切不可用之，不若洗浴之为妙。

张公曰：妙。人有手汗者，以黄芪一两，葛根一两，荆芥三钱，防风三钱，水煎汤一盆，热熏而温洗，三次即无汗，神方也。即是此汤亦可，然不若每日一换药之为妙也。

更有癞头洗方：用蜗牛数十条，以癞头洗之，二次必全愈，亦神方也。水三碗，煎蜗牛三十条足矣。

华君曰：无。

---

① 药：原脱，今据广益本补。

达治法

论火丹砂疹

天师曰：达治者，乃火郁于胸中而不得散，因而达之外也。火气热甚，蕴蓄日久，则热势益盛，往往变为火丹之症，或发砂疹是也。若不急为达之，则火势燎原，立刻灰烬。方用升麻三钱，元参八两，干葛三钱，青蒿三两，黄芪三两，水煎服。［批］达郁汤①。此方之奇，奇在青蒿与元参同用。盖火丹砂疹之病，乃胃火与肝结之火，共腾而外越，治肝则胃不得舒，治胃则肝不得泄。今妙在用青蒿，青蒿平胃火，兼能平肝火，然未免性平而味不甚峻，又佐之元参之重剂，则火势散漫，无不扑灭矣。然而青蒿虽平胃肝之火，而胃肝二火相形，毕竟胃火胜于肝火，又佐以干葛之平胃，此方之斟酌咸善，而人不可测度者也。达治之法也。

张公曰：达治法，古今绝妙异方，目中不曾多见，此方实奇而当。予更增一方，亦可少佐高深。白芍三钱，柴胡二钱，丹皮二钱，元参三钱，麦冬三钱，荆芥三钱，生地三钱，炒栀子三钱，防风一钱，天花粉二钱，水煎服。［批］固②本散。此方专散肝木中之火，达其肝木之火，而诸经之火尽散矣。

华君曰：无。

孙真人传治火丹神效。丝瓜子一两，柴胡一钱，元参一两，升麻一钱，当归五钱，水煎服。一剂即消。［批］天师云：绝奇绝妙之方。

---

① 达郁汤：三元堂本作"散郁汤"，今据上文义，作"达"者是。

② 固：原作"直"，今据三元堂本、菁华堂本、清刻本、广益本改。

发治法

论疏通肝邪

天师曰：发治者，邪入皮毛腠理，将入营卫，而急发散之谓也。方用柴胡一钱，白术三钱，荆芥一钱，苏叶一钱，半夏一钱，甘草一钱，苍术一钱，丹皮一钱，水煎服。此方平和之中有妙理。盖木气之郁，最宜平散，今所用之药，俱是直入肝经之圣药，自然肝木疏通，枝叶调达。无风吹动，柳叶自繁，嫩绿芳草，遍出新青，宇宙之间，无非春气之舒畅矣。此发治之法也。

张公曰：不意天师早已言之矣，我前方可废也。予方即发之也，可删之。远公言是，姑两存之。

华君曰：无。

夺治法

论水肿腹胀跗肿

天师曰：夺治者，乃土气壅塞而不行，不夺则愈加阻滞，故必夺门而出，而水乃大流也。病如水肿之疾，腹胀如鼓，两跗如浮，按之如泥，小便不利，大便反结，人以为水病，谁知皆由于土气之郁。方用鸡屎醴一升，炒黄色为末，以黄酒一斤，先将鸡屎末盛于新布上，后将黄酒洒之，不可太骤，缓缓冲之，则药味尽下。取汁一碗，病人服之。切不可令病人先知，则不肯信心而服，使生别病。一喉之后，腹即作雷鸣，一饭之间，倾腹而出，两足即减大半，再饮一碗全消。盖鸡屎善能逐水，而又通土性，无微不入，将从前所蓄之水，无不开其水口，尽归大肠而泄。此夺法之奇也。至于牵牛、甘遂，非不善于逐水，终不胜鸡屎神效。但已用之后，必须禁用饮食，否则再发无救。行医者，切宜知之，有病者，切宜记之。

张公曰：鸡屎醴果然神效，若言甘遂，牵牛不及鸡屎，则未然也。二方俱可酌用。

华君曰：同。然予尚有一法未传。水肿之法，有用大麦芒二两，煎汤饮之亦消，且无后病。但须一连数月作汤饮之，即泄水而愈。药味平常，而奏功甚奇，此类是也。天师何故不传，岂以无奇而忽之耶。然而奏功实神，予终不敢没其奇。

天师曰：此方止可治初起之水肿，而不可治久病之水肿也。

深治法

论病入膏肓骨髓脑中

天师曰：深治者，病患深而深治之也。如人病在膏肓，或在骨髓，或在脑中者是。此等症，成非一朝，则治亦非一日，必须多服汤药于日间，久服丸饵于夜半，非数百剂，非数十斤，不能奏效。大约劳瘵之症居多，而虚劳次之。方用熟地一两，山茱萸四钱，山药三钱，丹皮二钱，泽泻二钱，茯苓三钱，北五味一钱，麦冬三钱，芡实五钱，水煎服。此朝服方也。晚服丸方：用紫河车一具，鹿角胶二两，龟胶三两，元参三两，熟地八两，山茱萸四两，地骨皮五两，人参二两，白术五两，白芍五两，炒枣仁三两，枸杞子三两，麦冬三两，人乳二碗，浸熟地，晒干，砂仁五钱，各为末。每日半夜，白滚水送下五钱。此方不热不寒，可以长服，方名中正丸。病伤根本，扶之不易。譬如花木大肆摧残，欲其枝叶之茂，岂是一朝可成，必须培植灌溉，终岁经年，自然春意渐回，萌芽可达，渐渐扶苏，而不可性急也。方丸并用，饮食更须得时。深治之难，从来眉蹙，切勿心急，以期奏功之速。此深治之法也。膏肓病，十人止可逃一二，论此治法，非尽人能救之也，但舍此又别无治法。余悯世人，故又立门如此。倘肯听吾言，断绝色欲，口淡滋味，心戒贪嗔，自然服药有功，否则亦止可苟延岁月而已，又不可不告诫也。

张公曰：佛心神术。劳瘵之症，诚难速效，天师之方，平稳中实有妙理。余更有一方，亦极平稳，可并传以备世选用。方用芡实八两，薏仁八两，山药三斤，糯米一斤，人参三两，茯苓三两，莲子半斤，白糖半斤，各为末。每日白滚水调服一两，如不欲调服，以水打成丸，如元宵，服亦可。上下午服一丸最妙，亦可为深治之佐。

华君曰：无。

雷公曰：我亦有一方传子。用芡实一斤，山药二斤，黑芝麻八两，小黄米炒三斤，薏仁一斤，白糖一斤，肉桂五钱，各为末。白滚水每日调服五钱或一两，自能开胃健脾，补肾益精也。或疑入肉桂恐动火，不知人非命门之火不能生长，于七斤有余之药，加桂止五钱，不过百分之一，何热之有，正取其温气，以生长脾胃耳。方名全生至宝丹。［批］天师曰：妙极。可常服。张真人曰：极妙。

浅治法

论细小疾病

天师曰：浅者，因病未深而浅治之，不必深治之者也。如人患细小疾病，何必张皇而用人参，惊惧而加桂、附。饮食不调，用六君子可也；头痛，用小柴胡汤可也；咳嗽，用逍遥散可也；水泻，用五苓散可也；腹痛，用小建中汤可也；两肋饱闷，亦用逍遥散可也。盖略一舒之，自必奏功，无容以深中脏腑之药，以治皮毛也。此浅治之法，又宜知之也。

张公曰：浅治法妙。

华君曰：无。

长治法

论痿症　论腰痛　论背脊骨痛　论两腿酸痛　论努[①]肉扳睛　论痉病

天师曰：长治者，永远之症，不可以岁月计也。如病痿症、痉症是也。痿病，必久卧床席，不能辄起，其故何也？盖诸痿之症，尽属阳明胃火，胃火铄尽肾水，则骨中空虚无滋润，则不能起立矣。然则止治阳明，而骨中之髓何日充满，欲其双足有力难矣。方用元参一两，熟地二两，麦冬一两，牛膝二钱，水煎服。[批]消阴坚骨汤。此方之妙，全在不去治阳明而直治肾经，以补其匮乏。肾水一生，则胃火自然息焰，况又有麦冬以清肺气，牛膝以坚膝胫，故以此方长治之，则痿废之状可免。若徒以石膏、知母之类降其胃口之火，火降矣，肾水益干，又将何物以充足其骨髓乎。无怪经年累月，愈治而愈惫也，此长治之法，不可不知之。

张公曰：妙。长治法，不止痿痉二项，予为广之。如腰痛，

①　努：此上原有"诸"字，今据分卷目录与三元堂本、菁华堂本、清刻本、广益本删。

背脊骨痛，两腿酸痛，两目生努肉扳睛是也。腰痛服药，服之不验者，乃湿气入于两腰子也，最难治。补肾水而益痛，泻肾水而觉空，去风而无益，去寒而转增，去火而益甚，此所以知为水湿之症也。外无水象，内无水形，令人揣摩不着，然余实有辨而知之之法。凡腰痛而不能下俯者是也。方用柴胡一钱，防己二钱，泽泻一钱，猪苓一钱，肉桂三分，白术五钱，甘草五分，山药三钱，白芥子一钱，水煎服。［批］解湿仙丹。此方妙在入肾而去湿气，不是入肾而补水，然须多服为妙。大约此等腰痛，初起之时，三四剂即可奏功，痛至经累月者，非服二月不效也。

腰不能俯者，水湿；腰不能直者，非水湿，乃风寒也。用逍遥散，加防己一钱。初起时，一剂可愈，久则非一剂可愈也。当改用白术二两，杜仲一两，酒煎服，十剂可愈。［批］利腰丹。可为长治之法。

背脊骨痛者，乃肾水衰耗，不能上润于脑，则河车之路干涩而难行，故尔作痛。此等症，非一二剂可以见功。非久服补气之药以生阴，非大服补阴之药以生水，未易奏功也。方用黄芪一两，熟地一两，山茱萸四钱，麦冬四钱，北五味一钱，白术五钱，防风五分，茯苓三钱，附子一分，水煎服。［批］润河汤。此方补气则有黄芪、白术，补水则有熟地、山茱，去湿则有茯苓，去风则有防风，引经则有附子，而又麦冬以生肾水之母，自然金旺生水，水足则河车之路不干，不干则润金滋骨可知，又何痛之作楚。既不痛矣，又何背之不直哉。然此方不能奏近功于旦夕，必须多服，久服乃效，所以入之于长治之门也。

两腿酸痛，又不如是治法。此湿气入于骨中，而皮外无湿也。此病不止骨内而受湿气，或被褥中得之也。方用薏仁二两，芡实一两，茯苓三钱，肉桂一钱，牛膝二钱，萆薢一钱，水煎服。[批] 壮骨去湿丹。此方之妙，妙在薏仁能入骨而去水，加芡实健脾以去湿，不使湿以增湿，而牛膝、萆薢，又是最利双足之品，又加肉桂，引经直入于骨中，湿有不去，酸疼有不止者乎。但脚中之病，乃人身之下流，一不病，不易去之。况湿气在骨，如陆地低洼之处，久已成潭，如何能车水即干，必多用人功，而后可以告竭。故此方必须多服、久服，正是此意。

努肉扳睛，乃眼病失治而生肉。人不知避忌，将眼皮翻转，以取凉快，谁知风忽中之，则眼毛倒生而扳睛矣。此等病最忌动刀，一动刀则不可内治矣，法当用丸散以消之。然非服至半年，不能奏效。方用甘菊花十两，须用家园自种者为妙，否则断不可用；白芍一斤，当归半斤，柴胡四两，丹皮三两，葳蕤一斤，同州蒺藜一斤，草决明四两，茯苓十两，麦冬十两，天门冬十两，枸杞子一斤，各为末，蜜为丸。每日饥服一两，一料少愈，二料全痊。最忌房事，能断欲者，一料全愈，否则必须二料、三料也。此亦长治之一法，可参用之，故又广之如此。

天师曰：痉病乃寒湿之气集之双足之间，骨中寒痛而不可止，亦终岁经年不能身离床褥，伛偻之状可掬，其故何也？盖诸痉尽皆水湿也，水气久不出，则一身之关节，无非水气之弥空，土无权矣，又何以分消而利道哉。然则止治其水，而湿气可以尽去，乃治水亦终岁经年，仍然不验者为何？徒治水而不治土也。方用白术五钱，薏仁二两，芡实三钱，茯苓一两，肉桂一钱，牛膝一钱，萆薢一两，杜仲三钱，水煎服。此方之妙，利其水湿之气，又不耗其真阴，日日吞服，不必改方。服之三月，必然如旧，再服三月，必然步履如初矣。此真长治之法，人亦遵守而不可变更者也。

华君曰：同。

雷公曰：痉病方：白术四两，薏仁八两，山药八两，车前子一两，牛膝三两，生黄芪十两，肉桂一两，杜仲四两，各为末，蜜为丸。每日饭前，酒送下一两。一料必全愈，用补于利之中也。

又方治痿：用元参一两，甘菊花五钱，麦冬一两，熟地二两，牛膝五钱，天门冬三钱，水煎服。此方与天师同意。妙。

短治法

论阳明口渴用石膏汤　论四逆汤　论附子理中汤　论大承气汤

天师曰：短治者，乃病不必长治，而可以短兵取胜，则用短治之法。譬如阳明之症初起，乘其口渴引水自救之时，急用石膏、知母煎服。一剂而渴减，再剂而渴止，三剂而病如失，即不可再与四剂矣。盖石膏初用有荡邪之功，久用有损正之失，故可暂用而不可长用。倘不信吾言，以石膏为夺命之药，日日与之，必致变为痿症，而不能速起也。故我频频戒用石膏者为此。

仲景创立此方，所以救人伤寒传入阳明之症，不得已而用之，截住其邪，不使再传也。原非教人日日用之也。奈何世医不知此故，妄自多加，任情纵意，忍于轻用，以致杀人而不悟也，悲夫。此短治之法，又不可不知之。

张公曰：吾方得岐天师发明，真大幸也。我立此方，原所以救一时之急，非教人经年累月而亦用之也。世医不悟，亦可闻岐天师之语而悟矣。短治法不止石膏汤，如四逆汤，不可久服也，久则有火盛自焚之虑。附子理中汤，亦不可久用，有太刚则折之虞。大承气汤止可一剂，而不可至再，重则有大下亡阴之祸。诸如此，俱可类推。

华君曰：同。

白虎汤，张路玉谓为治暍热病主方，极有理，故在伤寒门，亦不可轻用。李子永识。

日治法

论日间发寒热

天师曰：日治者，病重于日间，而发寒发热，较夜尤重，此等症必须从天未明而先截之。方用柴胡三钱，当归三钱，黄芪五钱，人参一钱，陈皮一钱，半夏一钱，青皮一钱，枳壳一钱，白术五钱，甘草一钱，干姜五分，水煎服。[批]补正逐邪汤。此方妙在加柴胡于参、芪、归、术之中。盖邪之敢在日间作祟者，欺其正气之衰也。今用祛邪之品同补正之药，共相攻邪，则正气有余，邪自退舍。譬如贼人白昼操戈入室，明欺主人软弱，故肆无忌惮。倘主人退缩潜形，则贼势更张，必大恣劫掠，席卷资囊而去。正气日消，病安能愈也。妙在全用补正为君，则主人无惧，指挥如意，号召家人，奋勇格斗，前后左右，无不执耒而来，负锄而至，争先捍御，贼人自然胆落，惟恐去之不速矣。况方中有柴胡、半夏之类，各各消邪，又譬如主人既勇，奴仆无非勇士，则贼不奔逃，必被擒获。此方之用于日间，实有妙用也。

张公曰：妙绝。日间之病，以此治之，最妙。余尚有一法，治日间之症，尤易奏功。方用人参一钱，白术五钱，甘草一钱，陈皮一钱，柴胡二钱，熟地一两，白芥子一钱，水煎服。［批］阴阳兼治汤。天师之方，乃治阳虚之症，余方乃治阳虚而兼阴虚之症。二方彼此参用，何愁日间之病棘手哉。

华君曰：同。

雷公曰：日间发热，乃邪在于阳分也。补阳气而邪自退。方用人参三钱，甘草一钱，白术五钱，当归三钱，陈皮一钱，柴胡二钱，水煎服。有痰，加半夏一钱；有食，加山楂一钱，方名助正汤。助其正，邪不祛而自祛也。

夜治法

论夜发寒热

天师曰：夜治者，病重于夜间而发热者也。或寒少而热多，或热少而寒多；一到天明，便觉清爽；一到黄昏，便觉沉困。此阴气甚虚，故行阳分则病减，行阴分则病重也。方用熟地一两，山茱萸四钱，当归三钱，白芍三钱，鳖甲五钱，柴胡三钱，白芥子三钱，陈皮一钱，生何首乌三钱，茯苓五钱，北五味一钱，麦冬三钱，水煎服。［批］补阴辟邪丹。此方妙在鳖甲同柴胡并用，又以诸补阴之药，合而攻之也。盖鳖甲乃至阴之物，逢阴则入，逢阳则转。即此二味原是治阴经之邪热，况又用于纯阴同队之中，有不去阴邪而迅散哉。生何首乌直入阴经，亦能攻邪，加以白芥子去脏膈之滞痰，又不耗其真阴之气，有不奏功如响者乎。譬如人家主妇，一旦被贼人所执，刀火相逼，倘箱柜空虚，则贼人失望，势必因羞变怒，愈将主妇施刑。今用熟地、山茱、当归、芍药，纯是补正之品，同群共投，犹贼在房中，尽将金玉散倾，则贼喜出望外，必且弃主妇而取资财，饱则扬去。又有鳖甲、首乌、芥子之类，力能战邪，则堂外声扬，夺门攻击，邪自张皇，更思早遁。倘止用鳖甲、首乌，则又势单力薄，无物饵贼，岂肯甘心反走，必致相争相战，彼此败衄而后去。更有妙论，人多未知，如此等症，必须在黄昏之前，以此药先与之，则阴气固而邪不敢入。又譬如人家门户谨防，锁钥严整，司更值宿之仆俱各精健绝伦，则贼必望风退却，又何至越墙上壁，而主妇知觉，呼召家人，捆缚而献哉。此皆日间不治，而以夜间先治之法也。

张公曰：真绝奇之论。予何从而赞助高深，惟有阴经之邪盛，而又带阳经之邪，天师尚未发明也，余一论之。阴邪之盛，必发夜间无疑矣。然亦有阴邪而兼带阳邪，亦发于夜间，其病亦发寒发热，无异纯阴邪气之症，但少少烦躁耳，不比阴症之常静也。法当于补阴之中，少杂阳药一二味，使阴长阳消，自然奏功如响。方用熟地一两，山茱萸四钱，当归三钱，鳖甲五钱，柴胡三钱，白芥子三钱，陈皮一钱，生何首乌三钱，茯苓五钱，北五味一钱，麦冬三钱。此天师方也。予再加人参二钱，白术三钱而已，即可治阴邪而兼治阳邪之症。

气治法

天师曰：气治者，气实气虚而不可不平之也。气实者，非气实，乃正气虚而邪气实也。若作正气之实，而用消气之药，使正气益虚而邪气益实，害且不可救药。方用补正之药，而佐以祛邪之品，则正气自旺，邪气日消矣。方用人参一钱，白术一钱，甘草一钱，柴胡三钱，白芍三钱，麻黄一钱，半夏一钱，

水煎服 [①]。此方之妙，亦是用散药于补正之中，使正气旺于邪气，自然两相击斗，邪可逃亡，否则适所取败。此气病宜知气治耳。

张公曰：气治法甚多，天师止言一条，似乎未备，余更广之。气陷，补中益气汤可用；气衰，六君子汤可采；气寒，人参白术附子汤可施；气虚，则用四君子；气郁，则用归脾汤；气热，则用生脉散；气喘，则用独参汤；气动，则用二陈汤加人参；气壅滞，则用射干汤；气逆，则用逍遥散，余广至此，气治之法，庶几全乎，人可因症而施治也。

华君曰：同。予更有论。气虚、气实，原有分别。气虚则羸弱而难施，气实则壮盛而易察。虚者用天师之方，实者另有一方。枳壳五分，白术一钱，陈皮五分，茯苓三钱，甘草一钱，山楂十粒，柴胡一钱，白芍三钱，炒栀子一钱，水煎服。［批］消实汤。亦可佐天师之未逮。

雷公曰：华君补得妙。

血治法

论治血宜顺性

天师曰：血治者，乃血病不肯归经，或上或下，或四肢皮毛，合处出血者是也。血循经络，外行于皮毛，中行于脏腑，内行于筋骨，上行于头目两手，下行于二便两足一脐。是周身无非血路，一不归经，自然各处妄行，有孔则钻，有洞则泄，甚则吐呕，标出于毛孔，流出于齿缝，渗出于腹脐，而不止大

---

① 此方上，三元堂本有"补正祛邪汤"五字眉批。

小便之出也。然则血宜顺其性而不宜拂。方用当归三钱，白芍三钱，熟地五钱，川芎一钱，荆芥末一钱，生地五钱，麦冬三钱，茜草根一钱，甘草一钱，水煎服。此方即四物汤加减，妙在用茜草根、荆芥，引血归经，不拂乱其性，则血自归经，各不相犯矣。倘用止血之剂，未尝无效。然而如石压草，一时虽止，而性思冲突，必得空隙，仍飞越沸腾，何如此方顺其性而引之。譬如与强横之人同行，少拂其意，便怀愠怒，愠怒未已，必致斗殴，皮碎血流是其常也。若赞扬称颂，顺其性而与之饮食，则同群相得，转得其气力，以助我匮乏，同舟无敌国之形，一室无操戈之事，久且为我绸缪，彻我桑土，不特血不妄行，亦将润筋生色，永断覆辙之患。又何必绝之太甚，以自取争斗哉。此血治之法，尤当留意。

张公曰：讲得近理近情。治血以四物汤为主，加荆芥、茜草更妙，顺其性而引其归经也。然而用六味丸汤治血症亦妙。盖血病最忌寒凉之品，寒则凝滞不行，难以归经。六味丸汤，妙在不寒不热，补肾水以滋肝木。肝木得养，则血有可藏之经，自然不致外泄，何至上吐。方用熟地五钱，山茱萸三钱，山药二钱，丹皮二钱，泽泻二钱，茯苓二钱。此六味地黄汤方也。又加麦冬三钱，北五味一钱，得此二味，又去清补肺金，使皮毛有养，毛孔坚固，则血难外越。肺金不干，下且足以克肝，而肝木畏金之克，又何至上犯于肺耶。故血症最宜用此方。久服三年不吐，始庆重生。否则，尚在生死之间也。

华君曰：同。而余又另有方，用生地一两，荆芥一钱，麦冬三钱，元参三钱，水煎服。[批]止血归经方。一剂止血，后用六味汤全愈。

雷公曰：血症，余亦有奇方。用生地一两，三七根末三钱，荆芥末一钱，人参三钱，水煎，调末服。一剂即止血。后亦须用六味汤调理。

脏治法

论脾肺同治　论肾肝同治　论心肾同治　论肺经独治

天师：脏治者，五脏中有病而治之者也。脏有五，治法惟三，脾肺同一治，肾肝同一治，心肾同一治也。肺气之伤，必补脾气，脾气既伤，肺气亦困，故补肺必须补脾，而补脾必须补肺。如人或咳嗽不已，吐泻不已，此肺脾之伤。人以为咳嗽宜治肺，吐泻宜治脾。殊不知咳嗽由于脾气之衰，而吐泻由于肺气之衰。盖肺气无清肃之下行，始上呕而下泻；脾气斡旋之令不行，则上为咳嗽矣。方用人参一钱，麦冬三钱，茯苓三钱，柴胡一钱，神曲五分，车前子一钱，甘草一钱，薏仁五钱，水煎服。［批］肺脾双解饮。此方乃治肺治脾之药合而用之者也。咳嗽喘病之尽除，吐呕泻症之各去，所谓一方两用也。

肾肝同治者，肾水不能滋肝，则肝木抑郁而不舒，必有两胁饱闷之症；肝木不能生肾中之火，则肾水日寒，必有腰脊难于俯仰之症。故补肝而不补肾，则胁痛何以顿除；补肾而不补肝，则腰脊何以立愈。方用熟地一两，山茱萸五钱，白芍五钱，当归五钱，柴胡二钱，肉桂一钱，水煎服。［批］肾肝同补汤。此方熟地、山茱补肾之药，而当归、白芍、柴胡、肉桂补肝之品，既两脏平补，似乎药不该轻重。今补肝之药反多于补肾者，可见肾为肝之母，肝又为命门之母也。命门是一身主宰，当生五脏之气，不宜为五脏所生。然而五脏叠为生克，肝既是木，岂木独不可以生命门之火乎。此有至理存焉。非吾仙人，安能阐发。愿世人勿惊为创说奇闻，而疑为不可执之以治病也。

再心肾治法。二脏合而治之者，其义又何居？肾，水脏也；心，火脏也。是心肾二经为仇敌，似乎不宜牵连而一治之。不知心肾虽相克，其实相须。无心之火，则成死灰，无肾之水，则成冰炭，心必得肾水以滋养，肾必得心火而温暖。如人惊惕不安，梦遗精泄，岂非心肾不交乎。人以为惊惕不安，心之病，我以为肾之病；梦遗精泄，人以为肾之病，我以为心之病。非颠倒之也，实至当不易之理。方用人参三两，白术五两，远志一两，炒枣仁三两，熟地五两，山茱萸三两，麦冬三两，北五味一两，芡实五两，山药三两，菖蒲一两，柏子仁三两，去油，茯神三两，砂仁三钱，橘红一两，各为末，蜜为丸。白滚水送下五钱。[批]心肾同补丹。此丸之妙，乃治肾之药少于治心。盖心君宁静，肾气自安，肾气既安，何至心动。此治心正所以治肾，而治肾正所以治心也。此治脏之法，幸人加之意哉。

张公曰：脏治之法尽于三方，无可再议。不已，其肺脏之独治乎。肺有忽感风寒，而鼻塞出嚏，咳嗽不已，吐痰如败絮，乃肺经独病也，不必兼治于脾。予留一方：用甘草一钱，桔梗三钱，半夏一钱，射干一钱，水煎服。[批]散寒汤。此方之妙，妙在桔梗升提于鼻，引去痰之药上行于肺，以散风寒之邪。邪散则鼻塞顿除，痰亦随之而散，又何必治脾之迂缓哉。然止可治风寒之外感，而不可治内伤之诸症。内伤诸症，有天师方在，肺脾同治之可耳。肾肝与心肾治法，亦不必再言。

天师曰：尽善也。

华君曰：无。

此脾湿熏肺之症，方用燥脾利湿为宜。如肺热移于大肠者，又宜清肺润燥法治之，不可以泄泻而戒用润剂也。李子永识。

腑治法

论小便闭塞　大便闭结　论治胆怯　论肾虚吐呕

天师曰：腑治法甚多，我举其一二症，取以为法，余可推广。如人病小便不通，大便甚结者是也。小便不通，乃膀胱之病。膀胱之气化不行，小便即不能出。小便闭塞，治膀胱之经而已矣，然而治法全不在治膀胱也。方用人参三钱，莲子三钱，白果二十个，茯苓三钱，甘草一钱，车前子三钱，肉桂三分，王不留行三钱，水煎服。[批] 通水至奇丹。一剂即如注。此方之奇妙，全在用人参，其次则用肉桂三分。盖膀胱必得气化而始出。气化者何？心包络之气也。膀胱必得心包络之气下行，而水路能出。尤妙用白果二十个，人多不识此意。白果通任督之脉，又走膀胱，引参、桂之气，直奔于膀胱之中，而车前、王不留行尽是泄走之物，各随之趋出于阴气之口也。此治腑之妙法，人知之乎。

大便闭结者，人以为大肠燥甚，谁知是肺气燥乎。肺燥则清肃之气不能下行于大肠，而肾经之水仅足以自顾，又何能旁流以润溪涧矣。方用熟地三两，元参三两，火麻子一钱，升麻二钱，牛乳一碗，水二钟，煎六分，将牛乳同调一碗服之。[批] 润燥至神汤。一剂不解，二剂必大便矣。此方之妙，全在不润大肠而补肾，尤妙不止补肾而且补肺，更妙不止补肺而且升肺。盖大肠居于下流，最难独治，必须从肾经以润之，从肺经以清之。气既下行，沉于海底，非用升提之法，则水注闭塞而不通。启其上孔，则下孔自然流通。此下病治上之法，亦腑病治脏之法也。其余治腑之法，可即此以悟。

张公曰：天师太略，余当增广之。凡人胆怯不敢见人者，少阳胆经虚也，而所以致少阳胆经之虚者，肝木之衰也。而肝木之衰，又因肾水之不足。法当补肾以生肝木。方用熟地一两，山茱萸四钱，芍药五钱，当归五钱，柴胡一钱，茯神五钱，白芥子一钱，生枣仁一钱，肉桂一钱，水煎服。[批]助勇丹。此方之妙，补肾之中用补肝之品，尤妙再去补心，使心不取给于肝胆之血，则胆之汁有余，而怯形可去。又妙在用肉桂以入肝，如人得勇往之人，自然顷刻胆壮矣。此治腑实有妙理，人知之乎。

吐呕之症，人以为胃虚，谁知由于肾虚。无论食入即出，是肾之衰，凡有吐症，无非肾虚之故。故治吐不治肾，未窥见病之根也。方用人参三钱，白术五钱，薏仁五钱，芡实五钱，砂仁三粒，吴茱萸五分，水煎服。[批]转^①胃丹。此方似乎治脾胃之药，不知皆治肾之法，方中除人参救胃之外，其余药品俱入肾经，而不止留在脾也。肾火生脾，脾土始能生胃，胃气一转，呕吐始平。此治胃而用治肾之药，人知之乎。

华君曰：亦无。

孙真君传治小便闭塞方：用车前子五钱，肉桂三分，水煎服即通。

常治法

论头疼　论目痛

天师曰：常治者，可以常法而常^②治之者也。如人病头疼，

---

① 转：三元堂本作"平"。
② 常法而常："法"，原作"治"，今据广益本与此下文义改。"而常"二字，清刻本无，疑衍。

则以头疼常法治之；目痛，则以目痛常法治之是也。何必头疼而治之于两足，目痛而治之以两手乎。虽头疼实有治之两足而愈，目痛实有治之两手而痊者，然彼必常治之而不愈不痊，然后以变法治之，非可以常治，而先求之于变法也。故一遇头疼，即以蔓荆子一钱，川芎五钱，白芷一钱，甘草一钱，半夏一钱，细辛一钱治之，病去如扫。[批] 止疼汤①。一遇目痛，以柴胡一钱，白芍三钱，当归一钱，白蒺藜二钱，甘菊花一钱，荆芥、防风各一钱，半夏一钱，甘草五分，栀子二钱，水煎服。[批] 全目饮②。二剂即愈。皆无事舍常而思变也。此常治之法，可为师也。

张公曰：常病用常法极是。予亦不再言变也。

华君曰：无。

变治法

论伤寒变结胸　论疟变下痢　论中风变狂　论中暑变亡阳论反胃变噎膈

天师曰：变法者，不可以常法治，不得已而思变之也。变症不同，用药各异，吾举其大者言之。如伤寒变为结胸，疟疾变为下痢，中风变为发狂，中暑变为亡阳，反胃而变成噎膈，若不以变法治之，仍以平常药饵相治，吾见其坐毙而已矣。然则结胸之症，乃伤寒之变也，可不以变法治之乎。伤寒火邪正炽，原不可急与饮食。若不知禁忌与之，胃中得食，不啻如宝，

① 止疼汤：本澄堂本作"顾首汤"。
② 全目饮：三元堂本作"明目定痛饮"，广益本作"两目至痛饮"乃别有所本。

故茹而不出，而他脏见胃中有食，群起而争，其势猖狂，非杯水可解，必当以变法治之。急须以瓜蒌一枚捶碎，入甘草一钱，同煎服之。夫瓜蒌乃陷胸之胜物，平常人服之，必至心如遗落，今病人一旦服之，不畏其虚乎？谁知无病常人，断断不可服此，而伤寒结胸之症，却有相宜。盖食结在胸，非大黄、芒硝、枳壳、槟榔、厚朴之类可能祛逐，必得瓜蒌，始能陷之。入于脾中，尤恐其过于下也，少加甘草留之，且得甘草之和，不致①十分推荡。此变症而用变法，真胜于用正也。

疟疾本是常症，只可以平常消导而发散之。今忽为下利等症，则变轻为重。欲发汗，则身已亡阴；欲祛邪，则下已便物。顾上则虑下，顾下则碍上。倘仍以常法治之，奏功实少。今用人参一两，鳖甲一两，白术三两，茯苓一两，当归一两，白芍三两，柴胡一钱，枳壳一钱，槟榔一钱，水煎服。［批］补阳消疟丹。此方奇在用人参、白术。盖疟病则亡阳，若不急补其阳气，则下多亡阴，势必立亡。惟急补其阳气之不足，阳生阴长，始有生机。尤妙白芍、当归之多，以滋润其肠中之阴。盖下利多，则阴亡亦多，今用补阴之剂，则阴生阳降，自然春意融和，冰泮化水，分消水道，污秽全无，况方中又加枳壳、槟榔，仍然去积。又妙少用柴胡，微舒肝气，使木气相安，不来克土，自然土克水之多，水润木之下，内气既生，外邪亦散。此治下利，而疟病同除。此种治变之法，何可不知。

中风系是危症，况变发狂，死在眉睫。倘不以变法救之，何有得免于垂绝耶。方用人参三两，菖蒲三钱，半夏三钱，南星三钱，生用附子一钱，丹砂末三钱。先将参、苓、附子等

---

① 致：原作"到"，今据广益本改。

项煎汤，调入丹砂末灌之。[批]救绝至神丹。十人中亦可救三四。盖天下无真中风之人，不过中气、中痰、中湿而已。若不用人参、附子，大剂煎饮，何能返已去之元阳，回将绝之心气哉。况人将死之时，未有不痰上涌者，妙在用半夏、南星以祛逐之。尤妙用菖蒲以引入心经，使附子、半夏得施其荡邪之功，而丹砂又能镇定心气，所以往往返危为安。倘仍以寻常二陈之类以消痰，痰未必消，而心气已绝。此又症变而法变者也。

中暑原是热症，然而热之中也，亦由于气之虚。人若气实形壮者，多难中暑。然则中暑之病，宜补气为先，解暑为次。无如人以为热也，治表为急，治本为末。先以香薷饮治之，不效，又改用白虎汤；又不效，乃用发散之剂。杂然并进，则火邪乘热气外走，尽趋皮肤而出，而不可止，以变为亡阳之症者多矣。法当以人参三两，元参三两，甘草一钱，北五味一钱，生地三两救之。此方之妙，全在用人参以补元气，用元参以凉血。盖血得凉，则气自止而不走，又有五味子之酸，以收敛肺金之气，此不止汗而汗自止也。倘惟以四君子汤平常治法，则一杯之水，何能止车薪之发焰哉。此又变法之宜知也。

反胃症初起之时，未尝非胃病也，当时以逍遥散加黄连一钱，立止也。无如世医不知治法，乃用香砂、厚朴、枳壳、砂仁之类，纷纷投之。不应，又改用大黄、巴豆之类下之。又不应，乃改用黄连、黄柏、黄芩、栀子、知母大寒之品以凉之。以不应，乃改用桂枝、白果、肉桂、附子、干姜、吴茱萸之类以热之。以不应，始用柴胡、荆芥、桔梗、防风、苏子之类以散之，遂成噎膈之症矣。吾今悯之，乃传一方，用熟地一两，山茱萸四两，麦冬三钱，北五味一钱，元参一钱，当归三钱，白芥子一钱，牛膝二钱，水煎服。[批] 转食①至神丹。此方之妙，全在不治翻胃，正所以治翻胃也。盖人之反胃，乃是肾中阴水竭也。肾水不足，则大肠细小，水不足以润之，故肠细而干涸。肠既细小，则饮食入胃不能下行，必反而上吐。治之之法，不可治上，而宜治下。方中用熟地、山萸之类，纯是补肾中之水也。肾水足，而大肠有水相资，则大肠仍复宽转，可以容物。水路既宽，则舟楫无碍，大舸小舶，可以顺行，又何惧区区小舟不可以转运粮食哉。此肾中虚而水不足以润大肠者，宜如是治法。若肾中寒凉而虚者，又不如是治也。盖翻胃之名虽同，翻胃之实各异。肾中无水而翻胃者，食下喉即吐；肾中无火而翻胃者，食久而始吐也，譬如今日食之，明日始尽将今日之物吐出者是也。方用熟地一两，附子一钱，肉桂一钱，山萸黄四钱，麦冬五钱，北五味一钱，茯苓二钱，山药二钱，丹皮一钱，泽泻一钱，牛膝一钱，水煎服。此方八味丸汤也，妙在用附子、肉桂于补肾之中，使去水中补火。补火者，补命门之火也。盖脾胃之气必得命门之火始生。譬如釜下无火，何以煮爨，未免水冷金寒，结成冰冻，必得一阳初复之气，始解阳和。人身脾胃亦然。然而寒凉之病，止该腹痛心疼，今反无此症，乃上越而吐者何也？盖脾胃有出路，则寒邪之气不留于中，今日日上吐，将胃口咽门已成大道熟径，往来无所阻滞，则径情趋奔，其势甚便，又何必积蓄于中州，盘踞于心腹，颠寒作热，以苦楚此脾胃哉。此翻胃下寒，心腹之所以不痛也。此又不治反胃，而所以治反胃也。此变法治病之端也。

---

① 转食：清刻本、广益本作"治胃"。

张公曰：说得我闭口无言。汝知而不能言，今可以言矣。无可一言，惟有三叹顿首而已。惟圣者知之，予亦不能言之也。

华君曰：余虽有传，不及君之多而且畅。

雷公曰：无一论不奇辟。真圣人之言，不可测也。

反胃而用逍遥加黄连，赵养葵先生亦主此方。但此必食入即吐之症。如朝食暮吐者，又为命门无火，当是八味汤症矣。李子永识。

初治法

论伤风初治　论伤寒初治　论伤食初治　论伤暑初治　论伤湿初治　论燥病初治　论火病初治

天师曰：初治者，首先宜以此治之也。初病伤风，即以伤风治之；初病伤寒，即以伤寒治之；初病伤食，即以伤食治之也。凡人病初起之时，用药原易奏功。无如人看不清，用药错乱，往往变症蜂起。苟认得清，用得当，又何变症之生耶。如伤风之症必然头痛身疼，咳嗽痰多，切其脉必浮，此伤风也。即以防风一钱，荆芥一钱，柴胡一钱，甘草一钱，黄芩一钱，半夏一钱，水煎服。[批]逐风散。一剂即止，不再剂也。

伤寒之初起也，鼻塞目痛，项强头亦痛，然切其脉必浮紧，此伤寒也。若以伤寒治之即愈。方用桂枝一钱，甘草一钱，陈皮一钱，干葛一钱，水煎服。[批]荡寒汤。一剂即愈。

伤食之症，心中饱闷，见食则恶，食之转痛，此伤食也，即以消食药服之立已。方用白术一钱，茯苓一钱，枳壳一钱，山楂二十粒，麦芽二钱，谷芽二钱，神曲三分，半夏一钱，甘草五分，砂仁三粒，水煎服。［批］消①食散。一剂快，二剂愈。此初治之法，人易知之不能知，即知而不肯用，行医者无轻易此初治法也。

张公曰：又不必言。甚矣，圣人之言大也，三方而初症定之矣。初病伤暑，必然头晕、口渴、恶热，甚则身热、痰多、气喘是也。方用青蒿一两，香薷三钱，白术五钱，陈皮一钱，甘草一钱，茯苓三钱，有参加一钱，无亦可。［批］青香散。一剂即愈。

伤湿初起之时，必然恶湿身重，足肿，小便短赤。方用白术三钱，泽泻三钱，猪苓三钱，肉桂五分，茯苓五钱，柴胡一钱，车前子一钱，半夏一钱，水煎服。［批］引水散。一剂立愈。二剂脱然。

燥病初起，咽干口燥、嗽不已、痰不能吐、面目红色、不畏风吹者是也。方用麦冬五钱，桔梗三钱，甘草一钱，天花粉一钱，陈皮三分，元参五钱，百部八分，水煎服。［批］宁肺汤。一剂燥立止，二剂嗽止，三剂全愈。

火症初起，必大渴引饮，身有斑点，或身热如焚，或发狂乱语。方急用石膏三钱，元参一两，麦冬三两，甘草三钱，升麻三钱，知母三钱，半夏三钱，竹叶百片。［批］平乱汤。一剂少止，二剂即安，三剂全愈，不可四剂也。若初起之时，大势少衰，减半与之，乘其火势初起，胃气未衰，急用此汤以遏之，则火自然骤灭而不为害矣。方即竹叶石膏汤，妙在加入元参、麦冬数两，使石膏不为主帅，而反为偏裨，听麦冬、元参之差遣，则止去火而不损肾中之阴。又妙加入升麻，引其外出

---

① 消：原作"食"，字之误，今据菁华堂本、清刻本、广益本改。

而不能入，止袪火而不损肾水，所以更奏功如神也。倘疑升麻太多而少减之，则转不奏功之捷。予所以又戒世人之不知用升麻者[①]。

华君曰：余未传。

暑症未有不兼湿者，故方中多用术苓。李子永识。

终治法

论伤寒调理　论中暑调治　论中风调治　论中湿调治　论火症调治　论燥症善后

天师曰：终治者，病已愈而为善后之计，故曰终治。如伤寒愈后，作何调治；中暑之后，作何汤饮；中风之后，作何将息是也。伤寒邪已尽退，正气自虚，理宜补正，但胃强脾弱，多食补剂，恐能食而不能受。法当用补胃之药少，而补脾之药多，尤不宜补脾之药多，而补肾之药少。盖肾能生土，而土自能生金，金旺则木有所畏，不至来克脾土，然则补肾正所以补脾也。方用熟地一两，麦冬三钱，五味子五分，白芍三钱，肉桂三分，白术三钱，薏仁三钱，白芥子一钱，水煎服。［批］脾肾至资汤。此方专补肾脾二经，不去通补各脏，而各脏无不治之也。

中暑伤气，而调治之法不可以治气为先，当以补血为主。盖阳伤则阴血亦耗也。方用当归一两，白芍三钱，川芎一钱，熟地一两，五味子一钱，麦冬三钱，水煎服。此方即四物汤也，妙在全是阴经之药，又加之麦冬、五味以养肺金。金既旺，可

----

① 升麻者：此下广益本有"升麻若误多用于体虚之人，一汗即死，不可不慎"十九字。

以制木之克脾，则四物生肝而安于无事之福也。

中风之后，亦气之虚也。此等病断宜补气，不可补血。盖血滞而后中风，不可再补血以增添气滞也。方用人参三钱，茯苓三钱，薏仁三钱，半夏一钱，神曲五分，白术五钱，甘草一钱，肉桂一钱，陈皮五分，水煎服。［批］气血两补丹。此方妙补胃气，以生肺金之气，补命门以生脾土之阴，又何畏风木之旺哉。此三方皆善后至妙者，可以为终治之法。

张公曰：妙极矣。予又何言，予当一一补之。中湿之后，水已泻尽，法当健脾。然而不可徒健脾也，当补命门之火以生脾土。方用白术五钱，茯苓三钱，肉桂三分，白芍三钱，薏仁五钱，白芥子一钱，水煎服。此方专补肾经之火，而又不十分大热，则脾气得温，自然能去湿气而生胃气也。

火症既已散尽余火，势必气息奄奄，不能坐立。若一味泻火，则胃气必伤，而骨髓耗尽，水何日重生。方用熟地一两，元参五钱，麦冬一两，牛膝一钱，白芍三钱，水煎服。［批］济水汤。此方妙在润肺金以生肾水，兼去平肝。三脏既安，则胃气自然得生，又何必再泻其余火哉。

燥病既除，善后之计，惟大补肾水，水足则肺金有养。方用六味汤，加麦冬、五味子治之可也。

华君曰：予亦未传，无可谈。

专治法

论直中阴寒 论中暑

天师曰：专治者，专治一脏，单刀直入之谓也。如人病直中阴经寒症，势如奔马，不可止遏。倘征兵调于各路，势必观望低徊，而不能急遽以救主，不若止用一二大将，斩关直进之为得也。方用人参一两，附子二钱，水煎服即愈，方名参附汤。用之却有至理。盖寒邪直入肾脏，邑主外亡，市民逃窜，贼人且驱倾城之民，尽为盗贼，上犯潢池，其锋不可当。此时若号召邻邑之兵，则缓不济事，故不若即此具师，推大将登坛，以兵马之权尽归之，令其奋勇当先，突围冲入，斩杀剪除，城安民乐，前途倒戈，返兵而逐贼矣。方中用附子者，如大将也；用人参者，乃兵马也。身如城郭，药可借观，生死相同，足以显譬。愿人深思，自得之专治之法。

张公曰：专治之法，归属直中阴寒之症，绰乎有理。但直中一门，不止一方尽之。吾传一门，可畅观之，而治无遗法也。

华君曰：余亦同传，然余尚有法。如人病中暑之症，发渴引饮，其势亦甚急，若欲缓兵分治，则暑邪不易分散，当用一二味解暑之品，以直逐其邪，则心君庶可以安宁。法当用人参一两，青蒿二两，香薷三钱，白术五钱，水煎服。[批]清暑神丹。此方之妙，妙在人参以固元气，而后青蒿得以散其邪。虽青蒿一味，亦能解暑，似不必人参之助。然解暑而不补气，暑虽解矣，人必弱也。惟与参同用，则祛邪之中而有补正之道，暑散而不耗散真气，自然奏功如响。方中况有白术以健脾，香薷以追热，又用之咸宜乎。

分治法

论便血与溺血分治　论腰痛与头痛分治　论遗精与健忘分治　论吞酸与泄泻分治　论中气与中痰分治

天师曰：分治者，症犯艰难，不可作一症治之，乃用分治之法。如人便血矣，又溺血；腰痛矣，又头痛；遗精矣，又健忘；吞酸矣，又泄泻。症既纷出，药难一般，不得不分之以相治也。或治其上，或治其下，或治其有余，或治其不足，正未可以混同一例。然而得其道，则分中可合；不得其道，则合处仍分。如便血与溺血不可同论也，然总之出血于下，用生地一两，地榆三钱治之，则二症自愈。[批]两地丹。盖大小便虽各有经络，而其源同，因膀胱之热而来也。生地清膀胱之火，地榆亦能清膀胱。一方而两用之，分之中又有合也。

腰痛与头痛，上下相殊也。然而肾气上通于脑，而脑气下达于肾，上下虽殊，气实相通。法当用温补之药，以大益其肾中之阴，则上下之气自通。方用熟地一两，杜仲五钱，麦冬五钱，北五味二钱，水煎服即愈。[批]上下兼养丹。盖熟地、杜仲，肾中之药也，止腰中痛是其专功。今并头痛而亦愈者何也？盖熟地虽是补肾之剂，然补肾则上萌于脑，背脊骨梁辘轳上升，是其直路，肾一足则气即腾奔而不可止，故一补肾气，腰不疼而脑即不痛也。合中有分，而分中实合，不信然乎。

遗精，下病也；健忘，上病也。何以分治之而咸当乎。方用人参三两，莲须二两，芡实三两，山药四两，麦冬三两，五味子一两，生枣仁三两，远志一两，菖蒲一两，当归三两，柏子仁去油一两，熟地五两，山茱萸三两，各为末，蜜为丸。每日早晚各用白滚水送下五钱。[批]遗忘双治丹。半料两症俱全。此方乃治健忘之方也，何以遗精而亦效？盖遗精虽是肾水之虚，而实本于君火之弱，今补其心君，则玉关不必闭而自闭矣。此合中之分，实有殊功也。

吞酸，水也；泄泻，寒也。似乎寒热殊而治法宜变，不知吞酸虽热，由于肝气之郁结，泄泻虽寒，由于肝木之克脾。然必一方以治木郁，又一方以培脾土，则土必大崩，而木必大凋矣。不若于一方之中而两治之。方用柴胡一钱，白芍五钱，茯苓三钱，陈皮五分，甘草五分，车前子一钱，神曲五分，水煎服。［批］两舒散。二症皆愈。此方之奇绝，在白芍之妙。盖白芍乃肝经之药，最善舒木气之郁，木郁一舒，上不克胃而下不克脾。方中又有茯苓、车前，以分消水湿之气，水尽从小便出，何有余水以吞酸，剩汁以泄泻。况又有半夏、神曲之消痰化粕哉。此一治而有分治之功，世人未尽知也。

张公曰：何奇之多如此，我是无可再言。远公请益，我有一症增入可也。中气而又中痰，虽若中之异，而实皆中于气之虚也。气虚自然多痰，痰多必然耗气，虽分而实合耳。方用人参一两，半夏三钱，南星三钱，附子一钱，茯苓三钱，甘草一钱，水煎服。［批］仁勇汤。中气、中痰之症俱悉矣。盖人参原是气分之神剂，而亦消痰之妙药。半夏、南星虽是逐痰之神品，而亦扶气之正神。附子、甘草，一仁一勇，相济而成大敌，用之于三味之中，抚正必致祛邪，荡痰必然益气，分合而无分合之形，奇绝而有神化之妙，又不可不知。

华君曰：与余同，无可讲。

同治法

论四物、逍遥、六君、归脾、小①柴胡　参苏　补中益气四君子诸汤加减法

天师曰：同治者，同是一方而同治数病也。如四物可治吐

---

① 小：原作"以"，字之误，今改。

血，又可治下血；逍遥散可治木郁，又可治数郁；六君子汤可治饮食之伤，又可治痰气之积。然而方虽同，而用之轻重有别，加减有殊，未可执之以治一病，又即以治彼病耳。如吐血宜加麦冬、甘草，便血宜加地榆、黄芩之类于四物汤中也。如丹皮、栀子，宜加于木郁之中，黄连宜加火郁之中，黄芩、苏叶宜加于金郁之中，石膏、知母宜加于土郁之中，泽泻、猪苓宜加于水郁之中也。伤肉食，宜加山楂；伤米食，宜加麦芽、枳壳；伤面食，宜加萝卜子之类于六君子汤内也。同治之法，可不审乎。

张公曰：同治法不止三方，予再广之。归脾汤可治郁怒伤肝之人，又可治心虚不寐之症。小柴胡汤可治伤风初起之病，又可和伤寒已坏之病。参苏饮可治风邪之侵，又可治气郁之闷。补中益气汤可升提阳气，又可补益脾阴，兼且消食于初伤，祛邪于变后，疟症藉之以散邪，泻症资之以固脱也。四君子汤可以补气之不足，又可以泻火之有余。诸如此类，不可枚举，亦在人善悟之耳。

华君曰：余未传。

异治法

论中湿　论中暑　论中寒

天师曰：异治者，一病而异治之也。如人病中湿也，或用开鬼门之法，或用泄净府之法是也。虽同是水症，何以各施治法而皆效？盖开鬼门者，开人毫毛之孔窍也；泄净府者，泄大小之二便也。治法虽殊，而理归一致。其一致何也？盖水肿之症，原是土气之郁，土郁则水自壅滞而不流。开鬼门者，如开支河也；泄净府者，如开海口也。故异治之而皆效也。方已备载前文，兹不再谈。愿人即此以悟其余之异治耳。

张公曰：异治甚多，天师太略，予再广之。如人中暑也，或用热散，或用寒解；伤寒之法，或用桂枝汤，或用麻黄汤是也。桂枝与麻黄，寒热各殊，如何用之而皆效？盖二物总皆散药，风寒初入于营卫之间，热可散于初，寒可散于后。风寒初于皮毛，将入胃经，则风邪尚寒，所以可用桂枝以热散。风寒既由皮毛而入营卫，则寒且变热矣。盖正气逃入于府，而皮毛躯壳听邪外据，而成内热之症，所以可用麻黄而寒散之也。治法虽有不同，祛邪则一，故用之而皆效耳。

中暑，或用香薷以热散之，或用青蒿以凉散之。似乎有异，不知非异也。盖中暑之症，感夏令之热邪也。邪入脏腑，必须祛散。香薷青蒿，同是祛暑热之圣物，性虽有寒热之分，而祛逐无彼此之异也。此异治之宜知耳。其余异治之法，不可因此以更通之哉。

华君曰：余亦不传。

劳治法

天师曰：劳治者，使之身劳而后治之也。如人久坐则血滞筋疏，久卧则肉痿而骨缩，必使之行走于途中，攀援于岭上，而后以药继之也。方用当归一两，白芍三钱，黄芪一两，甘草一钱，陈皮五分，防风五分，半夏一钱，水煎服。此方原是补血汤而变之者也。盖久坐，久卧之人，其血甚滞，若再补血，则血有余而气不足，未免血胜于气矣，似宜急以补气之药补之。今仍补血者何也？盖气之能生，必本血之能养，吾反驱之于奔走攀援之际，而后以补血之药继之者，使气喘则气更不足，而血愈加有余。仍以补血之药加之，则血喜气之怯，转怜其匮乏，损己之有余，以益气之不足，则血气和平，而滞者不滞，痿者不痿矣。此劳治之所以妙也。

张公曰：不必增。

华君曰：余亦未传。

逸治法

论过劳　论治气劳　论治血劳

天师曰：逸者，因人之过劳，而劝其安闲，而后以汤丸之药继之者也。凡人太劳，则脉必浮大不伦，按之无力，若不劝其安闲作息，必有吐血损症之侵，故逸治不可不讲也。或邀游于山水，或习静于房围，或养闲于书史琴玩，或偷娱于笙篴歌板，是随地皆可言欢，而生人无非乐境，自足转火宅而清凉，变劳心为暇豫也。后以滋补之方继之，自然开怀，饮食易于消磨矣。方用人参三两，白术五两，茯苓三两，熟地五两，山萸四两，砂仁五钱，当归八两，白芍五两，黄芪五两，麦冬三两，北五味三两，陈皮五钱，神曲一两，各为末，蜜为丸。每日早晚服，各五钱。此方乃补气补血补精之妙品也，有斡旋之力，或以久服滋人，不致有偏胜之祸也。逸治之方，惟此最佳，幸为留意。

张公曰：劳逸得宜，方剂有法，吾无间然。吾之虽有，不及于师，汝言亦是有理。予再传二方，一治气之劳，一治血之劳。劳气方：人参三两，黄芪三两，茯苓四两，白术八两，白芍三两，陈皮一两，炙甘草八钱，麦冬三两，北五味一两，远志一两，白芥子一两，各为末，蜜为丸，早服五钱，此方乃补气药也。人有伤气而右脉大者，最宜服此方。倘左手脉大于右手者，乃伤血也。另立一方，用熟地八两，白芍八两，当归四两，山茱萸四两，麦冬三两，五味子一两，远志一两，生枣仁一两，茯神三两，白芥子一两，橘红三钱，肉桂五钱，各为末，蜜为丸。晚服一两。此方专治血之不足也。如身夜热者，加地骨皮五两，去肉桂。无血人服之，实有奇功。可并载之，以供世人之采择。

吸治法

论胞上升　论头痛　论肠下　论疮毒初起

天师曰：吸治者，不可用汤药，而用吸治也。如人生产，子落地而胞不堕，或头痛而久不愈，或肠下而久不收，或疮毒初起，而未知阴阳之症，皆可用药以吸之也。产妇子落地矣，而胞忽上升者，必有恶血奔心之症，势甚危急。倘以下药下之，则虚其元气，恐致暴亡，不若用蓖麻子一钱捣烂，涂于本妇之足心，则少顷胞胎自下矣。更有胞落子生而大肠堕下者，更为可畏。此虚极下陷，法当用人参加升麻、柴胡提之。而产妇初生，未便用升麻、柴胡以发散其正气，恐气散而肠愈难收。不若仍用蓖麻子一味，捣烂，涂于本妇之顶心，少顷肠自收入。急用温汤，将顶上蓖麻洗净，不使少留些须。倘若时辰太久，则肠且上悬，又成危症而不可救矣。胞胎一落，亦是同然，俱宜洗净为祷。至于头痛之症，止消用蓖麻子一粒，捣碎，同枣肉些须，同捣匀，丸如黄豆大，外用丝绵裹之，纳于鼻孔。少顷，必有清涕流出，即将丸药取出，不可久放其中，头痛即愈，永不再发。倘久留在中，必致脑髓流出，又成不可药救之症。切记切记。疮毒初起，有一种解毒之石，即吸住不下。但毒轻者，一吸即下；重者，必吸数日而始下。不可急性，而人自取下也。此石最妙，一石可用三年，然止可用以治小疮口可耳。大毒痈疽，仍须前汤药治之为妙。此吸治之宜知也。

张公曰：吸法尽于此，无可再谈。

引治法

论虚火沸腾　论厥逆

天师曰：引治者，病在下而上引之，病在上而下引之也。如人虚火沸腾于咽喉口齿间，用寒凉之药，入口稍快，少顷又甚，又用寒凉，腹泻肚痛，而上热益炽。欲用热药凉饮，而病人不信，不肯轻治，乃用外治之法引之而愈。方用附子一个，为末，米醋调成膏药，贴在涌泉穴上。少顷，火气衰，又少顷而热止退，变成冰凉世界。然后六味地黄丸汤，大剂与之，则火不再沸腾矣。盖此火乃雷火也，见水则愈酷烈。子不见雷霆之震，浓阴大雨之时，愈加震动，惊天轰地，更作威势，一见太阳当空，则雨歇声消，寂然不闻矣。又不见冬令之天地耶，严寒霜雪，冰冻郊原，雨雪霏霏，阴风惨厉，此天气不行，而地气反上，盖下热则上自寒也。又不见夏日之天地乎，酷日炎蒸，蕴隆火热，烁木焚林，燔汤沸水，天气上升，地气下降，此上热而下寒也。人身虚火，亦犹是也。今既火腾于上，则下身冰冷。今以附子大热之药，涌泉引之者，盖涌泉虽是水穴，水之中实有火气存焉，火性炎上，而穴中正寒，忽然得火，则水自沸温，水温则火自降，同气相求，必归于窟宅之中矣。火既归于窟宅，又何至沸腾于天上哉。此咽喉口齿忽然消亡，有不知其然而然之妙。此引治之巧，又当知之者。

张公曰：引治尚有一法，汝备志之。如人病厥逆之症，不敢用药以治之者，用吴茱萸一两，为末，以面半两，用水调成厚糊一般，以布如钟大摊成膏，纸厚半分，贴在涌泉穴内，则手足不逆矣。况上热下寒之症，皆可用此法而引之，亦引火归元之法也。

华君曰：亦未传。

单治法

论诸痛治肝　论吐泻各症治胃

天师曰：单治者，各经有病，而单治一病也。如人病身痛，又双手痛，又两足痛，腹痛，心痛者是。此等症，如单治其一经，是此病先愈，而后一症一症治之也。论此症满身上下中央俱病矣，当先治肝为主，肝气一舒，则诸症自愈，不可头痛救头，脚痛救脚也。方用柴胡一钱，白芍五钱，茯苓五钱，甘草一钱，陈皮一钱，当归二钱，苍术二钱，薏仁五钱，栀子一钱，水煎服。[批] 加减逍遥散。此方逍遥散之变方也，单治肝经之郁，而又加去湿之品。盖诸痛皆属于火，而两足之痛又兼有湿气作祟。方中用栀子以清火，用薏仁以去湿，故虽治肝经之一经，而诸经无奏效也。此单治之神，更妙于兼治，人知之乎。

张公曰：更在或泻或吐，或饱闷，或头晕眼花之症，当先治其胃气，则诸症俱安。方用人参三钱，茯苓三钱，甘草三分，陈皮一钱，白芍三钱，神曲一钱，砂仁三粒，薏仁五钱，水煎服。此方乃治胃之方也。胃气一生，则吐泻各症自愈。此亦单治之一法也，附于天师之方后可耳。

华君曰：未传。

双治法

论心痛治肝　论胃吐治脾　论肺燥治肾

天师曰：双治者，一经有疾，单治一经不足，而双治二经始能奏效，故曰双治。如人病心痛，不可止治心痛，必须兼治肝；如人胃吐，不可单治胃，而兼治脾；如人肺嗽，不可单治肺，而兼治肾是也。病心致痛，理宜治心，而今不治心者何也？盖心气之伤，由于肝气之不足，补其肝，而心君安其位矣。方用白芍五钱，当归五钱，有火加栀子三钱，无火加肉桂二钱，水煎服。［批］心肝双解饮。疼立止。盖芍药平肝，又能生肝之血，与当归同用，更有奇功。栀子、肉桂皆是清肝助肝之神品，肝气既平，则心气亦定。子母有关切之谊，母安而子未有不安者。此心肝两治之妙法也。

胃吐由于脾虚，脾气不下行，自必上反而吐，补其脾气，则胃气自安。方用人参三钱，茯苓三钱，白术五钱，甘草一钱，肉桂一钱，神曲一钱，半夏一钱，砂仁三粒，水煎服。［批］脾胃双治饮。此方乃治脾之药居多，何以用之于胃吐之病反宜也。盖胃为脾之关，关门之沸腾，由于关中之溃乱，然则欲关外安静，必先关内粜①宁。方中全用补脾之药，则脾气得令，又何患胃口之吐哉。况方中又有砂仁、半夏、神曲等类，全是止吐之品，有不奏功如神者乎。此以脾胃双治之妙法也。

---

① 粜：原作"敉"，今据三元堂本、本澄堂本、菁华堂本、清刻本、广益本改。粜，音米，安也。

肺嗽之症，本是肺虚，肺虚必宜补肺明矣，奈何兼治肾也？盖肺金之气，夜卧必归诸肾之中，譬如母子之间，母虽外游，夜间必返于子家，以安其身。今肺金为心火所伤，必求救于己子，以御外侮。倘其子贫寒，何以号多人以报母仇哉。今有一方治之，用熟地一两，山茱萸四钱，麦冬一两，元参五钱，苏子一钱，甘草一钱，牛膝一钱，沙参三钱，天门冬一钱，紫菀五分，水煎服。此方之妙，全在峻补肾水，而少清肺金，则子盛于母，而母仇可报。方中又有祛邪之品，用之得宜，全不耗散肺金。譬如子率友朋，尽是同心之助，声言攻击，全不费老母之资，则子之仇虽在未复，而外侮闻风退舍，不敢重犯于母家。此又肺肾相治之妙法也。

张公曰：双治之法甚多，然有此三法，无不可触类而治之矣。盖诸病非心肝之病，即脾胃与肺肾之病也。今天师既各有双治之法，且药味入神，宁有可据之以为枕中秘乎。余所以赞叹，而不敢再为参赞也。

华君曰：未传。

立治法

论厥症　论腰疼

天师曰：立治者，不可坐卧而立治之也。如人厥病者是。盖厥症多两手反张，两足转逆，必须立而饮药，则顷刻立定，不可不知之也。盖厥症原是热病，热深则厥亦深。倘令其卧而服药，则药到胃，一遇火气沸腾，冲击而不相入，反致吐出者，比比也。我今立一法，立而饮药，则断断无吐出之虞，方用黄连三钱，柴胡一钱，茯苓三钱，白芍三钱，白芥子一钱，木瓜一钱，甘草一钱，水煎服。[批]顺性①汤。此方纯是平肝之品，去火而又顺火之性，自宜入口不吐。然而火热炎上，吐亦常有，令人将病人抱而立之，令一人将药与饮，俟其下口久之，然后抱卧，则药性相顺，而无吐逆之苦矣。此立治之法，人可不知之耶。尚有腰疼之症，亦宜立而饮药。盖腰属肾，肾虚而后腰痛，久则肾宫益虚。纵然有补肾之药，有肯直入肾宫，如浪子久不在家，反畏家如敌国。纵有缠头在手，又将别游他院。必须人扶住身子，与药服之，则药始能直入肾经。又譬如浪子不肯还家，得人劝阻，有得已而返其家室。盖肾宫坐卧，水谷不能直达得行，使之站立，水谷滋味始能入之，所以必得一人扶立，而药得达也。方用熟地一两，山茱四钱，北五味一钱，麦冬二钱，白术一两，杜仲五钱，酒煎服。[批]健腰丹。此方虽妙，非立饮不能直达于肾宫。此又立治之妙也，人知之乎。

张公曰：立治之症无多，止此二症，不再论。

华君曰：与余同。

卧治法

论痛风　论风懿　论风痹　论痿废　论痉症

天师曰：卧治者，因其卧而卧治之也。如痛风之人，风懿、风痹、痿废之症是也。痛风之病，乃中湿也。湿气入于关节骨髓之中，则痛不可忍，手足牵掣，腰脊伛偻，经岁周年不起床席，欲其坐起，且不可得。欲其不卧而治得乎。方用薏仁一两，芡实一两，茯苓三钱，车前子一钱，白术五钱，肉桂一分，不可多水

---

① 性：菁华堂本、清刻本、广益本作"逆"，亦通。

煎服。［批］解湿汤。此方妙在去湿而不走气。尤妙在用肉桂一分，得桂之气而不得桂之味，始能入诸关节之间，以引去其水湿之气也。此方常服，当用作汤，不可责其近功。此卧治之一法。

风懿之症，奄忽不知人，不疼不痛，卧于床褥之上，亦终岁经年。此亦风湿之症，入之皮肉之内，而手足不为用者也。方用白术五钱，薏仁一两，芡实五钱，山药三钱，车前子一钱，人参三钱，甘草一钱，陈皮一钱，柴胡一钱，白芍三钱，白芥子三钱，水煎服。［批］健胃散湿丹。此方亦去湿之神剂，水去而又不耗气，则皮肉自然血活，而风症可痊，但不可责之以近功。此又卧治之一法。

风痹之症，乃火热也。火之有余，由于肾水之不足，补水则火自消亡于乌有。方用熟地四两，山茱萸三钱，北五味二钱，麦冬二两，元参一两，附子一分，白芥子三钱，水煎服。［批］息火汤。此方妙在纯是补水之味，水足则火自息，火息则风痹之患自除。此又卧治之一法也。

痿废之症，乃阳明火症，肾水不足以滋之，则骨空不能立。方用元参三两，麦冬一两，熟地三两，山茱萸二两，水煎服。［批］生阴壮髓丹。此方妙在熟地、山茱全去滋水，而元参去浮游之火，麦冬生肺金之阴，阴长阳消，阳明自然息焰。火焰既息，金水又生，脏腑有津，骨髓自满，而两足有不能步履者乎。此又卧治之一法也。

张公曰：卧病固不止此，更有痉症，亦须卧治者也。其症必脚缩筋促，不能起立，或痛或不痛，终年难以下床，不得不卧以治之。方用薏仁五钱，芡实五钱，山药五钱，茯苓五钱，白术五钱，肉桂一钱，水煎服。［批］风湿两祛散。此方乃纯是去湿健脾之药，绝不去祛风，而祛风已在其中。盖痉病原是湿症，而非风症，脾健则水湿之气自消，湿去则筋之疼痛自去，筋舒则骨节自利矣。但此药必须多服始得。

华君曰：与余同。

孙真君曰：痿症奇方：用薏仁三两，熟地三两，麦冬一两，北五味一钱，牛膝五钱，水煎服。此方之妙，妙在薏仁用至三两，则熟地不患太湿，麦冬不患太寒，牛膝不患太走，转能得三味之益，可以久服而成功也。［批］妙论妙方。我传子止此。天师已发天地之奇，又何必吾辈之多事哉。我有方俱已传世，今传子者，从前未传之方也，实无可再传，非隐秘之也。

饥治法

论伤寒　论虫痛　论霍乱

天师曰：饥治者，不可饱食，俟其饥而用药治之也。如伤寒邪火初退之时，虫痛枵腹，胃空之候是也。伤寒火退邪散，则胃气初转，最忌急与之食。一得食，则胃气转闭，不可复开。此时即以药下之，则胃气大伤，而火邪复聚，反成不可解之症。不若禁之不与之食，则中州之地自然转输，渐渐关开搬运，不至有阻隔之虞。方用陈皮一钱，甘草五分，白芍三钱，神曲五分，枳壳五分，厚朴五分，栀子一钱，茯苓一钱，麦芽二钱，水煎服。［批］退邪消食饮。此方药味平平，似无甚奇妙。然而此症本不可以大剂出奇，得此平调，转能化有事为无事。然必待其饥饿之时，始可与服。若正饱之时服之，徒滋满闷而已矣。

虫痛之症，得食则痛减，无食则痛增。以酸梅汤一盏试之，饮下而痛即止者，乃虫痛。饮下而痛增重或少减者，非虫痛也。方用楝树根一两，黄连三钱，乌梅肉三钱，吴茱萸三钱，炒栀子三钱，白薇一两，白术二两，茯苓三钱，甘草三钱，鳖甲三钱，各为末，蜜为丸，每服三钱，丸如小米大。[批]杀虫丹。此丸必须乘其饥饿思食之时与之。此丸服下，必痛甚，不可与之水。盖虫得水即生也。此方之妙，妙在健脾之中而用杀虫之品。既是杀虫之药，何故必待其饥饿而始杀之？盖腹中无食则虫无所养，虫口必上向而索食，待其饥饿枵腹之时，则虫头尽向上而不向下矣。一与之食，彼必以为食也，尽来争食之，奈入口拂其性，则又乱动而跳跃，故转痛甚也。禁与之水，则周身上下，耳目口鼻，无非沾染药气，内外夹攻，有死而已。设不知禁忌，仍与之水，则虫且借势而翻腾沐浴，药少水多，自然解体，止可杀虫一半，而不能剪草除根矣。故必坚忍须臾一刻之痛，使终身之痛除，愿人忍之哉！此饥治之宜知也。大黄亦可加三钱，不加亦可，腹之上疼不宜加，腹之下痛宜加也。

张公曰：饥治之法，尽此二条，无可增也。惟消虫之法予尚有一方，可传于世，省事而效捷。凡人腹中不论生何虫，只消食榧子，每日十个，不消三日，尽化为水矣。或用生甘草一两，榧子二两，米饭为丸，白滚水饥时送下五钱。五日虫便出。皆不费钱，而又去病之捷，急宜载入者也。

华君曰：同。然余尚有一法。霍乱之症，一时而来，少顷即定，切不可与之食。当令其忍饥一日，而后以陈皮一钱，甘草五分，白术二钱，茯苓三钱，山楂五粒，香薷一钱，藿香五分，木瓜一钱，白芍三钱治之，则痛不再发。盖霍乱乃暑之热气也，暑热得食，复聚而不可解，所以必使之饿，则暑邪尽散也。名为定乱汤。

虫系湿热所生，故祛热是标，燥湿是本，燥湿是标，健脾是本。李子永识。

饱治法

论治上焦火　论治上焦痰　论治胃寒　论治脾寒　论治痨虫　论消肺痰

天师曰：饱治者，病在上焦，用药宜饱饭后食之，此一法下也。又病宜吐，宜饱食之后，用药以吐之，又一法也。又有不必吐，宜饱食以治之，又一法也。病在上焦者，头目上之病也，用上清丸之类。上清丸方，世多不妥，吾斟酌更定之，以治上焦之火，俱可服。苏叶二两，薄荷一两，白芷五钱，黄芩二两，甘草一两，桔梗三两，麦冬三两，天门冬三两，半夏一两，陈皮一两，蔓荆子五钱，柴胡一两，各为末，水打成丸。每服三钱，饱食后服。〔批〕上清丸。此方妙在清火而不伤中气，强弱人感中风邪，上焦有风火者，服之俱妙。

上焦痰气甚盛，而下焦又虚者，不可下之，乃令其饱食后，以药服之即吐，吐至饮食即止。在下无碍，而上焦之痰火，一吐而愈。此治法之巧者。方用瓜蒂七个，人参二钱，水三大碗，煎数沸饮之，即大吐。〔批〕加参瓜蒂散。此方妙在瓜蒂散中加入人参。盖吐必伤气，今以瓜蒂吐之，而人参仍补其胃中之气，虽大吐，而仍不伤胃也。故能一吐而即定。

不必吐，饱食以治之者，乃胃口寒而痛也。手按之而少止者，当用此法治之。方用人参一两，白术一两，肉桂一钱，肥鸭一只，将药入鸭腹内，煮之极烂，外以五味和之，葱椒之类俱不忌，更以腐皮同煮，恣其饱餐食尽。〔批〕五香汤。如不能食尽，亦听之，不必又食米饭也，一餐而痛如失矣。此饱食之法，真有奇效。胃寒未有不胃气虚者。若以汤药与之，未免不能久留于胃中，各经俱来分取，所以难愈。今以肥鸭煮药饱食之，必久留于胃中，任其独乐，各经不能分取，自然一经偏受其益，而独感之寒亦不觉其顿失。正气久留于胃中，则邪气自避于胃外也。因陈子之不明，余故又广泄其秘。

张公曰：凡病在上者，俱宜饱饭后服之。惟饱食用鸭治胃，实所创闻，真神仙之治法也。必饱食之以治病，乃脾病也。胃寒而痛者，在心之上也；脾寒而痛者，痛在心之下与左右也。方用猪肚一个，莲肉一两，红枣一两，肉桂一钱，小茴香三钱，白糯米一合，将各药同米俱入肚中，以线扎住口，外用清水煮之。肚未入药之前，先用清水照常洗去秽气，入药煮熟，以极烂为主。一气顿食，蘸甜酱油食之。［批］莲花肚。如未饱，再用米饭压之，而痛如失矣。可与天师方并垂。天师方治胃，而予方治脾，两不相妨。

又方用肥鳗二斤，白薇一两，小茴香三钱，甘草一钱，薏仁五钱，榧子十个，去壳，同在砂锅内，用水煮烂，加五味和之，乘饥饱餐一顿。［批］作香鳗①。不可少留些须，以食尽为度，不必再食饭食，亦半日不可茶水。凡有痨虫，尽皆死矣。我因远公之问，大启其机。我不敢隐之，以干天谴也。

华君曰：同。余更有一法未备也。人患痰病久不愈，乃用猪肺头一个，以萝卜子五钱，研碎，白芥子一两，研碎，五味调和，饭锅蒸熟，饭后顿食之，一个即愈。此方乃治上焦之痰，汤药不能愈者，用此神验。盖久留于肺上，而尽消其膜膈之痰，亦治之最巧者。

---

① 作香鳗：本澄堂本作"甘香鳗"。

卷四 御集

富治法

论治膏粱宜补正气

天师曰：富治者，治膏粱富贵之人也。身披重裘，口食肥甘，其腠理必疏，脾胃必弱。一旦感中邪气，自当补正为先，不可以祛邪为急。若惟知推荡外邪，而不识急补正气，必至变生不测，每至丧亡，不可不慎也。方用人参三钱，白术三钱，甘草一钱，陈皮五分，茯苓三钱，半夏五分，为君主之药。倘有风邪，加入桂枝一钱，或柴胡一钱；伤暑，加入香薷一钱；伤湿，加入猪苓二钱；伤热，加入黄连一钱；伤燥，加入苏子一钱、麦冬五钱；伤气，加入白芍五钱；伤寒，加入肉桂一钱，水煎服。此方之妙，妙在健脾顺气，正补而邪自退。况又逐经各有加减妙法，使膏粱之子，永无屈死矣。此富贵之善治也。

张公曰：富贵治法，已备极细微，不必再行加减。

贫治法

论贫贱不可与富贵同治

天师曰：贫治者，藜藿之民，单寒之子，不可与富贵人同为治法，故更立一门。盖贫贱之人，其筋骨过劳，腠理必密，所食者粗粝，无燔熬烹炙之味入于肠胃，则胃气健刚可知。若亦以富贵治法治之，未必相宜也。方用白术二钱，茯苓三钱，白芍三钱，甘草一钱，半夏一钱，陈皮五分，厚朴五分，共七味为主。有风者，加桂枝一钱，或柴胡一钱；有火者，加黄连一钱，或栀子一钱；有湿者，加猪苓二钱；有燥者，加麦冬五钱、苏叶一钱；有寒者，加肉桂一钱；有暑者，加香薷一钱；有热者，加石膏一钱；伤米食者，加麦芽二钱；伤肉食者，加山楂二十粒；伤面食者，加萝卜子一钱。以此方加减，无不神效。此贫贱治法，实有圆机，赖世医审之。

张公曰：贫贱治亦同，实无可传，非好隐也。

产前治法

论子悬　论漏胎　论胎动　论横生倒养　附胎产金丹　回生丹[①]

天师曰：产前之症，俱照各门治之。惟有子悬之症最难治，其次漏胎，又其次是胎动，更难可畏者，是横生倒养，不可不急讲也。子悬之症，乃胎热而子不安，身欲起立于胞中，故若

---

① 附胎产金丹、回生丹：此八字，本澄堂本、三元堂本、菁华堂本、清刻本、广益本无。

悬起之象，其实非子能悬挂也。若作气盛下之，立死矣。方用人参二钱，白术五钱，茯苓二钱，白芍五钱，黄芩三钱，杜仲一钱，熟地一两，生地三钱，归身二钱，水煎服。此方纯是利腰脐之圣药，少加黄芩清之，则胎得寒，子自定。沉方中滋补有余，而寒凉不足，定变扶危，中藏深意。盖胎系于腰肾之间，而胞又结于任冲之际，今药皆直入于内经之中，则深根固蒂，子即欲动而不能。况又用清子之药，有不泰然于下者乎。

其次漏胎，乃气血不足之故，急宜以峻补之，则胎不漏。方用人参二钱，白术五钱，杜仲一钱，枸杞子一钱，山药二钱，当归身一钱，茯苓二钱，熟地五钱，麦冬二钱，北五味五分，山茱萸二钱，甘草一钱，水煎服。此方不寒不热，安胎之圣药也。凡有胎不安者，此方安之神效。胎之动也，由于男女之颠狂。今补其气血，自然镇定，又何至漏胎哉。

胎动即漏胎之兆，亦以此方治之，无不神效。

难产如横生倒养，此死亡顷刻也。若无急救之法，何以成医之圣。然而胎之不顺，由于血气之亏。血气既亏，子亦无力，往往不能转头，遂至先以手出，或先脚下矣。倘手足先出，急以针刺儿手足，则必惊而缩入。急用人参一两，当归三两，川芎二两，红花三钱，速灌之。[批]转头丹。少顷，则儿头直而到门矣。倘久之不顺，再将前药服之，不可止也。若儿头既已到门，久而不下，此交骨不开之故。速用柞木枝一两，当归二两，川芎一两，人参一两，煎汤服之。[批]夺门丹。少顷，必然一声响亮，儿即生矣。真至神至奇之方也。倘儿头不下，万万不可用柞木枝。盖此味专开交骨，儿未回头而儿门先开，亦死之道，故必须儿头到门，而后可用此方也。此产前之法，必当熟悉于胸中，而后临产不致仓皇。

张公曰：产前无白带也。有则难产之兆，即幸而顺生，产后亦有血晕之事。方用黑豆三合，煎汤三碗。先用一碗，入白果十个，红枣二十个，熟地一两，山茱萸四钱，茯苓三钱，泽泻二钱，丹皮二钱，山药四钱，薏仁四钱，加水二碗，煎服。[批] 束①带汤。一剂止，二剂永不白带。亦通治妇人之诸带，无不神效。

小产之症，非产前也，然非正产之症，亦可作产前治。如人不正产而先产者，名曰小产，虽无大产之虚，而气血亦大伤矣，宜急补之，则日后坐胎，不至再有崩漏。用人参五钱，白术五钱，茯苓三钱，熟地一两，当归五钱，杜仲二钱，炮姜五分，水煎服。[批] 全带汤。此方乃补气补血之圣方。胞动而下，必损带脉，补其气血，则带脉损处可以重生，他日受孕，不致有再损之虞也。

华君曰：治法与余同，然尚有二方未传，一漏胎也，一胎动也。胎动方：白术一两，熟地一两，水煎服。此方妙在用白术以利腰脐，用熟地以固根本，药品少而功用专，所以取效神也。此方可以救贫乏之人，天师留以待予传世立功。甚矣，天师之恩德大也。方名黑白安胎散。

漏胎方亦奇绝，用白术五钱，熟地一两，三七根末三钱，水煎服。此方妙在三七根末，乃止血神品，故用之奏效如响。此方更胜安胎之药，方名止漏绝神丹。

雷公真君曰：难产，妇人之常生子而反致死母，仁人所痛心也。但难产非儿之横逆，实母之气衰，以致儿身不能回转。于是，手先出而足先堕矣。一见此等生法，绝勿惊惶，我有至

---

① 束：三元堂本、清刻本、广益本作"白"。

神之法。口中念"无上至圣化生佛"百遍，儿之手足即便缩入。急用人参一两，附子一钱，当归一两，川芎五钱，黄芪一两，煎汤饮之。儿身即顺，立刻产下。盖参、芪补气，归芎补血，气血既足，儿易舒展，何必服催生之丸哉？倘不补气血，而用催生堕胎之药，必致转利转虚，不杀母，必杀子矣。

胎动是热，不动是寒。热用黄芩，寒用砂仁，寒热相兼，并用砂仁、黄芩。世不察寒热，专以黄芩、砂仁为安胎圣药，亦谬矣。横生倒产，独参汤最妙，世医不知也。至有胎衣不下者，令常服参汤，或加入砂仁数分，服二三日，其衣自下。李子永识。

附胎产金丹：此丹专治妇人胎前产后、调经种子、保孕安胎，及一切虚损等症，应验如神。方用当归二两，酒洗；白茯苓二两，人乳制；人参二两，白术二两，土炒；生地四两，酒洗，煮；白薇二两，洗净，人乳拌；桂心一两二钱，延胡索二两，酒拌煮，干透；蕲艾二两，醋煮；川藁本二两，水洗净；粉甘草一两二钱，酒炒；赤石脂二两，煅，水飞；川芎二两，丹皮二两，水洗，晒干；沉香六钱，没药一两二钱，去油；鳖甲四两，醋炙；北五味子一两，益母草二两，取上半截，童便煮；香附子四两，童便、醋、人乳、盐水、米泔水制。如内热，加青蒿二两。以上诸药，共合一处。惟人参、沉香二样另研，生地酒煮晒干，其汁拌诸药同。再用紫河车一具，盛竹篮内，放于长流水，浸半日，洗净。用黄柏四两，入铅球内，将黄柏与河车下，用白酒二斤，外加清水一碗，灌满铅球，仍以铅球封口讫，外以砂锅盛水，将铅球悬于锅中，下以煤火煮两日两夜为度。取出河车、黄柏共汁，俱捣入群药内，拌匀晒干，磨面，炼蜜为丸。每丸重三钱五分，外以飞过朱砂为衣，再以蜡丸收贮。如临产，米汤化服一丸；血崩，好酒、童便化服一钱；血晕，当归川芎汤化服一丸；胞衣不下，干姜炒黑，煎汤化服一丸即下。或小产无论已下未下，白滚汤化服一丸即下。以上诸症，照方调服，无不神效。

回生丹，亦专治妇人胎前产后，功效如前。方用锦纹大黄一斤，为末；苏木三两，打碎，河水五碗，煎汁碗三听用；大黑豆三升，水浸取壳，用绢袋盛壳，同豆煮熟，去豆不用，将壳晒干，其汁留用；红花三两，炒黄色，入好酒四碗，煎三五滚，法渣，存汁听用。米醋九斤，陈者佳。将大黄末一斤，入净锅，下米醋三斤，文火熬之，以长木筋不住手搅之成膏。再加醋三斤，熬之又成，又加醋三斤，次第加毕，然后下黑豆汁三碗再熬，次下苏木汁，次下红花汁，熬成大黄膏，取入瓦盆盛之。大黄锅粑亦铲下，入后药同磨。人参二两，当归一两，酒洗；川芎一两，酒洗；香附一两，醋炒；延胡索一两，醋炒；苍术一两，米泔浸炒；蒲黄一两，隔纸炒；茯苓一两，乳制；桃仁一两，去皮尖油；川牛膝五钱，酒洗；甘草五钱，炙地榆五钱，酒洗；川羌活五钱，广橘红五钱，白芍药五钱，酒洗；木瓜三钱，青皮三钱，去瓤炒；白术三钱，米泔浸炒；乌药二两半，去皮；良姜四钱，木香四钱，乳香二钱，没药二钱，益母草二两，马鞭草五钱，秋葵子二钱，怀熟地一两，酒蒸；如法制就；三棱五钱，醋浸透，纸裹煨；五灵脂五钱，醋煮化，焙干研细；山茱萸肉五钱，酒浸蒸，捣烂入药，晒。以上三十味，并前黑豆壳，共晒干为末，入石臼内，下大黄膏，拌匀，再下炼熟蜜一斤，共捣千杵，取起为丸。每丸重二钱七八分，静空阴干，须二十余日。不可日晒，不可火烘。干后止重二钱有零，熔蜡护之。用时去蜡壳调服。如临产，用参汤调服一丸，则分娩全不费力。如无参，用淡淡炒盐汤服。或横生、逆生、儿枕同治。亦有因气血虚损难产者，宜多用人参。或子死腹中，因产母染热病所致，用车前子一钱，煎汤调服一丸，或二丸至三丸，无不下者。若因血下太早子死，用人参、车前子各一钱，煎汤服。如无参，用陈酒少许煎车前汤服，或胎衣不下，用炒盐少许，泡汤调用一丸或二三丸即下。或产毕血晕，用薄荷汤调服一丸即醒。以上乃临产紧要关头，一时即有名医，措手不及，起死回生，此丹必须预备。胎前常服此丹，壮气养胎，滋阴顺产，调和脏腑，平理阴阳，更为神妙。室女经闭，月水不调，众疾并效。以上二方，非敢在后人鄙意妄与先圣同传，第以屡试屡验，弗忍自私，特公诸天下。苟敬谨珍重，必获奇效。倘修合之粗疏，或用引之讹谬，以致药症不合，疑悔交生，而曰药之咎也，药不受也。愿临事者慎之[①]。

产后治法

论产后宜补　附胎产金丹　回生丹

天师曰：产后之病，不可枚举，终以补气补血为主，余未尝不可定方而概治之也。产后往往血晕头痛、身热腹疼，或手足逆而转筋，或心胁满而吐呕，风邪入而变为阴寒，或凉气浸而直为厥逆，皆死亡定于旦夕，而危急乱于须臾也。此时若作外症治之，药下喉即死，可不慎欤。方用人参五钱，白术五钱，熟地一两，当归二两，川芎一两，荆芥末炒黑二钱。此方为主，有风感之，加柴胡六分；有寒入之，加附子一钱，肉桂一钱。

---

① 附胎产金丹……愿临事者慎之：此两段，本澄堂本、三元堂本、菁华堂本、清刻本、广益本无。

其余诸症，俱不可乱加。以此方服之，无不神效。但可或减分两，而不可去取药味。盖产妇一身之血，尽行崩下，皮毛腠理如纸之薄，邪原易入，然亦易出也。故以大剂补正之中，略加祛邪之药，少粘气味，邪则走出于躯壳之外，乌可照平常无病之人，虑其邪之难散而重用逐邪之方也。方中妙在纯是补气补血之品，全不顾邪，尽于辅正，正气既多，邪气自遁。况方中原有荆芥之妙剂，不特引气血各归经络，亦能引邪气各出皮毛，此方之所以奇而妙，妙而神也。惟有儿枕作痛，手按之少痛者，加入山楂十粒，桃仁五个可也。一剂即去之，余药万不可轻用增入也。问熟地三日内可服否？一曰：何尝不可服也。

张公曰：产后方，最定得妙，无可再传方也。

华君曰：与予异，并传子。如产后诸症，以补气血为主。方用人参三钱，当归一两，川芎五钱，荆芥炒黑一钱，益母草一钱，水煎服。[批] 气血兼补汤。有风，加柴胡五分；有寒，加肉桂一钱；血不净，加山楂十粒；血晕，加炒黑姜片五分；鼻中衄血，加麦冬二钱；夜热，加地骨皮五分；有食，加山楂五粒、谷芽一钱；有痰，少加白芥子五分，余断断不可轻入。此方纯补气血而不治表，所以为妙。子亲治产后，无不神效。不知天师何故不传此方，而另传方与远公。想因气数之薄，而此方尚欠力量也，然亦可并传千古云。

附胎产金丹，治产后诸症。凡产后，好酒，童便化服一丸，诸病不生。产后经风，防风汤化服一丸。儿枕疼者，山楂沙糖汤化服一丸。虚怯者，川芎当归汤服一丸，十日痊愈。无子者，行经后，川芎当归汤服一丸，即能受孕。以上诸症，照方调服，能保命护身，回生起死，其功不能尽述。

回生丹，治产后诸症。凡产后三日，血气未定，还走五脏，奔充于肝，血晕，起止不得，眼见黑花，以滚水调服即愈。或产后七日，血气未定，因食物与血结聚胸中，口干心闷烦渴，滚汤下。或产后虚羸，血入于心肺，热入于脾胃，寒热似疟，实非疟也，滚汤下。或产后败血，走注五脏，转满四肢，停留化为浮肿，渴而四肢觉寒，乃血肿，非水肿也，服此即愈。或产后败血热极，中心烦躁，言语颠狂，非风邪也，滚水下。或产后败血流入心孔，闭塞失音，用甘菊花三分，桔梗二分，煎汤调服。或产未满月，误食酸寒坚硬之物，与血相搏，流入大肠，不得克化，泄痢脓血，用山楂煎汤调服。或生产时，百节开张，血入经络，停留日久，虚胀酸疼，非湿症也，用苏梗三分，煎汤调服。或产后月中，饮食不得应时，兼致怒气，余血流入小肠，闭却水道，小便涩结，溺血似鸡肝，用木通四分，煎汤调服。又或流入大肠，闭却肛门，大便涩难，有瘀血成块，如鸡肝者，用广皮三分，煎汤调服。或产后恶露未净，饮食寒热不得调和，以致崩漏，形如肝色，潮湿^①烦闷，背膊拘急，用白术三分，广皮二分，煎汤调服。或产后血停于脾胃，胀满呕吐，非翻胃也，用陈皮煎汤服。或产后败血入五脏六腑，并走肌肤四肢，面黄口干，鼻中流血，遍身斑点，危症也，陈酒化服。或产后小便涩，大便闭，乍寒乍热，如醉如痴，滚水调服。以上诸症，皆产后败血为害也。故此丹最有奇功。至产后一切异症，医所不识，人所未经，但服此丹，无不立安。一丸未应，二丸三丸，必效无疑，慎之重之^②。

---

① 湿：当作"热"。
② 附胎产金丹……慎之重之：此两段，本澄堂本、三元堂本、菁华堂本、清刻本、广益本无。

老治法

论老人宜补肾

天师曰：老人之气血既衰，不可仍照年少人治法。故食多则饱闷，食少则困馁，食寒则腹痛，食热则肠燥。此老人最难调治，而医之用药，不可不知其方也。丸方莫妙用六味丸，加麦冬三两，北五味子一两，与之常服，则肠无燥结之苦，胃有能食之欢。此方之妙，竟可由六十服至百年，终岁不断常服。盖老人气血之虚，尽由于肾水之涸。六味丸妙在极补肾水，又能健脾胃之气，去肾中之邪火，而生肾中之真阳，所以老人最宜也。然而，老人最不肯节饮食，又将何以治之？余今新定一方，可以统治伤食多痰之症。方用人参五分，茯苓一钱，白芥子一钱，麦冬三钱，薏仁五钱，山药二钱，陈皮三分，麦芽五分，山楂三粒，神曲三分，萝卜子三分，甘草五分，水煎服。有火者，加元参二钱；有寒者，加肉桂五分；有痰者，加半夏五分；有食者，加山楂、麦芽；有湿者，加泽泻一钱；有暑者，加香薷五分；有燥者，加麦冬五钱，苏叶五分；不眠者，加枣仁一钱；胁痛者，加白芍三钱；心痛者，加栀子一钱；咳嗽者，加桔梗一钱；腰酸者，加熟地五钱，杜仲五钱；足无力者，加牛膝一钱，余可不必再加。老人之方，如此可悟也。

张公曰：老治之法，最平稳而妥当，不必再立方也。

华君曰：无。

更有一方，治老人不寐最妙。用六味地黄丸一料，加麦冬四两，炒枣仁五两，黄连三钱，肉桂五钱，当归三两，白芍五两，甘菊花三两，要家园自种者，白芥子二两，为末，蜜为丸。

每日白滚水送下五钱，服后用饭。此方老人可服至百岁。

少治法

论少年人宜治脾胃

天师曰：少年人血气方刚，不可动用补血，必看其强弱如何，而后因病下药，自然无差。方用厚朴一钱，茯苓三钱，陈皮一钱，甘草一钱，半夏一钱，砂仁三粒，车前子一钱。此方为主，而逐症加减，自易奏功。畏寒者，伤寒也，加桂枝一钱；畏风者，伤风也，加柴胡一钱；畏食者，伤食也，加麦芽三钱、山楂三十粒；伤酒者，加干葛一钱；畏湿者，伤湿也，加茯苓、泽泻各一钱；恶热者，伤热也，加石膏一钱；畏暑者，伤暑也，加香薷一钱；痰多者，加半夏一钱、天花粉一钱，余可照症加之。此治少年之方法，亦非无意。盖管其脾胃，则诸药虽加而不伤胃气，故易奏功，人不可易视之也。

张公曰：少治法亦妥妙，不必再为加减。

东南治法

论补中益气汤

天师曰：东南治者，东方之人与南方之人同治也。东南俱系向明之地，腠理疏泄，气虚者多，且天分甚薄，不比西北之人刚劲。若照西北人治法治之，立见危殆矣。方用人参一钱，白术二钱，当归一钱五分，黄芪三钱，柴胡一钱，升麻五分，陈皮五分，甘草一钱，此补中益气汤也。以此方出入加减，无有不妙。加减法，照老少贫富治法用之。

张公曰：东南治法，以补中益气汤加减，俱得其妙，不必再言。

西北治法

天师曰：西北人赋质既坚，体亦甚壮，冷水冷饭，不时常用，始觉快然，一用热剂，便觉口鼻双目火出。故治法与东南人迥别。方用黄连五分，黄芩一钱，栀子一钱，陈皮一钱，枳壳一钱，厚朴一钱，甘草一钱，麦芽二钱，水煎服。有食，加山楂三十粒；伤食，加大黄一钱；有痰，加天花粉三钱；伤风，加柴胡二钱；伤暑，加香薷三钱；伤热，加石膏五钱；怒气伤肝，加白芍五钱。余俱照病加减可也。此治西北人又如此，因其强而多用消导之品也。

张公曰：西北治法，尚可斟酌。倘健者，可加大黄一钱。

华君曰：无。

皮毛治法 [①]

论疥疮　论黄水疮　论痱疮　论紫白癜风

天师曰：皮毛治法者，感轻之症，病未深入营卫，故从皮毛上治之也。如病疥疮、黄水疮、溃疮是也。此等症，不必用汤药。疥疮用轻粉一钱，油胡桃末三钱，不可去油，猪板油三钱，白薇末二钱，防风末一钱，苏叶末一钱。捣成圆如弹子大，擦疮处，一日即愈。

---

① 皮毛治法：原作"治皮毛法"，今据目录与文例改。

黄水疮，凡毒水流入何处，即生大水泡疮，即为黄水疮，手少动之即破。此热毒郁于皮毛也，当以汤洗之即愈。方用雄黄五钱，防风五钱。二味用水十碗，煎数沸，去渣取汁，洗疮上即愈。

痱疮，以暑气伤热而生也。有雪水洗之更佳，随洗随灭。如不能得，有一方最妙，用黄瓜切成片，擦之即愈。此皆从皮毛治之也。

张公曰：凡人生白癜风与紫癜风者，乃暑热之时，人不知而用日晒之手巾，擦其身中之汗，便成此病，最无害而最难愈。方用苍耳子一两，防风三钱，黄芪三两，各为末，水打成丸。米汤每日早晨送下三钱，一料服完必愈。神方也，紫白癜俱效。

肌肤治法

论脓窠疮粉刺　论顽癣　论冻疮　论坐板疮

天师曰：肌肤者，虽同是皮毛，而各有治法。肌肤之病，从腠理而出，较皮毛略深，如人生脓窠疮、粉刺、顽癣之类是也。然皆气血不和，故虫得而生焉。活其气血，则病自愈。脓窠疮，用当归三钱，生地三钱，熟地三钱，白芍三钱，麦冬三钱，天门冬三钱，川芎一钱，茯苓三钱，甘草一钱，柴胡一钱，人参一钱，白术三钱，黄芪五钱，荆芥一钱，薏仁五钱，水煎服。此方妙在补气补血之药，而略用柴胡、荆芥以发之。先服四剂，必然疮口尽加臌胀作脓。四剂后，去柴胡，加五味子五粒，又服四剂，则满身之疮如扫而愈矣。

粉刺之症，乃肺热而风吹之，多成此刺。虽无关人病，然书生娇女各生此病，亦欠丰致。我留一方，为之添容，未为不可。方用轻粉一钱，黄芩一钱，白芷一钱，白附子一钱，防风一钱，各为细末，蜜调为丸。于每日洗面之时，多擦数遍，临睡之时，又重洗面而擦之。不须三日，自然消痕灭瘢矣。

惟有顽癣之方最难治理，然一经我治，亦易收功。方用楝树皮一两，白薇一两，轻粉三钱，冰片一钱，生甘草一钱，蜗牛三钱，火焙干，有壳亦可用；杜大黄根一两，各为细末。先以荔枝壳扒碎其癣皮，而后以此药末，用麻油调搽之，三日即结屑而愈。此皆治肌肤之法，可以为式。

张公曰：冻疮乃人不能耐寒，而肌肤冻死，忽遇火气，乃成冻疮耳。耳上冻疮，必人用手去温之，反成疮也。方用黄犬屎，露天久者变成白色，用炭火煅过为末，再用石灰，陈年者，炒，各等分，以麻油调之，敷上。虽成疮而烂，敷上即止痛生肌，神方也。若耳上面上虽冻而不成疮者，不必用此药，止消荆芥煎汤洗之，三日愈。

坐板疮亦是肌肤之病，止消轻粉一钱，萝卜子种三钱，冰片半分，杏仁去皮尖十四粒，研为末。以手擦之疮口上，一日即愈。神效奇绝，无以过也。

筋脉治法

论筋病　论脉病

天师曰：筋脉者，一身之筋，通体之脉，不可有病。病则筋缩而身痛，脉涩而体重矣。然筋之舒，在于血和，而脉之平，在于气足。故治筋必须治血，而治脉必须补气。人若筋急踡缩，伛偻而不能立，俯仰而不能直者，皆筋病也。方用当归一两，白芍五钱，薏仁五钱，生地五钱，元参五钱，柴胡一钱，水煎服。此方之奇，在用柴胡一味入于补血药之中。盖血亏则筋病，用补血药以治筋，宜矣。何以又用柴胡以舒散之？不知筋乃肝之余，肝气不顺，筋乃缩急，甚而伛偻。今用柴胡舒其肝脉之郁。郁气既除，而又济之以大剂补血之品，则筋得其养而宽，筋宽则诸症悉愈矣。

血脉不足之症，任、督、阴阳各跻经络不足，或毛发之干枯，发鬓之凋落，或色泽之不润，或相貌之憔悴是也。此等之症，人以为气之衰也，谁知血之竭乎。法当补其血。而血不可骤补也，须缓缓补之。当归一钱，白芍三钱，川芎一钱，熟地四钱，白果五个，何首乌三钱，桑叶七片，水煎服。此汤即四物汤。妙在用白果以引至唇齿，用桑皮以引至皮毛，用何首乌以引至发鬓，则色泽自然生华，而相貌自然发彩矣。此治脉之法，人亦宜知。

张公曰：筋脉之治，予尚有二奇方传世。用当归三钱，芍药一两，熟地二两，柴胡一钱，白术五钱，肉桂一钱，白芥子一钱，水煎服。［批］滋筋舒肝汤。此方乃肾肝同治之法。筋虽属肝，而滋肝必责之肾。今大补其肾，又加之舒肝之药，而筋有不快然以养者耶。

脉治法：当归一两，白芍三钱，生地三钱，麦冬三钱，熟地一两，万年青三分，枸杞子二钱，旱莲草一钱，花椒三分，天冬三钱，水煎服。此方药味俱是补血之品，而又上走于面。久服自然两鬓变黑，容颜润泽矣，可与天师法并传也。

华君曰：无方。乌须我有绝奇之方，世间方甚多皆不能取效于旦夕。我之奇方，不须十天，保汝重为乌黑。熟地三两，何首乌三两，用生不用熟，用红不用白，用圆不用长，黑芝麻一两，炒，万年青二片，桑叶二两，山药三两，白果三十个，桔梗三钱，各为细末。不可经铁器，为丸。每日早饭后服一两，十日包须乌黑。乃余自立之方，治人亲验者也。

岐天师：加花椒一钱。此方奇绝，华君不畏泄天机耶。

温治法

论虚劳

天师曰：温治者，不可用寒凉，又不可用辛热，不得已乃用温补之药，以中治之也。如人病虚劳，四肢无力，饮食少思，怔忡惊悸，失血之后，大汗之后是也。此等各症，俱不可用偏寒偏热之药，必须温平之品，少少与之，渐移默夺，庶几奏效。倘以偏师出奇，必有后患。方用熟地五钱，白术五钱，茯苓五钱，白芥子五分，山药二钱，枸杞子一钱，当归一钱，枣仁五分，麦冬一钱，神曲三分，芡实三钱，水煎服。此方去湿之药居多，使健脾利气，生血养精，既无偏热之虞，又鲜偏寒之虑，中和纯正，久之可服，湿去则脾气自行，血足则精神自长，此温治之所以妙也。

张公曰：温治法妙，子亦有一方可存。熟地五钱，山药一钱，茯苓一钱，甘草一钱，女贞子一钱，麦冬三钱，白芍三钱，当归二钱，菟丝子一钱，枣仁一钱，远志八分，山药一钱，陈皮三分，砂仁一粒，覆盆子一钱，水煎服。此方不凉不热，补肾肝肺脾心之五脏，而无偏重之忧。可以温治者，幸留意于此方。

华君曰：未传。

清治法

论脉燥

天师曰：清治者，不可用凉药，又不可用温补，乃改用清平之剂，故曰清治。此等病，必是肺气之燥。肺金之气一燥，即有意外之虞，若不急治，必变成肺痿、肺痈等症。盖燥极成火，自宜用凉药矣。此不可凉药者何？肺居上流，用凉药以寒肺，或药不能遽入于肺中，势必趋于脾胃，肺之热未除，而胃口反成虚寒之症，必致下泻，泻久而胃口无生气矣。胃既无生气，又何能生肺金而养肺气哉。故不若用清平之味，平补胃口，而上清肺金之气之为得也。方用元参三钱，麦冬五钱，桔梗一钱，天门冬一钱，甘草一钱，紫菀一钱，款冬花一钱，贝母一钱，苏子一钱，水煎服。[批]清肺益气汤[①]。此方皆一派清平之品，而专入肺金之妙剂也。久服胃既不寒，而肺金得养，又何肺痿、肺痈之生哉。故人久咳不已，即当敬服此方，万勿惑[②]于时师，而用偏寒之药也。

张公曰：清治法，方最妙，予不能赞一词，不留方。

收治法

论久嗽久泻久汗

天师曰：收治者，气散而收之也。如人病久嗽不已，久泻

---

①　清肺益气汤：广益本作"润肺益金汤"。

②　惑：原作"感"，今据本澄堂本、三元堂本、菁华堂本、清刻本、广益本改。

不已，久汗不已是也。久嗽者，人无不为邪之聚也，日日用发散之剂而不效者何？气散故耳。气散矣，而仍用散药，无怪乎经月而不效也。法当用收敛之药一二剂，便见成功。方用人参一钱，白芍三钱，酸枣仁二钱，北五味一钱，麦冬五钱，苏子一钱，益智仁五分，白芥子一钱，水煎服。[批]止嗽神丹。一剂轻，二剂全愈。后服六味地黄丸，加麦冬三两，北五味子一两。服之不再发，否则不能保其不发也。盖久服散药，耗尽真阴，虽暂用收敛之药，一时奏功，而真阴既亏，腠理不密，一经风邪，最易感人，此必须之势也。服地黄丸，水足而肺金有养，腠理自密，又何患重感风邪哉。

大泻之后，必多亡阴，亡阴既多，则元阳亦脱。若不急为收止，则阴绝阳亡，可立而待，法当用止塞之品。或疑邪未尽去，如何止住其水，万一邪居中州，则腹心之患，不可不虑。其言则是，其理则非。吾言大泻者，乃纯是下清水，非言下利也。利无止法，岂泻水亦无止法乎。故人患水泻者，急宜止遏。方用白术五钱，茯苓三钱，车前子一钱，北五味一钱，吴茱萸五分，酸枣仁一钱，水煎服。[批]分水神丹。此方止药少于补药，健脾去湿，水性分消，不收而自收也。若纯以粟壳[①]以涩止之，而不分消其滔天之势，则阻滞一时，势必溃决，反生大害矣。

大汗之病，阳气尽随汗而外越，若不急为止抑，则阳气立散，即时身死。法当以大补之剂煎饮，一线之气可留，而大汗可止。方用人参一两，或黄芪二两代之，当归一两，北五味一钱，桑叶七片，急为煎服。此方即补血汤之变，妙在补气药多

---

① 粟壳：此下原有"莺粟壳"三字。与上重出，今据清刻本、广益本删。

于补血，使气旺则血自生，血生汗可止。况方中加五味子以收汗，加桑叶以止汗，有不相得益彰者乎。倘以大汗之人，气必大喘，不可以参芪重增其气，纯用补血之品，未为无见。然而，血不可骤生，气当急固，不顾气，徒补血，未见功成。此似是而非，又不可不急辨之也。此收法宜知，医可不细加体认乎。

张公曰：俱论得畅而妙，吐泻无可再言。惟久嗽之法，吾意即宜以六味地黄汤，加麦冬、五味治之，似宜不必先用人参以救肺气之害也。然而天师用之，必有深意，他日再敬询之。

大汗症，多系阳脱，有用大剂参附汤者。李子永识。

散治法

论散郁

天师曰：散治者，有邪而郁结胸中，以表散之药散之也。如人头疼身热，伤风咳嗽，或心事不爽，而郁气蕴于中怀，或怒气不舒，而怨愤留于胁下，倘以补药温之，则愈甚矣。方用柴胡一钱，白芍三钱，薄荷一钱，丹皮一钱，当归二钱，半夏一钱，白术一钱，枳壳三分，甘草一钱，水煎服。［批］散郁神丹。此方纯治前症，投之无不效应如响，即逍遥散变之也。开郁行气，去湿利痰，无不兼治。散之中有补之法，得补益之利，受解散之功，真药壶之妙药，刀圭之神剂也。散之方无出其右，毋轻视之。

张公曰：固然散之法无出其右，予再言其加入之味。如头疼，加川芎一钱；目痛，加蒺藜一钱，甘菊花一钱；鼻塞，加苏叶一钱；喉痛，加桔梗二钱；肩背痛，加枳壳二钱；两手痛，加桂枝一钱；两胁痛，倍加柴胡、白芍；胸痛，加枳壳一钱；

腹痛手不可按者，加大黄二钱；腹痛手按之不痛者，加肉桂一钱。此加减之得宜，人亦不可不知也。

软治法

论消痞块

天师曰：软治者，病有坚劲而不肯轻易散者，当用软治。如人生块于胸中，积痞于腹内是也。法用药以软之。心中生块，此气血坚凝之故，法当用补血补气之中，少加软坚之味，则气血活而坚块自消。倘徒攻其块，而不知温补之药，则坚终不得消。方用人参一钱，当归一钱，白芍三钱，青盐一钱，熟地五钱，山茱萸二钱，麦冬三钱，北五味一钱，柴胡一钱，半夏一钱，附子一片，水煎服。［批］软坚汤。此方妙在纯用补药，止加青盐一味以软坚，若无意于坚者，久之而坚自软，柔能制刚之妙法也。

痞块之坚，又不可以此法治之。盖坚在于腹中，若徒攻其坚，必致腹中不和，而损伤胃气。法当用和解之中，软以治之，则坚之性可缓，而坚之形可化，坚之气可溃，坚之血可消。否则，有形之物盘踞于中，无形之气必耗于外，日除坚而坚终不得去也。方用白术五两，茯苓三两，神曲二两，地粟粉八两，鳖甲一斤，醋炙，人参五钱，甘草一两，白芍三两，半夏一两，白芥子一两，萝卜子五钱，厚朴五钱，肉桂三钱，附子一钱，各为末，蜜为丸。每日临睡送下五钱，即以美物压之，［批］消积化痞至神丹。一料未有不全愈者。此方有神功，妙在用鳖甲为君，则无坚不入。尤妙用地粟粉，佐鳖甲以攻邪，又不耗散真气。其余各品，俱是健脾理正之药，则脾健而物自化。尤妙用肉桂、附子，冲锋突围而进，则鳖甲大军相继而入，勇不可当。又是仁者之师，贼虽强横，自不敢抵敌，望风披靡散走。又有诸军在后，斩杀无遗，剿抚并用，有不三月告捷者哉，此更软治之妙。倘不补正气，惟大黄、巴豆、两头尖、阿魏之类，直前攻坚，虽亦有得胜之时，然中州扫荡，田野萧然，终必仓空箱罄。人民匮乏之形，有数年不能培植者也。人乌可徒言攻坚哉。

张公曰：奇论不磨。如人身生块而不消者，乃气虚而痰滞也，法当补气，而不可全然消痰，痰愈消而气愈虚矣。方用人参一钱，白术五钱，薏仁五钱，茯苓三钱，黄芪五钱，防风五分，白矾一钱，白芍三钱，陈皮五分，白芥子三钱，水煎服。［批］消补兼施汤。此方妙在补气多，而祛痰之药少，气足而痰自难留，况又有白芥子无痰不消，白矾无坚不入，况又有白芍以和肝木，不来克脾胃之土，而土益能转其生化之机，又得薏仁、茯苓，以分消其水湿之气，何身块之不消乎。

瘰串之块，必须软治。方用柴胡一钱，白芍五钱，茯苓五钱，陈皮五分，半夏一钱，甘草一钱，连翘一钱，香附一钱，皮硝五分，屋上瓦葱干者三分，生者用一钱，水煎服。一剂动，二剂轻，三剂少愈，四剂全愈，神方也。人参，弱人加之一钱，不可多加。

坚治法

论注夏

天师曰：坚治者，怠惰不振，用坚药以坚其气，或坚其骨也。坚气者，如人夏月无阴，到三伏之时，全无气力，悠悠忽忽，惟思睡眠，一睡不足再睡，再睡不足，则懒于语言，或梦遗不已，或夜热不休者是也。此皆肾水泄于冬天，夏月阳胜，阴无以敌，所以如此。必须峻补其肾水，水足而骨髓充满，则骨始有力，而气不下陷矣。方用熟地一两，山茱萸四钱，北五味一钱，麦门冬三钱，白芍三钱，当归二钱，白术三钱，茯苓一钱，陈皮一钱，生枣仁二钱，芡实三钱，水煎服。方名软坚汤。得此方妙在纯是补阴，而全无坚治之法，然坚之意已寓于中矣。盖骨空则软，补其骨中之髓，则骨不坚而坚也。此方之妙，可以治以上之气软骨软，无不全愈，终不必再立坚骨之法也。

此亦有凡小儿十岁以上，十岁以下，天癸水未至，亦有患前症者，岂皆冬不藏精之故耶？而非然也。盖小儿最不忌口，一见瓜果凉热之物，尽意饱啖，久则胃气弱矣，再则脾气坏矣，又肾气寒矣，遂至肾水耗去，亦如冬不藏精之症。方又不可全用前方，当以补胃补脾补肾三经为主，不可纯用补肾一经之味也。方用白术一钱，茯苓一钱，熟地三钱，北五味五分，麦冬一钱，当归一钱，白芍二钱，陈皮三分，山楂三粒，枳壳二分，人参五分。水煎服。[批]健脾生水汤。一剂立愈，不必再服也。此方脾肺肾俱为统治，而又平肝木，肝既得养，则心亦泰然。此五脏皆用补剂，而小儿纯阳，尤易奏功，不若大人之必须多服也。夏天小儿最宜服一二剂，再无注夏之病。此又坚治之一法，留心儿科者，幸察之。

张公曰：坚治法妙。

华君曰：君多小儿症治。

抑治法

论肺火心火胃火肝火肾水

天师曰：抑治者，抑之使不旺也。或泻其肺中之火，或遏其心中之焰，或止其胃中之气，或平其肝木之盛是也。此四经最多火而最难治。肺经之火，散之则火愈甚，抑之反胜于散之矣。盖肺经之气实，则成顽金，顽金非火不炼，然而肺乃娇脏，终不可以炼法治之，故用抑之之法。方用山豆根一钱，百部一钱，青黛一钱，黄芩一钱，天花粉二钱，桑白皮一钱，水煎服。〔批〕养肺汤。此方专抑肺金之气，而又不伤气，则肺金有养，自然安宁。倘全以寒凉之药降之，则又不可。盖肺乃娇脏，可轻治而不可重施，以轻清下降之味少抑其火，则胃气不升，心火少敛，肺经煅炼，必成完器，又何必用大散之药哉。

心中之焰，非黄连不可遏，徒用黄连而不加泻木之品，则火虽暂泻而又旺。方用黄连一钱，柴胡一钱，白芍三钱，菖蒲一钱，半夏一钱治之。此方用泻肝之药多于泻心，母衰则子自弱，必然之理。设不用泻木之药，而纯用泻心之黄连，则黄连性燥，转动心火，此所以心肝必须同治也。

胃中之气有余，必且久变为热。人以为我能食冷，乃气之有余也。我能消食，乃脾之健旺也。我能不畏天寒，此肾之有余也。谁知胃气之有余，本之肾水之不[1]足，一遇风寒袭之，夏暑犯之，非变为消渴之症，必成为痿废之人。必须平日用大剂六味地黄丸吞服，自然气馁而火息。胃平而热除也。无如世人不信，自号曰强，不肯多服，又托言我不能吞丸药，下咽则吐，不听仁人之语，因循不服，及至火病，则曰快与我用竹叶石膏汤，晚矣。吾今立一方为汤药，省其不可吞服丸药。方用元参三钱，熟地五钱，麦冬三钱，北五味一钱，山茱萸三钱，山药三钱，丹皮一钱，天花粉八分，水煎服。此方乃平胃火之圣药，

---

① 不：原作"少"，今据广益本改。

妙在补肾补肺补肝，全不纯去平胃。中州安泰，岂有阻滞抑郁之理，自然挽输有路，搬运无虞，上不凌铄肺金，下不侵克脾土，旁不关害肝木。一方之中，众美备臻，又何患胃火之上腾哉。至于胃火既旺，或丸药原有艰难之道，世人不知，予并发明之。盖人之胃口，虽是胃土主事，其实必得肾水上滋，则水道有路，粮食搬运而无阻隔之虞。今胃火既盛，水仅可自救于肾宫，又安能上升于咽喉口舌之间，况丸药又是硬物，原非易得下喉，此所以不肯服，非天性不能服也。如反胃之病，食入反出，非明验软。无肾水之人，无食以下喉，犹然吐出，盖胃中无肾水以润故耳。彼无肾水冲上，尚不能入于胃中，况又有胃火之盛，无肾水之润者，无怪乎到口难咽也。

肝木之盛，抑之之法，必须和解。然和解之中而不用抑之之法，则火愈盛，木愈旺矣。方用白芍五钱，甘草一钱，炒栀子三钱，当归二钱，白芥子一钱，柴胡一钱，荆芥一钱，泽泻一钱，水煎服。[批]散风汤。此方用柴、荆以散肝木之气，更妙用白芍、栀子以清肝木之火，火去而木衰，此善于抑之也。

张公曰：抑治法，说得如此透辟，不刊之书，益信然也。

肾中之水，有火则安，无火则泛。倘人过于入房，则水去而火亦去，久之水虚而火亦虚，水无可藏之地，则必上泛而为痰矣。治之法，欲抑水之下降，必先使火之下温，法当仍以补水之中，而用火热之药，使水足以制火，而火足以生水，则水火有相得之美也。方用熟地三两，山茱萸一两，肉桂三钱，茯苓一两，北五味一钱，牛膝三钱，水煎服。一剂而痰即下行，二剂而痰消无迹矣。盖肉桂乃补肾中火之圣药，倘止用之以温命门，水亦可以下降。然而，不补其肾宫之水，则肾宫匮乏，水归而房舍空虚，难以存活，仍然上泛，故必用补水以补火也。

方用熟地、山茱，纯是补水之药，而牛膝又是引下之绝品。水有火之温，又有水之养，又有引导之使，自安然而无泛上之理也。

扬治法

论气沉血滞

天师曰：扬治者，乃气沉而不能上，血滞而不能行是也。气得扬而展舒，血得扬而活动。倘沉抑不扬，则必有呃逆躄废之症。必用药以扬之，则气舒展而血活动也。方用当归三钱，白芍三钱，黄芪三钱，白术三钱，柴胡五分，熟地五钱，升麻五分，人参一钱，茯苓一钱，川芎一钱，水煎服。此八珍汤也。妙是血气平补，若用甘草而不用黄芪，则不是八珍汤矣。气血平补，既无偏曲，而后以升麻、柴胡扬之，使血气流动，自无气并血而成躄废之症，亦无血并气而成呃逆之症矣。此扬治之不可废也，故又立一门耳。设止补阳而不补阴，则阳旺而阴愈消。设止补其阴而不补其阳，则阴旺而阳愈息。故必兼补之，而扬法始为有益，不可与发散之一类而并观之也。

张公曰：阐发细微，无可道。

痰治法

论治初起之痰　已病之痰　久病之痰　论老痰　顽痰

天师曰：痰治者，痰塞于咽喉之间，虽是小病，而大病实成于此，古人所以另立门以治之。然而所立之方，皆是治痰之标，不足治痰之本也，故立二陈汤，以治上中下新暂久之病，通治之而无实效也。今另立三方，一治初起之痰，一治已病之痰，一治久病之痰。痰病虽多，要不能越吾之范围也。初起者，伤风咳嗽吐痰是也。用半夏一钱，陈皮一钱，天花粉一钱，茯苓一钱，甘草一钱，苏子一钱，水煎服。二剂可以消痰矣。此方去上焦之痰也。上焦之痰，原止在胃中而不在肺。去其胃中之痰，而肺金气肃，何致火之上升哉。已病之痰，痰在中焦也。必观其色之白与黄而辨之，最宜分明。黄者，乃火已将退也；白者，火正炽也。火炽者，宜用寒凉之品；火将退者，宜加祛逐之品。吾今立一方，俱可治之。白术三钱，茯苓五钱，陈皮一钱，甘草一钱，白芥子三钱，栀子一钱，火痰加之，枳壳五分，水煎服。此方系健脾之剂，非祛痰之剂也。然而痰之多者，多由于脾气之湿。今健其脾气，则水湿之气下行，水湿既不留于脾中，又何从而上出，况又加之消痰之圣药，而痰有不安静速亡者乎。至于久病之痰，切不可以作脾湿生痰论之。盖久病不愈，未有不肾水亏损者，非肾水泛上为痰，即肾火沸腾为痰。此久病之痰，当补肾以祛逐之。方用熟地五钱，茯苓三钱，山药三钱，薏仁五钱，芡实五钱，山茱萸三钱，北五味一钱，麦冬三钱，车前子一钱，益智仁三分，水煎服。此治水泛为痰之圣药。若火沸为痰者，内加肉桂一钱。此方之妙，纯是补肾之味，而又兼祛湿之品，化痰之味。水入肾宫，自变化为真精，又安有升腾为痰者乎。此治下焦有痰之法也。有此三方，再看何症，出入加减，治痰无余事矣。

张公曰：三方极妙，可为治痰之圣方也，然予尚有方在。初起之痰，用天师方可也。已病之痰，予方亦佳，并附于后。用白术三钱，茯苓三钱，陈皮一钱，天花粉二钱，益智仁三分，人参三分，薏仁三分。有火者，加黄芩一钱；无火者，加干姜一钱，水煎服。此方亦健脾而去湿，且不耗气，不助火之沸腾，二剂而痰症自消。久病之痰，用予六味丸汤加麦冬、五味，实有奇功，可与天师方并传万古也。无火者，加附子、肉桂可耳。

华君曰：予尚有二方，治痰之久而成老痰者。方用白芍三钱，柴胡一钱，白芥子五钱，茯苓三钱，陈皮三分，甘草一钱，丹皮二钱，天花粉八分，薏仁五钱，水煎服。此方妙在用白芥子为君，薏仁、白芍为臣，柴胡、花粉为佐，使老痰无处可藏，自然渐渐消化。此方可用八剂，老痰无不消者，方名消渴散。又方治顽痰成块而塞在咽喉者为顽痰，留在胸膈而不化者为老痰也。方用贝母三钱，甘草一钱，桔梗三钱，紫菀二钱，半夏三钱，茯苓三钱，白术三钱，神曲三钱，白矾一钱，水煎服[①]。此方妙在贝母与半夏同用，一燥一湿，使痰无处藏避，而又有白矾以消块，桔梗、紫菀以去邪，甘草调停中央，有不奏功如响者乎。二方亦不可废也。

火沸为痰，反加肉桂，此火不及水折也。李子永识。

火治法

论阳明胃火　论治各经之火

天师曰：火治者，治火之有余也。火症甚多，惟阳明一经最难治。前论虽悉，尚有未尽之议也。知治阳明之法，则五脏之火，各腑之火，无难专治矣。阳明本胃土也，如何有火？此火乃生于心包。心包之火，乃相火也。君火失权，则心包欺之，

---

① 此方上，本澄堂本有"逐顽汤"三字眉批。三元堂本"逐"作"消"。菁华堂本、清刻本作"还顽汤"，"还"乃"逐"之误。广益本作"顽汤"，脱"逐"字。

以自逞其炎赫之势。是必以辛凉大寒之品，大剂投之，恣其快饮。斯火得寒而少息，热得凉而略停，然必添入健胃之药，始可奏功。盖胃火之沸腾，终由于肾气之不足，去胃火，必须补胃土。然而徒补胃土，而不去水湿之痰，亦不得也。方用石膏一两，或二两，或三两，看火势之盛衰，用石膏之多寡，知母三钱，麦冬五钱，甘草一钱，糯米一合，竹叶百片，人参三钱，水煎服。方则人参竹叶石膏汤也。胃火之盛，非此汤不能平。还问其人必大渴饮水，见其有汗如雨者，始可放胆用之，否则不可轻用。盖无汗而渴，亦有似此症者，不可不辨也。此方纯是降胃火之药，所以急救先天之肾水也。此症一日不治，即熬干肾水而不救，故不得已用此霸道之药也。倘无汗而渴，明是肾火有余而肾水不足，又乌可复用石膏汤，以重伤其肾水乎。然则又当何方以治之？用熟地三两，山茱萸二两，北五味三钱，麦冬二两，元参一两。此方乃治似白虎症，而非胃火之热者，人更宜知之也。其余心火用黄连，肝火用栀子，肺火用黄芩，前言悉之矣，兹不再赘。

张公曰：不意吾方，得真人阐发至此，大快也。然予更有说，阳明之火虽起于心包，实成于肝木之克之也。肝木旺则木中有火，不特木来克土，而转来助焰。肝木之火，半是雷火，一发则震地轰天。阳明得心包之火而沸腾，又借肝木龙雷之火以震动，如何可以止遏。故轻则大渴，重则发狂也。予治此症，往往白芍加至数两，未曾传世，世所以不能发明之也。先用石膏汤以去火，随加白芍以平木，木平而火无以助焰，自然胃火孤立无援。又加麦冬以平肺金之气，则金有水润，不必取给于胃土，而胃土可以自救，况又有石膏、知母之降火哉。此狂之所以定，而热之所以除也。方用石膏一两，知母三钱，麦冬一两，半夏三钱，甘草一钱，竹叶一百片，糯米一合，先煎四碗，又加白芍二两同煎。[批]法制白虎汤。此方之妙，不在石膏、知母之降胃火，妙在白芍之平肝木，使木气有养不来克土，并不使木郁生火，以助胃火也。又妙在麦冬以清肺金，使金中有水，胃火难 [①] 炎，且去制肝，无令克土也。

华君曰：予方又不同。传远公乃专论阳明，传予乃论各经之火也。有方并传子。栀子三钱，白芍五钱，甘草一钱，丹皮三钱，元参三钱，水煎服。[批]泻火圣神汤。心火，加黄连一钱；肺火，加黄芩一钱；胃火，加石膏三钱；肾火，加知母一钱，黄柏一钱；大肠火，加地榆一钱；小肠火，加麦冬三钱，天冬三钱；膀胱火，加泽泻三钱。治火何以独治肝经也？盖肝属木，木易生火，故治火者首治肝，肝火一散，而诸经之火俱散。所以，加一味去火之药，即可以去各经之火也。

静治法

论解火郁

天师曰：静治者，静以待之而不可躁也。如人病拂逆之症，躁急之状，不可一刻停留，此火郁而不得舒，故尔如此。倘用寒凉之品急以止之，则火郁于中，则反不得出。静以待之，使其燥气稍息，而后以汤药投之，任其性而无违其意，则功易奏而病易去矣。方用白芍、当归各三钱，茯苓五钱，柴胡五分，甘草一钱，白芥子一钱，丹皮二钱，枣仁一钱，水煎服。方名静待汤。此方之妙，全无惊张之气，一味和解，火郁于肝木之

---

① 难：原作"虽"，今据本澄堂本、三元堂本、菁华堂本、清刻本、广益本改。

中，不觉渐渐自散。此静治之妙法也。

张公曰：妙。从无医人讲至此，更欲立方而不可得。气燥，乃气中有火也，亦宜以静法待之。予酌一方，用白术三钱，茯苓三钱，白芍三钱，陈皮五分，甘草五分，麦冬三钱，元参三钱，天花粉一钱，苏子一钱，水煎服。名为静气汤。此方和平安静，无惊张之气，可治心烦气动，肺燥胃干之症。

血燥，乃血热之故，往往鼻衄血，心烦不寐，不能安枕，怔忡等症，亦宜以静待之。方用当归三两，芍药三钱，熟地五钱，生地三钱，丹皮一钱，地骨皮五钱，沙参三钱，白芥子一钱，甘草三钱，炒枣仁一钱，水煎服。[批]宁①血汤。此方亦无惊张之气，又加荆芥五分，血动者最宜服之。

动治法

论治手足麻木

天师曰：动治者，因其不动而故动之也。如双脚麻木，不能履地，两手不能执物者是也。法当用竹筒一大个，去其中间之节，以圆木一根穿入之，以圆木两头缚在桌脚下，病人脚心先踏竹筒而圆转之如踏车者，一日不计其数而踏之，然后以汤药与之。方用人参一钱，黄芪三钱，当归一钱，白芍三钱，茯苓三钱，薏仁五钱，白术五钱，半夏一钱，陈皮五分，肉桂三分，水煎服。[批]发机汤②。此方俱是补药之中，妙有行湿之味。盖此等病，必湿气侵之，始成偏废，久则不仁之症成也，成则

---

① 宁：三元堂本作"止"。

② 发机汤：三元堂本作"活废汤"，菁华堂本、清刻本、广益本作"活泼汤"。泼乃废字之误。

双足自然麻木。乘其尚有可动之机，因而活动之，从来足必动而治，血始活。因湿侵之，遂不能伸缩如意，所以必使之动，而后可以药愈也。否则，徒饮前汤耳。两手之动，又不如是，必使两人反转病人之手在背后，以木槌转捶之，捶至两臂酸麻，而后以汤药与之可愈。方用人参一钱，茯苓三钱，黄芪五钱，防风一钱，半夏一钱，羌活一钱，水煎服。[批] 发动汤①。此方又妙在防风、黄芪同用，而以黄芪为君，人参为臣，祛痰祛湿为使，又乘其动气之时与服，则易成功。否则，亦正不能奏效耳。

张公曰：动治法最妙。予则更有法，于二症尤当。使人抱起坐了，以一人有力者，将其手延拳回者不已，后服天师之药更妙，可并志之。

春夏治法

论春宜理气　夏宜健脾

天师曰：春夏治者，随春夏发生之气而治之得法也。春宜疏泄，夏宜清凉，亦不易之法也。然而舒发之中，宜用理气之药，清凉之内，宜兼健脾之剂，未可尽为舒发与清凉也。春用方，春则用人参一钱，黄芪一钱，柴胡一钱，当归二钱，白芍三钱，陈皮五分，甘草一钱，神曲五分，水煎服。[批] 迎春汤。此方有参、芪以理气，又有柴、芍、当归以养肝而舒木气，则肝木不克脾土，自然得养矣。夏则用麦冬三钱，元参三钱，五味子一钱，白术五钱，甘草一钱，香薷八分，神曲三分，茯苓

---

① 发动汤：三元堂本作"转动法"，"法"乃"汤"之误。菁华堂本、广益本作"转槌汤"，"槌"乃"动"之误。

三钱，陈皮五分，水煎服。［批］养夏汤。此方妙在健脾之中，而有润肺之药，脾健而肺润，又益之去暑之品，又何患暑极之侵入哉。此春夏之法，所宜知者。

张公曰：春夏治法最妙，以老幼加减法门法通用之，妙甚。

秋冬治法

论秋宜润肺　冬宜补肾

天师曰：秋冬治者，以顺秋气之肃，冬气之寒也。然秋天而听其气肃，冬令而顺其气寒，则过于肃杀矣。法当用和平之药以调之，使肃者不过于肃，而寒者不过于寒也。秋则用麦冬五钱，北五味一钱，人参一钱，甘草一钱，百合五钱，款冬花一钱，天花粉一钱，苏子一钱，水煎服。［批］润①秋汤。此方妙在不寒不敛，不热不散，则肺金既无干燥之患，而有滋润之益，又何虑金风之凉也。冬则用白术五钱，茯苓三钱，山茱萸二钱，熟地五钱，肉桂三分，生枣仁一钱，枸杞子一钱，菟丝子一钱，薏仁三钱。水煎服。［批］温冬饮。此方补肾之水多，补肾之火少，使水不寒而火不沸，又何虞冬令之寒哉。秋冬治法之佳妙者。

张公曰：妙。亦以老少门法加减之。

奇治法

论治奇症四十七

天师曰：奇治者，不以常法治之也。如人生怪病于腹中，

---

① 润：三元堂本作"迎"，菁华堂本、清刻本、广益本作"顺"。

或生异症于身上，或生奇形于口上是也。奇病岂是常药可治，余当以奇药治之。倘人腹中忽有应声虫，此将何法以治之乎？用杀虫药治之，不应；用祛痰药治之，不应；用寒药凉之，又不应；用热药消之，又不应，然则终何以治之哉。古人有将本草读之，而虫不应声者，用之即愈，此奇治之一法也。余别有一神奇法治之，省阅本草之劳神。用生甘草一味，加入白矾，各等分，不须二钱，饮下即愈。盖应声出，非虫也，乃脏中毒气有祟以凭之也。用甘草以消毒，用白矾以消痰，况二物一仁一勇，余又以智用之，智、仁、勇三者俱全，祟不觉低首而却走矣。

张公曰：妙绝矣！不可思议。

天师曰：倘人身上忽生人面疮者，有口鼻双眼之全，与之肉且能食，岂非怪病乎，而治之法奈何？世人有以贝母末敷之，而人面疮愁眉而愈。人以为此冤家债主也，而余以为不然，盖亦有祟凭焉。我有一方奇甚，效更捷于贝母。方用雷丸三钱，一味研为细末，加入轻粉一钱，白茯苓末一钱，调匀敷上即消。［批］轻雷丸。盖雷丸此药，最能去毒而逐邪，加入轻粉，深入骨髓，邪将何隐。用茯苓不过去其水湿之气耳。此中奇妙，最难言传，余不过道其理之奥妙，而不能言其治之神奇也。

倘人口中忽生疮于舌上，吐出在外寸余，上结成黄靥，难以食物。人以为病在心也，心热故生此疮。此亦近理之谈，而不知非也，亦有祟以凭之也。方用冰片一分，入在蚌口内，立化为水，乃以鹅翎敷扫其上，立刻收入其舌，便可饮食矣。蚌乃至阴之物，以至阴攻至阴之邪，则邪自退走。况又加以冰片之辛温，逐邪不遗余力，自然手到功成也。

倘鼻中生红线一条，长尺许，少动之则痛欲死，人以为饮酒之病也，而余以为不然，亦祟也。方用硼砂一分，冰片一分，研为末，以人乳调之，轻轻点在红线中间。[批]冰砂丹。忽然觉有人如将病人打一拳一般，顷刻即消。奇绝之方也。盖硼砂亦是杀祟之物也。

耳中闻蚂蚁战斗之声者，此则非祟，乃肾水耗尽，又加怒气伤肝所致。方用白芍三两，柴胡三钱，栀子三钱，熟地三两，山茱萸三两，麦冬一两，白芥子三钱，水煎服。[批]止喧丹。方中纯是补肾平肝之圣药。饮之数日，其战斗之声渐远，服一月即愈。此乃奇病，而以伯道之方治之也。

耳中作痒，以木刺之，尚不足以安其痒，必以铁刀刺其底，铮铮有声，始觉快然，否则痒极欲死。此肾肝之火结成铁底于耳中，非汤药可救。余立一方，用龙骨一钱，皂角刺一条，烧灰存性，冰片三分，雄鼠胆一枚。先将前药为末，后以鼠胆水调匀，而后以人乳再调如厚糊一般。[批]收痒丹。将此药尽抹入耳孔内，必然痒不可当，必须人执其两手，痒定而自愈矣。愈后，服六味丸三十斤可也。

如人无故见鬼如三头六臂者，或如金甲神，或如断手无头死鬼，或黑或白，或青或红之状，皆奇病也。然此皆心虚而祟凭之。方用白术三两，苍术三两，附子一钱，半夏一两，天南星三钱，大戟一两，山慈菇一两，各为细末，加入麝香一钱，为末，做成饼子，如玉枢丹一样。[批]石室秘丹。此方更妙于紫金锭。凡遇前病，用一饼，姜汤化开饮之，必吐顽痰碗许而愈。

更有山魈木客，狐狸虫作祟凭身者。方用生桐油搽其下身不便处，最妙。然余更有奇法，以本人裤子包头，则妖自大笑而去，永不再犯。盖妖原欲盗人之精气也，然最喜清洁，见人污物包头，则其人之不洁可知，故弃之而去，亦因其好洁而乱之也。不成器①之物，而睡梦中来压②人者，亦以此法治之。

如人背脊裂开一缝，出虱千余，此乃肾中有风，得阳气吹之，不觉破裂而虱现。方用熟地三两，山茱萸三两，杜仲一两，白术五钱，防己一钱，豨莶草三钱。[批]活水止虱丹。二剂，裂缝生虱尽死。

张公曰：方皆妙绝奇绝。脊缝生虱，方用蓖麻三粒，研成如膏，用红枣三枚，捣成为丸，如弹子大。火烧之熏衣上，则虱死而缝合。亦绝奇方也，真不可思议矣。蓖麻子能杀虱而去风，虱去风出则缝自合矣。

天师曰：如人粪从小便出，小便从大便出者，此夏天暑热之症。人以五苓散治之亦妙，而予更有奇方。止用车前子三两，煎汤三碗，一气服完即愈。

人有腹中生蛇者，乃毒气化成也，或感山岚水溢之气，或感四时不正之气，或感尸气、病气而成也。方用雄黄一两，白芷五钱，生甘草二两，各为细末，端午日修合为丸，粽子米和而丸之，如大桐子大。饭前食之，食后必作痛，用力忍之，切不可饮水，一饮水不则效矣。切记。

张公曰：生蛇腹中，以身上辨之，身必干涸如柴，似有鳞甲者，蛇毒也，最易辨。吾尚有一方，治之最验。白芷一味为丸。每日米饮汤送下五钱，即全愈。

天师曰：生鳖者，乃饮食饥饱之时，过于多食，不能一时消化，乃生鳖甲之虫，似鳖而非鳖也。亦以前方，再用马尿一

---

① 器：原作"气"。声之误，今据广益本改。

② 压：广益本作"缠"，义同。

碗，加人尿半合，童便尤妙，饮之立消①。雄黄乃杀蛇之药，白芷乃烂蛇之品，甘草乃去毒之剂，而马尿化鳖之圣药也，故用之随手而效耳。此则奇病而用奇药也。

人有生鸟鹊于头上臂上，外有皮一层包之，或如瘤状，或不如瘤，而皮肤高起一块者，内作鸟鹊之声，逢天明则啼，逢阴雨则叫，逢饥寒则痛疼，百药不效。必须用刀割破其皮，则鸟鹊难以藏形，乃破孔而出，宛似鸟鹊，但无羽毛耳。鸟鹊出孔之后，以前生肌散敷之，外加神膏，三日后依然生合。乃人不敬神道而戏弄之耳。此病予见之数次矣。扁鹊之治，华佗之医，皆我教之也。

如人遍身生疙疸，或内如核块，或外似蘑菇、香蕈、木耳之状者，乃湿热而生也，数年之后，必然破孔出血而死。当先用外药洗之，后用汤药消之则愈。外浴洗方，苍耳子草一斤，荆芥三两，苦参三两，白芷三两，水一大锅，煎汤倾在浴盆内，外用席围而遮之，热则熏，温则洗，洗至水冷而止。［批］消湿汤。三日后，乃用煎方。白术五钱，薏仁一两，芡实五钱，人参一两，茵陈三钱，白芥子三钱，半夏三钱，泽泻三钱，附子一钱，黄芩三钱，水煎服。［批］红黄霹雳散。一连十剂，自然全消无踪矣，外边亦无不消也。

如人有腹中高大，宛似坐胎者，形容憔悴，面目瘦黑，骨干毛枯，此乃鬼胎也。方用红花半斤，大黄五钱，雷丸三钱，水煎服。倾盆泻出血块如鸡肝者数百片而愈，后乃用六君子汤调治之，自然复元。此等病，乃妇人淫心忽起，有物以凭之，才生此症。无论室女出嫁之人，生此病者，邪之所凑，其气必

---

① 此方上，本澄堂本、三元堂本、菁华堂本、清刻本、广益本有"人马汤"三字眉批。

虚，况又起淫心，有不邪以亲邪者乎。方中妙在用红花为君，又用至半斤，则血行难止，有跃跃自动之貌。又加以大黄走而不守之味，则雷丸荡邪之物，自然功成之速也。

如人有头角生疮，当日即头重如山，第二日即变青紫，第三日青至身上即死，此乃毒气攻心而死。此病多得之好吃春药。盖春药之类，不过一丸，食之即强阳善战，非用大热之药，何能致此。世间大热之药，无过附子与阳起石之类是也。二味俱有大毒，且阳起石必须火煅而后入药，是燥干之极，自然克我津液。况穷工极巧于妇女搏欢，则筋骸气血俱动，久战之后，必大泄尽情，水去而火益炽矣。久之贪欢，必然结成大毒，火气炎上，所以多发在头角太阳之部位也。初起之时，若头重如山，便是此恶症。急不待时，速以金银花一斤煎汤，饮之数十碗，可少解其毒，可保性命之不亡，而终不能免其疮口之溃烂也。再用金银花三两，当归二两，生甘草一两，元参三两，煎汤。日用一剂，七日仍服，疮口始能收敛而愈。此种病世间最多，而人最不肯忌服春药也，痛哉。脚大指生疽，亦多不救，亦可以此法治之。

张公曰：有人脚板下忽生二指，痛不可忍者，乃湿热之气结成，触犯神庙之故。方用硼砂一分，瓦葱一两，冰片三分，人参一钱，为末。[批]消指散。以刀轻刺出血，刺在生出指上，即时出水，敷星星在血流之处，随出随糁，以血尽为度。流三日不流水矣，而痛亦少止。再用人参三钱，白术五钱，生甘草三钱，牛膝三钱，萆薢三钱，薏仁一两，半夏一钱，白芥子三钱，水煎服。[批]化水汤。四剂可全愈，而指尽化为水矣。外用一天师膏药，加生肌散敷之即愈矣。

如人有背上忽然疼痛，裂开一缝，窜出蛇一条，长二尺者，颇善跳跃。予亲手治之而验。其症必先背脊疼甚，而又无肿块，久则肿矣，长有一尺许一条，直似立在脊上。予乃用刀轻轻破其皮而蛇忽跳出，其人惊绝。予乃用人参一两，半夏三钱，南星三钱，附子一钱，治之忽苏。生肌散敷其患处而愈。予问其何故而背忽痛耶。彼人云：我至一庙，见塑一女娘，甚觉美丽非常，偶兴去雨之思，顿起脊背之痛，今三月以来，痛不可忍，若有蛇钻毒刺光景。余心疑似生怪物，见其人又健壮，故用刀刺开皮肉，不意蛇出，而人竟死也。予随用三生饮救之而愈。可立医案，以见病之奇而神道之不可玩也。

又有七孔流血者，亦肾虚热也。用六味地黄汤加麦冬三钱，五味子一钱，骨碎补一钱治之。

天师曰：如人有足上忽毛孔标血如一线者，流而不止即死。急以米醋三升，煮滚热，以两足浸之，即止血。［批］杜隙汤。后用人参一两，当归三两，川山甲一片，火炒为末，煎参归汤，以穿山甲末调之而饮，即不再发。此症乃酒色不禁，恣意纵欲所致，世上人多有之。方书不载，今因陈子之问，而立一奇方也。凡有皮毛中出血者，俱以此方救之，无不神效。脐中出血，亦是奇症，然法不同，用六味汤加骨碎补一钱，饮之即愈。如齿上出血，亦以此方投治。盖脐、齿亦俱是肾经之位，而出血皆是肾火之外越也。六味汤滋其水，则火自息焰矣。骨碎补专能止窍补骨中之漏者也，故加入相宜耳。

如人有觉肠胃中痒而无处扒搔者，只觉置身无地，此乃火郁结而不散之故，法当用表散之药。方用柴胡三钱，白芍一两，甘草二钱，炒栀子三钱，天花粉三钱，水煎服即愈。［批］化痒汤。

如有人先遍身发痒，以锥刺之少已。再痒，以刀割之快甚。

少顷又痒甚，以刀割之觉疼，必流血不已，以石灰止之，则血止而痒作。又以刀割之，又流血，又以石灰止之，止之又痒。势必割至体无完肤而后止。此乃冤鬼索命之报也，无法可救。我悯世人不知作恶误犯者亦有之，余今酌定一方救之。方用人参一两，当归三两，荆芥三钱，水煎服。[批]救割全生汤。贫者无力买参，则用黄芪二两代之。服此药三剂必救，而痒止痛亦平。但须对天盟誓，万勿作犯法之事，有冤仇者，为之忏经礼佛，庶几不再发。否则，发不能再救。

如人有皮肤手足之间如蚯蚓唱歌者，此乃水湿生虫也。方用蚯蚓粪，敷于患处即止鸣，以水调涂之，厚一寸可也。鸣止，再用煎汤。方用白术五钱，薏仁一两，芡实一两，生甘草三钱，黄芩二钱，附子三分，防风五分，水煎服即愈。此治湿则虫无以养，况又有生甘草以解毒化虫，防风去风而逐瘀，附子斩关而捣邪，所以奏功如神也。

如有人臂上忽生头一个，眼耳口鼻俱全，且能呼人姓名，此乃债主索负之鬼结成此奇病也。方用人参半斤，贝母三两，白芥子三两，茯苓三两，白术五两，生甘草三两，白矾二两，半夏二两，青盐三两，各为末，米饭为丸。每日早晚白滚水送下各五钱，自然渐渐缩小而愈，病奇而方神也。此症初起之时，必然臂痛发痒，以手搔之，渐渐长大，久则渐渐露形，大如茶钟，但无头发须眉而已。如用刀割之，立刻死亡不救。服吾药后，亦以忏经念佛为妙。

如人舌吐出不肯收进，乃阳火盛强之故。以冰片少许，点之即收。[批]收①舌散。后用黄连三钱，人参三钱，菖蒲一钱，

---

① 收：原作"全"，今据本澄堂本、三元堂本改。

柴胡一钱，白芍三钱，水煎服，二剂可也。

如人舌缩入喉咙，不能语言者，乃寒气结于胸腹之故。急用附子一钱，人参三钱，白术五钱，肉桂一钱，干姜一钱治之，则舌自舒矣。

如人舌出血如泉者，乃心火旺极，血不藏经也。当用六味地黄汤加槐花三钱，饮之立愈。

有人唇上生疮，久则疮口出齿牙于唇上者，乃七情忧郁，火动生齿，奇症也。方用柴胡三钱，白芍三钱，黄连一钱，当归三钱，川芎一钱，生地三钱，黄芩一钱，天花粉二钱，白果十个，水煎服。外用冰片一分，僵蚕末一钱，黄柏炒为末三钱，掺之自消齿矣。

人掌中忽高起一寸，不痛不痒，此乃阳明经之火不散而郁于手也。论理该痛痒，而今不痛痒，不特火郁于腠理，而且水壅于皮毛也，法当用外药消之。盖阳明之火盛，必然作渴，引饮不休。今又不渴，是胃中之火尽散，而流毒于掌中。必其人是阳明之火盛，手按于床席之上，作意行房，过于用力，掌上之气血不行，久而突突而高也。不痛不痒，乃成死肉矣。方用附子一个煎汤，以手渍之，至凉而止①。如是者十日，必然作痛，再渍必然作痒，又渍而高者平矣。盖附子大热之物，无经不入，虽用外渍，无不内入也。倘以附子作汤饮之，则周身俱热，又引动胃火，掌肉不消而内症蜂起，予所以外治而愈也。或附子汤中，再加轻粉一分，引入骨髓，更为奇效耳。

有人鼻大如拳，疼痛欲死，此乃肺经之火热壅于鼻而不得泄。法当清其肺中之邪，去其鼻间之火可也。方用黄芩三钱，

---

① 此方上，菁华堂本、清刻本、广益本有"至圣口滞汤"，五字眉批。

甘草三钱，桔梗五钱，紫菀二钱，百部一钱，天门冬五钱，麦冬三钱，苏叶一钱，天花粉三钱，水煎服。[批] 解壅汤。四剂自消。此方全在群入肺经，以去其火邪，又何壅肿之不消耶。此奇病而以常法治之者也。

男子乳房，忽然壅肿如妇人之状，扪之痛欲死，经岁经年不效者，乃阳明之毒气结于乳房之间也。然此毒非疮毒，乃痰毒也。若疮毒，不能经久，必然外溃。今经岁经年壅肿如故，非痰毒而何？法当消其痰，通其瘀，自然奏功如响矣。方用金银花一两，蒲公英一两，天花粉五钱，白芥子五钱，附子一钱，柴胡二钱，白芍三钱，通草三钱，木通一钱，炒栀子三钱，茯苓三钱，水煎服。[批] 化圣通滞汤。此方妙在金银花与蒲公英直入阳明之经，又得清痰通滞之药为佐，附子引经，单刀直入，无坚不破，何患痰结之不消。或疑附子大热，诸痛皆属于火，似不可用。殊不知非附子不能入于至坚之内，况又有栀子、芍药之酸寒，虽附子大热，亦解其性之烈矣，又何疑于过热哉。

人脚板中，色红如火，不可落地，又非痰毒，终岁经年不愈。此病亦因人用热药，立而行房，火聚于脚心而不散，故经岁经年不愈也。法当用内药消之，若作外治，必然烂去脚板。方用熟地三两，山茱萸五钱，北五味三钱，麦冬一两，元参一两，沙参一两，丹皮三钱，甘菊花五钱，牛膝三钱，金钗石斛一两，茯苓五钱，泽泻三钱，车前子三钱，萆薢二钱，水煎服。[批] 祛火丹。十剂消，二十剂全愈。然须忌房事三月，否则必发，发则死矣。慎之哉。

人有手足脱下，而人仍不死之症，此乃伤寒之时口渴，过饮凉水，以救一时之渴，孰知水停腹内，不能一时分消，遂至四肢受病，气血不行，久而手足先烂，手指与脚指堕落。或脚指堕落之后，又烂脚板，久之连脚板一齐堕落矣。若有伤寒口渴，过饮凉水者，愈后倘手足指出水者，急用吾方，可救指节脚板之堕落也。方用薏仁三两，茯苓二两，肉桂一钱，白术一两，车前子五钱，水煎服。一连十剂，小便大利，而手脚不出水矣，永无后患，不必多服。

更有人手指甲尽行脱下，不痛不痒，此乃肾经火虚，又于行房之后，以凉水洗手，遂成此病。方用六味汤加柴胡、白芍、骨碎补治之而愈。

有人指缝流血不止，有虫如蜉蝣之小，钻出少顷，即能飞去，此症乃湿热生虫也。然何故生虫而能飞耶？盖不止湿热，而又带风邪也。凡虫感风者，俱有羽翼能飞，安在人身得风之气，转不能飞也。方用茯苓三钱，黄芪五钱，当归三钱，白芍三钱，生甘草三钱，人参一钱，柴胡一钱，荆芥一钱，熟地五钱，川芎一钱，白术三钱，薏仁五钱，水煎服。此方之妙，全不去杀虫，而但补其气血，而佐之去湿去风。人身气血和，自不生虫。补气血之和，则虫自无藏身之窟，况又逐水消风，虫更从何处生活耶，此方之所以平而奇也。服四剂则血不流，而虫不出。再服四剂，手指完好如初矣。

人有喉患大肿，又非瘿瘤，忽痛忽不痛，外现五色之纹，中按之半空半实，此乃痰病结成，似瘤非瘤，似瘿非瘿也。方用海藻三钱，半夏三钱，白芥子三钱，贝母三钱，南星三钱，人参三钱，茯苓五钱，昆布一钱，附子一分，桔梗三钱，甘草一钱，水煎服。此方乃消上焦之痰，圣药也。又有海藻、昆布，以去其瘿瘤之外象，消其五色之奇纹。妙在消痰而仍不损气，则胃气健而痰易化也。一剂知，二剂消大半，三剂则全消，四剂永有再发。此方兼可治瘿症，神效。

人有脐口忽长出二寸，似蛇尾状，而又非蛇，不痛不痒，此乃祟也。然亦因任带之脉痰气壅滞，遂结成此异病也。人世之间，忽生此病，必有难喻之灾。盖人身而现蛇龟之象，其家必然败落，而时运亦未必兴隆也。法当以硼砂一分，白芷一钱，雄黄一钱，冰片一分，麝香一分，儿茶二钱，各为末。将其尾刺出血，必然昏晕欲死，急以药点之，立刻化为黑木，急用白芷三钱，煎汤服之而愈。倘不愈，则听之，不可再治，盖妖旺非药能去之。非前世之冤家，即今生之妖孽也。

人有粪门内拖出一条，似蛇非蛇，或进或出，便粪之时，又安然无碍，此乃大肠湿热之极，生此怪物，长于直肠之间，非蛇也，乃肉也，但伸缩如意，又似乎蛇。法当内用汤药，外用点药，自然消化矣。内用当归一两，白芍一两，枳壳一钱，槟榔一钱，萝卜子三钱，地榆五钱，大黄一钱，水煎，饭前服之。［批］逐邪杀蛇[①]丹。二剂后，外用冰片点之。先用水耳一两，煎汤洗之，洗后将冰片一分，研末而扫，扫尽即缩进而愈，神验。

亦有人粪门生虫，奇痒万状，似人之势进出而后快者。此乃幼时为人戏耍，乘风而入之，以见此怪症也。以蜜煎成为势一条，用蛇床子三钱，生甘草一钱，楝树根三钱，各为细末，同炼在蜜内，导入粪门，听其自化。一条即止痒而愈，神方也。

人有小便中溺五色之石，未溺之前痛甚，已溺之后，少觉宽快，此即石淋也。交感之后入水，或入水之后交感，皆有此症。方用熟地三两，茯苓五两，薏仁五两，车前子五两，山茱萸三两，青盐一两，骨碎补二两，泽泻三两，麦冬五两，芡实

---

① 蛇：菁华堂本、清刻本、广益本作"虫"。

八两，肉桂三钱，各为末，蜜为丸。早晚白滚水吞下各一两，
［批］消石神丹。十日必无溺石之苦矣。此症成之最苦，欲溺而
不溺，不溺而又欲溺，尿管中痛如刀割，用尽气力，止溺一块，
其声铮然，见水不化，及膀胱之火熬煎而成此异病也。其色或
红或白，或黄或青或黑不一，总皆水郁而火煎之也。此方之妙，
全不去治石淋，而转去补肾水之不足。水足而火自消，火消而
水自化，其中有奥妙之旨也。倘治膀胱，则气不能出，又何以
化水哉。

　人有脚肚之上忽长一大肉块，如瘤非瘤，如肉非肉，按之
痛欲死，此乃脾经湿气结成此块，而中又带火不消，故手不可
按，按而痛欲死也。法宜峻补脾气，而分消其湿为是。然而外
长怪状，若在内一时消之，恐不易得。当用内外夹攻之法，自
然手到病除。内服方：用白术一两，茯苓三钱，薏仁一两，芡
实一两，泽泻五钱，肉桂五分，车前子三钱，人参三钱，牛膝
二钱，萆薢三钱，白矾三钱，陈皮二钱，白芥子三钱，半夏二
钱，水煎服。［批］消湿化怪汤。二剂后，用蚯蚓粪一两，炒，
水银一钱，冰片五分，硼砂一分，黄柏五钱，炒，儿茶三钱，
麝香五分，各为细末，研至不见水银为度，将此药末用醋调成
膏，敷在患处。［批］消块神丹。一日即全消矣，神效之极也。
此膏可治凡有块者，以此内外治之，无不效应如响。

　人腰间忽长一条肉痕，如带围至脐间，不痛不痒，久之饮
食少进，气血枯槁。此乃肾经与带脉不和，又过于行房，尽情
纵送，乃得此疾。久之带脉气衰，血亦渐耗，颜色黯然，虽无
大病，而病实笃也。法当峻补肾水，而兼外带脉，自然身壮而
形消。熟地一斤，山萸肉一斤，杜仲半斤，山药半斤，白术一
斤，破故纸三两，白果肉三两，炒，当归三两，白芍六两，车

前子三两，各为末，蜜为丸。每日早晚各服一两。[批] 灭痕丹。十日后，觉腰轻。再服十日，其肉浅淡。再服全消，不须二料也。然必须忌房事者三月，否则无效。此方乃纯补肾经，而少兼任、带脉也。任、带之病，而用任、带之药，何愁不建功哉。

有人眼内长肉二条，长一寸，如线香之粗，触出于眼外，此乃祟也。虽是肝胆之火，无祟则不能长此异肉。法当药点之。冰片一分，黄连一分，硼砂半分，甘草一分，各为细末，无声为度。用人乳调少许，点肉尖上。[批] 去刺全目丹。觉眼珠火炮出，一时收入而愈。更须服煎药，用白芍五钱，柴胡一钱，炒栀子三钱，甘草一钱，白芥子三钱，茯苓三钱，陈皮一钱，白术三钱，水煎服。[批] 舒郁全晴丹。此方妙在舒肝胆之气，而又泻其火与痰，则本源已探其骊珠，又何愁怪肉之重长耶。

人身忽长鳞于腹间胁上，此乃妇人居多，而男子亦间生焉。盖孽龙多化人，与妇人交，即成此症。而男子与龙合，亦间生鳞甲也。此病速治为妙，少迟则人必变为龙矣。今先传一方，用雷丸三钱，大黄三钱，白矾三钱，铁衣三钱，雄黄三钱，研末①，各为末，枣肉为丸。[批]黄雷丸。凡得此病，酒送下三钱，立时便下如人精者一碗，胸中便觉开爽。再服三钱，则鳞甲尽落矣。远公，吾传术至此，非无意也汝将来救人不少，此方之妙，妙在雷丸无毒不散，而龙又最恶雄黄，故相济而成功，又何疑哉。况各药又皆去毒去水之品乎，此方之最神最奇者也。

此书无一症不全，无一论不备，真天地之奇宝，轩岐之精

---

① 研末：广益本作"五味"。

髓也。善用之，成医之圣，岂但良医而已哉。愿远公晨夕研穷，以造于出神入化耳。吕道人又书。

华君曰：奇病尚有数症未全，我今尽传无隐。人手上皮上现蛇形一条，痛不可忍。此蛇乘人之睡，而作交感于人身，乃生此怪病。服汤药不效。以刀刺之，出血如墨汁，外用白芷为末，糁之少愈。明日又刺，血如前，又以白芷末糁之，二次化去其形。先刺头，后刺尾，不可乱也。

尚有一症更奇，喉中似有物行动，吐痰则痛更甚，身上皮肤开裂，有水流出，目红肿而又不痛，足如斗肿而又可行，真绝世不见之症。此乃人食生菜，有蜈蚣在叶上，不知而食之，乃生蜈蚣于胃口之上，入胃则胃痛，上喉则喉痛，饥则痛更甚也。方用鸡一只，煮熟，五香调治，芬馥之气逼人，乘人睡熟，将鸡列在病人口边，则蜈蚣自然外走。倘有蜈蚣走出，立时拿住，不许其仍进口中。或一条，或数条不等，出尽自愈。大约喉间无物走动，则无蜈蚣矣。然后以生甘草三钱，薏仁一两，茯苓三两，白芍五钱，当归一两，黄芪一两，防风五分，荆芥一钱，陈皮一钱，水煎。［批］全肤汤。服十剂，则皮肤之裂自愈，而双足如斗亦消矣。盖蜈蚣在上焦，非药食能杀。因药下喉，即至胃中，而蜈蚣却在胃口之上，故不能杀之也。所以引其外出，然后以药调治其气血自愈。皮肤开裂者，乃蜈蚣毒气盘踞肺边，肺主皮毛，故皮肤开裂。两足如斗，足乃肾之部位，肺居上，为肾之母，母病则子亦病。然肾水终是不乏，而毒气留于肾部，故足之皮大而浮，非骨之病也，所以能走耳。眼属肝，肝受肺气之毒薰蒸而红肿矣。

更有奇症，人有胃脘不时作痛，遇饥更甚，尤畏大寒，日日作楚。予以大蒜三两，捣汁灌之，忽吐蛇一条，长三尺而愈。

盖蛇最畏蒜气，此予亲手治人者。

更有人忽头面肿如斗大，看人小如三寸，饮食不思，呻吟如睡，此痰也。[批]天师曰：此亦邪气凭之迫。用瓜蒂散吐之，而头目之肿消。又吐之，而见人如故矣。后用人参、白术各三钱，茯苓三钱，甘草一钱，陈皮五分，半夏三钱，水煎服，三①剂愈。

更治陈登之病，中心闷甚，面赤不能饮食。予谓有虫在胸中，必得之食腥也。有半夏三钱，瓜蒂七个，甘草三钱，黄连一钱，陈皮一钱，人参三钱吐之。[批]加味瓜蒂散。吐中三升，皆赤头而尾如鱼。予谓能断酒色，可长愈，否则，三年后必病饱满而死。登不听吾言，三年果死。

相传：华真人治一人，被犬咬其足指，随长一块，痛痒不可当。谓疼者有针十个，痒者有黑白棋子二枚，以刀割开取之。果然否？真人云：并无此事，后人附会之也。更治一人，耳内忽长肉一条，手不可近，色红带紫。予曰：此肾火腾烧于耳也。用硼砂一分，冰片一分点之，立化为水。后用六味地黄丸，大料饮之，服二料全愈。

张公曰：人大腿肿痛，坚硬如石，痛苦异常，欲以绳系足，高悬梁上，其疼乃止。放下痛即如砍，腿中大响一声，前肿即移大臀之上，肿如巴斗，不可着席，将布兜之悬挂，其疼乃可，此亦祟凭也。方用生甘草一两，白芍三两，水煎服。盖生甘草专泻毒气，白芍平肝木以止痛也，痛止则肿可消，毒出则祟可杜也。

人有心窝外忽然生疮如碗大，变成数口，能作人声叫喊。

————————

① 三：本澄堂本、三元堂本、菁华堂本作"二"。

此乃忧郁不舒，而祟凭之也。用生甘草三两，人参五钱，白矾三钱，茯神三钱，金银花三两，水煎服，即安不鸣矣，再用二剂即愈。盖甘草消毒，人参、茯神以安其心，白矾以止其鸣，金银花以解其火热，故易于奏功也。

平治法

论气虚、血虚、肾虚、胃虚、脾虚诸用药方

天师曰：平治者，平常之病，用常之法也。气虚者，用六君子、四君子汤。血虚者，用四物汤。肾虚无火者，用八味汤；肾虚有火者，用六味地黄汤。肺虚者，用生脉散。心虚者，用归脾汤或天王补心丹。肝虚者，用建中汤。胃虚者，用四君子汤。脾虚者，用补中益气汤。郁症，用逍遥散。伤风，用小柴胡汤或参苏饮。有热者，用二黄汤[①]。胃热甚者，用竹叶石膏汤。诸如此类，俱可以平常法治之，何必出奇眩异哉，此平治之宜知也。

奇治法

论单味治病

天师曰：奇治者，可以一味而成功，不必更借重二味也，故曰奇治，非奇异之奇也。如吐病用瓜蒂散，止用瓜蒂一味足矣，不必再添别药，反牵制其手也。如泻病，止用车前子一两饮之，即止水泻是也，不必更加别药，以分消之也。又如气

---

① 二黄汤：菁华堂本、清刻本、广益本作"地黄汤"。

脱、吐血等症，止要一味独参汤治之是也。又如腰痛不能俯仰，用白术四两，酒二碗，水二碗，煎汤饮之，即止疼痛，不必更加他药也。［批］利腰散。盖瓜蒂专能上涌，若杂之他药，反不能透矣。譬如人善跳跃，一人牵扯其身，转不自如。车前子性滑而能分水谷，倘兼附之他药，又如人善入水者，一人牵其足，则反下沉。人参善能补气，接续于无何有之乡，加之别药，则因循宛转。所以可以专用，而不可以双用也，此奇治之宜知者。

偶治法

论双味治病

天师曰：偶治者，方中不能一味奏功，乃用二味兼而治之也。如吐血用当归、黄芪之类；中寒用附子、人参之类；中热用元参、麦冬之类是也。夫吐血则必血虚，用当归一味以补血足矣，何以又佐之黄芪也。盖血乃有形之物，不能速生，必得气旺以生血，故必用黄芪以补其气也。夫中寒之症，阴寒逼人，阳气外越，祛寒用附子足矣，必加之人参者何也。盖元阳既不归合，则一线之气在若存若亡之间，不急补其气，则元阳出走而不返矣，故必兼用人参，以挽回于绝续之顷也。夫中热之症，上焦火气弥漫，不用降火之品，何能救焚，似乎用元参以退其浮游之火足矣，何以加入麦冬。盖胃火沸腾，则肺金自燥，胃口自救不暇，又何以取给以分润肺金之气，故必用麦冬以润之，则肺足以自养，不藉胃土之奉膳，则胃土足以自资，而火自然可息。此皆偶治之妙法，谁能知奥耶。举三方可通其余，至于三之四之，至于十之外，均可于偶方之治广悟也。

形治法

论目痛　头痛　手痛　脚痛

天师曰：形治者，四肢头面有形可据而治之也。如见其目痛则治目，见其头痛则治头，见其手痛则治手，见其脚痛则治脚也。其病见之形象，何必求之于无形，此形治之宜审也。审何经之病，用何经之药，自然效应。如手之麻木，乃气虚而风湿中之，必须用手经之药引入手中，而去风去湿之药始能有效，否则，亦甚无益。倘舍外形之可据，而求内象之无端，无怪其不相入也。方用白术五钱，防风五分，黄芪五钱，人参二钱，陈皮五分，甘草一钱，桂枝五分，水煎服。[批]逐风汤[①]。方中黄芪、人参、白术，俱补气去湿之药，防风乃去风之品，然必得桂枝，始能入于手经也。经络既清，自然奏功。举一而可类推，愿人审诸。

张公曰：天师太略，予补一二可也。脚痛之症最多，而最难治。盖脚乃人身之下流，水湿之气一犯，则停蓄不肯去，须提其气，而水湿之气始可散也。今人动以五苓散治湿，亦是正经，然终不能上升而尽去其湿也。予今立一方，可以通治湿气之侵脚者。方用人参、白术各三钱，黄芪一两，防风一钱，肉桂一钱，薏仁五钱，芡实五钱，陈皮五分，柴胡一钱，白芍五钱，半夏二钱，水煎服。[批]升气去湿汤。此方乃去湿之神剂。防风用于黄芪之中，已足提气而去湿，又助之柴胡以舒气，则气更升腾，气升则水亦随之而入于脾矣。方中又有白术、芡实、

---

① 逐风汤：原作"逐虚汽"，今据本澄堂本改。三元堂本作"祛风汤"。菁华堂本、清刻本、广益本作"防风汤"。

薏仁，俱是去水去湿之圣药，有不奏功如响者乎。凡有湿病，幸以此方治之。

目之红肿也，乃风火入于肝胆之中，湿气不散，合而成之也。初起之时，即用舒肝舒胆之药，而加之去湿散火之品，自然手到功成。无如人止知散邪，而不知合治之法，所以壅结而不能速效。少不慎疾，或解郁于房闱，或留情于声色，或冒触于风寒，遂变成烂眼流泪之症，甚则努肉扳睛有之。吾今定一方，即于初起之三五日内，连用二剂，即便立愈。方用柴胡三钱，白芍三钱，白蒺藜三钱，甘菊花二钱，半夏三钱，白术五钱，荆芥一钱，甘草一钱，草决明一钱，水煎服。[批] 清目散。一剂轻，二剂愈。有热者，加栀子三钱，无热者不必加入。此方之妙在火、风、湿同治，而又佐之治目之品，所以药入口而目即愈也。其余有形之治，可以类推。

气治法

论气逆痰滞　论气虚痰多　气虚痰寒　气虚痰热

天师曰：气治者，气病实多，吾亦举其大者言之，如气逆痰滞是也。夫痰之滞，非痰之故，乃气之滞也。苟不利气，而惟治痰，吾未见痰去而病消也。方用人参一钱，白术二钱，茯苓三钱，陈皮一钱，天花粉一钱，白芥子一钱，神曲一钱，苏子一钱，豆蔻三粒，水煎服。[批] 顺气活①痰汤。此方之妙，在治痰之中，而先理气，气顺则痰活，气顺则湿流通，而痰且不生矣。此气治之宜知，可即一方，而悟滞气之法。

---

① 活：三元堂本作"治"，广益本作"法"。

张公曰：气治法甚多，天师方甚略，吾再传二方，可以悟治法矣。气虚痰多之症，痰多本是湿也，而治痰之法，又不可徒去其湿，必须补气为先，而佐以消痰之品。方用人参三钱，茯苓三钱，薏仁五钱，半夏三钱，神曲一钱，陈皮一钱，甘草一钱，水煎服。[批]助气消痰汤。此方虽有半夏、陈皮消痰，然而不多用人参，则痰从何消。有人参以助气，有薏仁、茯苓之类，自能健脾以去湿，湿去而痰自除矣，此气治之一法也。

更有气虚痰寒者，即用前方，加肉桂三钱、干姜五分足矣。

有气虚痰热者，不可用此方。当用麦冬三钱，天花粉一钱，甘草一钱，陈皮一钱，白芥子一钱，茯苓二钱，神曲三分，白芍三钱，当归三钱，水煎服。[批]清火消痰汤。此方之妙在不燥而又是补气之剂，润以化痰，痰去而气自足也。得此二方，则治气无难矣。

暗治法

论儿门暗疾　论产门生虫　产门生疮

天师曰：暗治者，乃人生暗疾而不可视之症，最难治而最易治也。大约暗疾，妇人居其九，或生于儿门之外，或生于儿门之中，或生于乳上，或生于脐间，或生于粪门之旁，或生于金莲之上，止可陈说，然犹有羞愧而不肯尽言者，止可意会而默思之也。患在身体之外者，必系疮疡，以疮疡前法治之，不再论也。惟是儿门之内，不可不立一方，以传行医之暗治。大约儿门内之病，非痒则痛。吾言一方，俱可兼治，取效甚神。方用当归一两，栀子三钱，白芍五钱，柴胡一钱，茯苓五钱，楝树根五分，水煎服。此方之妙，皆是平肝去湿之品，无论有火无火，有风有湿，俱奏奇功，正不必问其若何痒，若何痛，若何肿，若何烂，此暗治之必宜知者也。有痰，加白芥子一钱；有火，加黄芩一钱；有寒，加肉桂一钱，余不必加。

张公曰：何奇至此，吾不能测之矣。

华君曰：有二法未传，我传与远公。产门内生虫，方用鸡肝一副，以针刺无数孔，纳入产门内，则虫俱入鸡肝之内矣。三副全愈，不必添入药味也。止要刺孔甚多，则虫有入路。三副后，用白芍五钱，当归五钱，生甘草三钱，炒栀子三钱，陈皮五分，泽泻三钱，茯苓三钱，白术五钱，水煎服。［批］去湿化虫[①]汤。四剂不再发。

又方治产门外生疮久不愈，神效。黄柏三钱，炒，为末，轻粉五分，儿茶三钱，冰片五分，麝香三分，白薇三钱，炒，为末，蚯蚓粪三钱，炒，铅粉三钱，炒，乳香三钱，出油，朝脑三钱，各为末，调匀。以药末糁口上，二日即全愈，神效之极[②]。兼可治各色之疮，无不神效。

明治法

论治疮毒　论头面上疮　论身上手足疮

天师曰：明示人之病症，而不必暗治之也。如生毒在手面，或结毒在皮肤，或生于面上，或生于颊间是也。有疮俱照前传疮毒之法消之，但不可如发背、肺痈重症而治之也。我今再传以治小疮毒如神。方用金银花一两，当归一两，蒲公英一两，生甘草三钱，荆芥一钱，连翘一钱，水煎服。［批］消痈汤。

---

① 虫：原作"痰"，今据本澄堂本、三元堂本改。

② 此方上，本澄堂本有"化毒生肌散"五字眉批。

一剂轻，二剂消，三剂愈。此明治之妙法，人亦宜知之，不可忽也。头上最不可用升药，切记切记。下病宜升，而上病不宜升也。头上病最宜用降火之药。

张公曰：吾不能加一言。

华君曰：予尚有二方。一方头面上疮，用金银花二两，当归一两，川芎五钱，蒲公英三钱，生甘草五钱，桔梗三钱，黄芩一钱，水煎服。［批］上消痈疮散。一剂轻，二剂全消，不必三剂。一方治身上手足之疮疽，神效。金银花三两，当归一两，生甘草三钱，蒲公英三钱，牛蒡子二钱，芙蓉叶七个，无叶时用梗三钱，天花粉五分，水煎服。［批］消痈万全汤。一剂即消，二剂全愈，神方也。与远公方各异，不知何故。天师曰：二方俱神效，并传可也。

卷五　书集

久治法

论虚寒久治

天师曰：久治者，日久岁长而治之也。此乃寒虚之人，不可日断药饵，如参、苓、芪、术之类，日日煎饮始好，否则即昏眩怔忡是也。方用人参一钱，白术二钱，黄芪二钱，茯苓二钱，甘草五分，白芥子一钱，神曲五分，肉桂一分，麦冬二钱，北五味三分，苏子五分，水煎服。[批] 久道汤。心不宁，加生枣仁一钱；不寐，加熟枣仁一钱，远志一钱；饱闷，加白芍二钱；口渴，加当归二钱，熟地三钱；梦遗，加芡实三钱，山药三钱；饮食不开，加麦芽一钱，山楂三四粒；有痰，加半夏五分；咳嗽，加桔梗一钱；浮游之火，加元参二钱；头痛，加蔓荆子七分，或川芎一钱；有外感，加柴胡一钱；鼻塞，加苏叶一钱；目痛，加柴胡一钱；心微痛，加栀子五分；胁痛，加芍药一钱；腹痛，加肉桂三分。此久治之法。

张公曰：妙极。

暂治法

论伤风　伤食　伤暑　伤湿

天师曰：暂治者，乃强壮之人素不服药，一朝得病，用药暂治之也。如人外感伤寒，用伤寒专门治之，兹不再赘。其余伤风、伤食、伤暑、伤湿，俱可以暂治而愈。伤风则用柴胡三钱，荆芥一钱五分，白芍三钱，苍术五分，茯苓二钱，炒栀子二钱，枳壳一钱，丹皮一钱，白芥子一钱，水煎服。[批]祛风散。此方发散之药虽重，然因其素不患病，则腠理必密，故以重剂散之。然方中有健脾之药，正不必忧散药之太重也。

如伤食作痛，胸腹饱闷填胀，欲呕而不得，方用白术三钱，枳壳二钱，山楂三十粒，麦芽三钱，半夏一钱，甘草一钱，砂仁三粒，厚朴一钱，水煎服。[批]化食汤。此方纯是攻药，而不至消气，妙用白术为君，故不消气而转能消食。然亦因其形壮体健而用之，倘体弱久病之人，不敢以此方投之。

伤暑者，乃暑气因其劳而感之，必非在高堂内寝之中而得之也。方用香薷二钱，青蒿五全，石膏一钱，干葛一钱，车前子一钱，茯苓三钱，白术一钱，厚朴一钱，陈皮一钱，甘草一钱，水煎服。[批]解暑神奇丹。此方纯是解暑之药，亦因其气壮而用之，气虚人最忌。

伤湿之症，两足浮肿，手按之必如泥，乃湿侵于脾也。急用茯苓五钱，猪苓三钱，白术三钱，泽泻三钱，肉桂二分治之。亦因其体壮气盛而用之，倘气虚还须斟酌。此皆暂治之法。

远治法

论中风　臌胀　痿症　食炭

天师曰：远者，病得之年远，而徐以治之也。如中风已经岁月，臌胀已经年许，痿症而卧床者三载，如癫痫食炭数年是也。此等之症，卧床既久，起之最难卒效。然而治之得法，亦可起之于旦夕。如中风手足不仁，不能起立行步者，但得胃气之健，而手足不致反张，便足者，皆可起之。方用人参五两，白术半斤，薏仁三两，肉桂三钱，附子一钱，茯苓一两，半夏一两，南星三钱，水二十碗，煎四碗。[批] 回生神丹。分作二次服，早晨服二碗，即卧，上以绵被盖之，令极热，汗出如雨，任其口呼大热，不可轻去其被，任其自干。再用后二碗晚服，亦盖之如前，不可轻去其被。一夜必将湿气冷汗尽行外出，三日可步履矣。后用八味地黄丸四料为丸，服完，永不再发。

臌胀经年而不死者，必非水臌。水臌之症，不能越于两年，未有皮毛不流水而死者。今二三年不死，非水臌，乃气臌、血臌、食臌、虫臌也。但得小便利而胃口开者，俱可治。方用茯苓五两，人参一两，雷丸三钱，甘草二钱，萝卜子一两，白术五钱，大黄一两，附子一钱，水十碗，煎汤二碗。[批] 消臌至神汤。早服一碗，必然腹内雷鸣，少顷必下恶物满桶，急拿出倾去，再换桶；即以第二碗继之，又大泻大下，至黄昏而止，淡淡米饮汤饮之，不再泻。然人弱极矣。方用人参一钱，茯苓五钱，薏仁一两，山药四钱，陈皮五分，白芥子一钱，水煎服。[批] 回春健脾丹。一剂即愈。忌食盐者一月，犯则无生机矣。先须断明，然后用药治之。

痿症久不效者，阳明火烧尽肾水也。然能不死长存者何。盖肾水虽涸，而肺金终得胃气以生之，肺金有气，必下生肾水，肾虽干枯，终有露气，夜润肾经，常有生机，故存而不死也。方用麦冬半斤，熟地一斤，元参七两，五味子一两，水二十碗，煎六碗。[批]起废神丹。早晨服三碗，下午服二碗，半夜服一碗，一连二日，必能坐起。后改用熟地八两，元参三两，麦冬四两，北五味三钱，山茱萸四钱，牛膝一两。水十碗，煎二碗。[批]壮体①丹。早晨一碗，晚服一碗，十日即能行步，一月即平复如旧矣。盖大滋其肺肾之水，则阳明之火不消而自消矣。

癫痫之症，亦累岁经年而未愈，乃痰入于心窍之间而不能出。喜食炭者，盖心火为痰所迷，不得发泄，炭乃火之余，与心火气味相投，病人食之，竟甘如饴也。方用人参一两，南星三钱，鬼箭三钱，半夏二钱，附子一钱，肉桂一钱，柴胡三钱，白芍三钱，菖蒲二钱，丹砂末二钱。[批]启迷奇效汤。先将前药煎汤二碗，分作二服，将丹砂一半调入药中，与病人服之。彼不肯服，即以炭饴之，服了与汝炭吃，彼必欣然服之索炭也，不妨仍与之炭。第二服亦如前法，则彼不若前之欣然，当令人急灌之，不听，不妨打之以动其怒气，怒则肝木火起以生心，反能去痰矣。皆绝妙奇法，世人未见未闻者，吾救世心切，不觉尽传无隐。此皆远治之法，最宜熟记。

张公曰：中风之有胃气，则脾健可知。但脾胃俱有根源，何难用药。天师所用之药，又是健脾之品，使脾一旺，则气益旺可知，气旺则湿自难留。方中又全是去湿之药，湿去则痰消。又有消痰之品，痰消则寒自失。而又有补火之剂，所以奏功也。

---

① 体：本澄堂本作“髓”。

然非大剂煎饮，则一燊土安能止汪洋之水，而重筑其堤岸哉。

臌胀之症，年久不死，原是可救，所以用下药以成功，非土郁之中固有水积，若果水症，早早死矣，安能三年之未死也。然而，虽非水症，而水必有壅阻之病。方中仍用茯苓为君，以雷丸、大黄为佐，不治水而仍治水，所以奏功如神也。

痿症久不死，虽是肺经之润，亦由肾经之有根也。倘肾水无根，纵肺金有夜气之生，从何处生起，吾见立槁而已矣。惟其有根，所以不死。故用大剂补肾之品，因之而病愈，亦因其有根可救而救之也。

癫痫之病，虽时尝食物，肠中有水谷之气，可以养生不死，亦其心之不死也。倘心早死，即无病之人，食谷亦亡。况有癫痫之症，吾见其早亡，不能待于今日。惟其中心不死，不过胃痰有碍，一时癫痫，其脾胃犹有生气也。故用人参以治心，加附子、菖蒲、肉桂温中以祛邪，加柴胡舒肝平木，加南星、鬼箭、半夏逐痰荡邪，加丹砂定魂镇魄，自然邪气少而正气多也。皆天师未言，而予发其奥妙如此。方则天师至神至奇，予不能赞一辞也。

华君曰：予无此之多，各有小异，不必尽言，只言异处可也。臌胀方不同，传余之方：乃用甘遂三钱，牵牛三钱，水三碗，煎半碗服之，则泻水一桶。泻极，用人参一钱，茯苓三钱，薏仁一两，山药五钱，芡实一两，陈皮五分，白芥子一钱，水煎服。[批]健脾分水汤。一剂即愈，亦忌盐一月。

痿症方亦不同，方用元参一两，熟地三两，麦冬四两，山茱萸一两，沙参三两，五味子五钱，水煎服。[批]起痿神汤。十日即可起床。予曾亲试之，神验。不知天师何故不传此方，而更传新方也。想天道之薄而人身亦殊，用药更重也。

癫痫余未传方，然别有治癫之方，亦奇妙。方用柴胡五钱，白芍三两，人参一两，半夏三钱，白芥子五钱，南星三钱，用牛胆制过者，附子一钱，茯神三钱，菖蒲三钱，水十碗，煎二碗。［批］天师曰：亦奇妙方也。二方相较，彼更奇于此。先与一碗服之，必倦怠，急再灌一碗，必熟睡。有睡至一二日者，切不可惊醒，如死人一般，任其自醒。醒来病如失，即索饮食，说从前之病，不可即与饮食，饿半日，与之米粥汤，内加人参五分，陈皮五分，煎粥与之。再用人参三钱，白术一两，甘草一钱，茯苓五钱，陈皮五分，白芥子五钱，水煎与之，彼必欣然自服。［批］加减六君子汤。服后再睡，亦听其自醒，则永不再发。亦奇妙法也。

天师曰：此方未尝不佳妙。

近治法

论猝倒　心伤暴亡　腹痛欲死　中恶　中痰　心疼

天师曰：近治者，一时猝来之病而近治之也。如一时眼花猝倒，不省人事，一时心痛暴亡，一时腹痛，手足青而欲死者是也。此等之症如风雨骤至，如骏马奔驰，不可一时止遏，不可少缓，须臾以治之也。眼花猝倒，非中于恶，则中于痰。然中恶中痰，实可同治。盖正气之虚，而后可以中恶；中气之馁，而后可以痰迷，然则二症皆气虚之故。故补其气，而中气正气自回，或加祛痰之品，逐邪之药，无有不奏功顷刻者。方用人参三钱，白术五钱，附子一钱，半夏一钱，南星一钱，陈皮一钱，白薇一钱，水煎服。［批］消恶汤。下喉即愈。此方妙在补气之药多于逐痰祛邪。中气健于中，邪气消于外，又何惧痰之不速化哉。

心痛暴亡，非寒即火。治火之法，止消二味。用炒栀子五钱，白芍五钱，煎汤服之。［批］自焚急救汤。下喉即愈。治寒之药，必须多加。方用人参三钱，白术五钱，肉桂一钱，附子一钱，甘草一钱，白芍①三钱，熟地一两，山茱萸四钱，良姜一钱，水煎服。［批］消冰散。二方各有深意，前方因火盛而泻以肝木也，后方因大寒而补肾气也，多寡不同，而奏功之神则一耳。

腹痛之症，一时痛极，甚至手足皆青，救若少迟，必致立亡。此肾经直中寒邪也。法当急温命门之火，而佐热其心包之冷，使痛立除，而手足之青亦解。方用人参三钱，白术五钱，熟地五钱，附子一钱，肉桂一钱，吴茱萸五分，干姜五分，水煎服即愈。［批］救疼至圣丹。此方之妙，补火于真阴之中，祛寒于真阴之内，自然邪去而痛止，不致上犯心而中犯肝也。此近治之法，当于平日留心，不致临症急遽，误人性命也。

华君曰：余亦有传，但不同耳。中恶中痰方：人参三钱，茯苓五钱，天南星三钱，附子一钱。虚人多加人参至一两，水煎服即苏。［批］解恶仙丹。

心痛方：治有火者神效，贯仲三钱，白芍三钱，栀子三钱，甘草二钱，水煎服。［批］止痛仙丹。一剂即止痛。

轻治法

论小柴胡汤

天师曰：轻者，病不重，不必重治，而用轻剂以治之也。

---

① 白芍：原作"白术"，今据本澄堂本、菁华堂本、清刻本、广益本改。

如人咳嗽、头痛、眼目痛、口舌生疮，皆是小症，何必用重剂以补阳，用厚味以滋阴哉。法当用轻清之品，少少散之，无不立效，如小柴胡之方是也。然而小柴胡汤，世人不知轻重之法，予再酌定之，可永为式。方用柴胡一钱，黄芩一钱，半夏一钱，陈皮五分，甘草一钱，此小柴胡汤。予更加人参五分，茯苓二钱，更为奇妙。盖气足则邪易出，而汗易发。世人见用人参，便觉失色，匪独医者不敢用，即病者亦不敢服。相沿而不可救药者，滔滔皆是，安得布告天下医人，详察其病源，而善用之也。此轻治之法，极宜究心。

张公曰：天师言小柴胡汤，治外感者也。予言治内伤者，补中益气汤是也。然补中益气汤，东垣立方之后，世人乱用，殊失重轻之法。予再酌定之，可传之千古不敝。柴胡一钱，升麻四分，黄芪三钱，白术三钱，当归三钱，陈皮八分，甘草一钱，人参一钱，人气虚者多加，可至一两，看人之强弱分多寡耳。［批］酌定补中益气汤。若有痰，加半夏一钱；有热，加黄芩一钱；有寒，加桂枝一钱；头痛，加蔓荆子八分，或川芎一钱；两胁痛，加白芍三钱；少腹痛，亦加白芍三钱；有食，加麦芽二钱；伤肉食，加山楂二十粒；胸中痛，加枳壳五分，神曲五分。如此加用，自合病机。无如人不肯用此方以治内伤也，法最宜留心。大约右手寸口脉与关脉大二左手之脉者，急用此汤，无不神效。

小柴胡本是半表半里少阳经药，内用参苓，以病在少阳，恐渐逼里，乘之于所胜也。故先扶胃气，使邪不入而已，入者亦得正旺而自退耳。李子永识。

重治法

论大渴　大汗　大吐　大泻　阴阳脱

天师曰：重治者，病出非常，非轻淡可以奏功，或用之数两，或用半斤、一斤，而后可以获效。如大渴、大汗、大吐、大泻、阴阳脱之症，从前俱已罄谈，而方法亦尽，余可不言。然而尚未尽者，大渴之症，必用石膏，往往有一昼夜而用至斤许者。盖热之极，药不得不用之重，此时倘守定不可多与之言，反必杀之矣。第此等症，乃万人中一有之，不可执之以治凡有胃火之人也。

张公曰：大渴之症，用石膏以平胃火，无人不知矣，尚用未知其故者。胃火沸腾奔越，不啻如火之燎原，必得倾盆之雨，始能滂沛而息灭之。原取一时权宜之计，故可以暂时用之，多能取效。必不可久用，久用则败亡也。

天师曰：大汗之症，必用参芪，往往有用参斤许者。然亦偶尔有之，不可拘执以治凡有汗亡阳之症。盖阳药不宜偏多，而阴药可以重用故耳。

张公曰：大汗势必用补气之药，以救亡阳之症。然而，过用补气之药，仍恐阳旺而阴消。服数剂补气之后，即宜改用补阴之品。况亡阳之后，阴血正枯，进以补水之药，正投其所好也。阴定则阳生，而阴阳无偏胜之弊矣。

天师曰：大吐之症，明是虚寒，亦有用参至数两者。然而吐不可一类同观。其势急，不妨少用，可以徐加。倘寒未深，而吐不甚，亦以参数两加之，恐增饱满之症矣。

张公曰：大吐之症，虚寒居多，然亦有热而吐者，不可不讲。热吐者，必随痰而出，不若寒吐之纯是清水也。热吐不可用参，以二陈汤饮之得宜。若寒吐，必须加人参两许，而杂之辛热之品，始能止呕而定吐。第人参可以暂用，而不可日日服之。吐多则伤阴，暂服人参止吐则可，若日日服之，必至阳有余而阴不足，胃中干燥，恐成闭结之症矣。所以，人参可暂而不可常也。

大泻之症，往往用止泻之药至数两者，亦一时权宜之计，而不可执之为经久之法。

大泻，涩之始能止泻。若过于酸收，则大肠细小矣，下不能出，又返而上。故止泻之药，止可一时用之，而不可经久用之也。

阴阳脱，亦有用参至数斤者。然脱有不同，有火盛而脱，有水虚而脱。水虚者，用人参数斤，实为对药。倘肾中有火，作强而脱，止可用参数两，挽回于一时，而不可日日用参数斤，以夺命于后日也。盖重治之法，前已备言其功。兹更发明其弊，愿人斟酌善用之。

阴阳脱症，明是气虚之症，用参最宜，最可多服，即肾中有火，亦可用之。但脱后用参以救脱则可，救活之后，亦当急用熟地、山茱，大剂作汤饮之，使已脱之精重生，则未脱之气可长。否则，阳旺阴消，恐非善后之策，不特肾中有火者不宜久服人参也。倘能用熟地、山茱、北五味、麦冬之类于人参之中，又各各相宜，不必避忌人参之不宜用也。

华君曰：前已明言，然余尚有方并传，以为临症之鉴。大渴不止，方用石膏数两，知母三钱，糯米一撮，麦冬三两，人参亦数两，与石膏同用，半夏三钱，甘草一钱，竹叶百片，元参二两，水煎服。

大汗方：用人参四两，北五味三钱，麦冬三两，生地二两，水煎服。一剂即止汗。更有奇方，以救贫乏之人。黄芪三两，当归二两，桑叶十四片，北五味三钱，麦冬二两，水煎服之。[批] 消汗至神丹。一剂即止汗。

大吐方：人参一两，陈皮二钱，砂仁三粒。[批] 止呕仙丹。此治有火之吐，倘寒甚而吐，加丁香二钱，干姜三钱，神效。更有肾火沸腾而吐，食入即出等症，用六味汤一料，煎汤二碗，服之即止吐。更有肾寒之极，今日饮食，至明日尽情吐出者，用六味汤一料，加附子一个，肉桂二两，煎汤二碗，服之即不吐。二方予亲试而验者也。

大泻方：用白术一两，茯苓一两，肉桂五分，泽泻三钱，猪苓三钱，一剂即止泻。更有肾经作泻，五更时痛下七八次者，亦用八味地黄汤一料，煎汤二碗与之。当日即减大半，二服愈，四服全愈。

阴阳脱无可说，大约必得人参以救之。天师之说，亦言其变也。

吐症，张公旋覆花汤最妙，宜补入。李子永识。

瘟疫治法

天师曰：瘟疫之症，其来无方。然而召之亦有其故。或人事之错乱，或天时之乖违，或尸气之缠染，或毒气之变蒸，皆能成瘟疫之症也。症既不同，治难画一。然而瘟疫之人，大多火热之气蕴蓄于房户，则一家俱病；蕴蓄于村落，则一乡俱病；蕴蓄于市廛，则一城俱病；蕴蓄于道路，则千里俱病。故症虽多，但去其火热之气，而少加祛邪逐秽之品，未有不可奏功而共效者也。方用大黄三钱，元参五钱，柴胡一钱，石膏二钱，麦冬三钱，荆芥一钱，白芍三钱，滑石三钱，天花粉三钱，水煎服。此方可通治瘟疫之病，出入加减，无不奏功。此方之妙，用大黄以荡涤胸腹之邪，用荆芥、柴胡以散其半表半里之邪气，用天花粉以消痰去结，用石膏以逐其胃中之火，用芍药以平肝木，不使来克脾气，则正气自存，而邪气自出。此方最妥最神，治瘟疫者，以此为枕中秘。

张公曰：瘟疫不可先定方，瘟疫来之无方也。不可空缺一门，天师所以酌定此方，可以救世。大约可据之以治时气之病，而终不可以治气数之灾也。

瘴疬治法

天师曰：瘴疬者，乃两粤之气郁蒸而变之者也。其气皆热而非寒，其症皆头痛而腹满。土人服槟榔无碍者，辛以散之也。盖火气得寒，反抑郁而不伸，槟榔气辛，同气易入，其味却散，故适与病相宜。然止可救一时之急，终不可恃之为长城也。今立一方，可长治瘴疬之侵。人参一钱，白术五钱，茯苓三钱，陈皮五分，甘草五分，半夏一钱，槟榔一钱，枳壳五分，柴胡五分，五味子五粒，麦冬三钱，水煎服[①]。此方之妙，全非治瘴疬之品，而服之自消。盖健脾则气旺，气旺则瘴疬不能相侵，既感者，方中已有去瘴疬之药，岂有不奏功立应者乎。此瘴疬治法，又宜知之也。

或人有感疬而成大麻风者，又不可如是治法。盖大麻风纯

---

① 此方上，本澄堂本有"消瘴神丹"四字眉批。三元堂本"神"下有"仙"字。菁华堂本、清刻本、广益本作"去瘴仙丹"。

是热毒之气，裹于皮肤之间，湿气又藏遏于肌骨之内，所以外症皮红生点，须眉尽落，遍体腐烂，臭气既不可闻，人又安肯近而与治。予心痛之，乃立一奇方。用元参四两，苍术四两，熟地四两，苍耳子四两，薏仁四两，茯苓四两，名为四六汤。各为末，蜜为丸。每日吞用一两，二料必然全愈。盖此方之妙，能补肾健脾，而加入散风去湿，正补则邪自退，不必治大风，而大风自治矣。急宜先刻一张，广行施舍，功德又何可量哉。宜忌房事而已。

华君曰：传予方不同。用槟榔一钱，白芍三钱，柴胡八分，白术三钱，茯苓三钱，车前子二钱，枳壳五分，白芥子三钱，水煎服①。有火，加黄连五分，水煎服。二剂即瘴消，亦妙方也。

大麻风，予有奇方。用苍术二两，熟地二两，元参二两，苍耳子二两，车前子二两，生甘草二两，金银花十两，蒲公英四两，白芥子二两，各为末，蜜为丸②，一料全愈。此方中和之中有妙理，似胜天师传方也。尚有论二篇，并传之。

一论真假。病有真假，则药则岂可无真伪。盖假对假，而真乃现。苟必真以治假，则假症反现真病以惑人。故必用假药以治假症也。如上焦极热，而双足冰凉，此下寒乃真寒，而上热乃假热也。设我以凉药投之，下喉自快，及至中焦，已非其所喜，必且反上而不纳。况药又不肯久居于中焦，势必行至下焦而后已。乃下焦冰凉世界，以寒入寒，虽同气相通，似乎可藏，殊不知阴寒之地，又加冰雪，必然积而不流，成冰结冻，何有已时，必得大地春回，阳和有气而后化。人身假热之症，

---

① 此方上，本澄堂本、三元堂本用"化癞仙丹"四字眉批。菁华堂本无"化"字。

② 此方上，本澄堂本、三元堂本用"去风化癞"四字眉批。

亦正相同。倘以寒药投之，自然违背，先以热药投之，亦未必遂顺其性。法当用四逆汤，加人尿、胆汁，调凉与服。则下喉之时，自觉宽快，不致相逆其拂抑之气。及至中焦，味已变温，性情四合，引入下焦，则热性大作，不啻如贫子得衣，乞儿逢食。下既热矣，则龙雷之火有可归之宅，自然如蜃之逢水，龙之得珠，潜返于渊，不知不觉，火消乌有矣。四逆汤，热药也。乱之以人尿、胆汁，则热假为寒，以骗症之假寒作热，实有妙用。倘执定以热攻寒之说，而不知以假给热之方，则肾且坐困。尽以真热之药，遽治假热之病，必至扞格而不入。此真假之宜知，予所以特为作论。此一端之法，可通之以治假寒之症矣。

二论内外治法。内病治内，外病治外，人皆知之矣。不知内病可以外治，而外病可以内攻也。夫外病徒于外治之，必致日久而难效，必须内治之，可旦夕奏功也。如痈疽结毒之类是也。人见痈疽等症之发于外，以铁箍散围之，以刀圭刺之，以膏药贴之，以末药敷之，纵然药神，亦不能速效。必用内药内散，不过一二日之间，便为分消乌有，然则何可徒治其外哉。至于内病以药内散，实多奇功，不比外症之难愈。然而内外两施，表里兼治，其功更捷。如引导之奇，按摩之异，又不可不急讲也。

天师曰：二论俱欠明快警切，似不必传。

得治法

天师曰：得治者，言治之得法也。如伤寒而得传经、直中之宜；伤暑而得中暑、中疧之宜；中风而得中气、中火、中痰之宜；中湿而得中水、中气、中食、中虫之宜；中燥而得中凉、中热之宜；中寒而得中肝、中肾、中心、中脾、中脏、中腑之宜。因病下药，又何至杀人顷刻哉。虽得之治，无方之可言，而得之鉴，实为人之幸也。吾存得之一门者，欲人知得则有功，不得则有过也。

得治之法，看病人色泽真伪，看病人脉息之实虚，有神无神，问病人之喜好若何，饮食若何，有痰无痰若何，痰之色若何，再察病人舌之颜色若何，滑与不滑若何，能食不能食，心腹之间痛不痛。观其情意，详审其从违，徐听其声音，再闻其气息，病之症了然于心中，又何患不得哉。

失治法

天师曰：失治者，不能知病之真假，症之虚实与阴阳寒热，而妄治之也。信口雌黄，全无见识。喜攻人之短，炫自己之长。不识药味之温和，动言可用；何知方法之大小，辄曰难投。视熟地、人参不冤家仇敌；珍黄柏、知母为亲子娇儿。用寒凉之品，全无畏忌之心；见平补之施，顿作惊疑之色。喜攻喜散，矜消导为神奇；怒抑怒扬，薄通塞为怪涎。但明泻火，而不悟从治之妙，鄙茱萸为无用之材；仅晓益水，而不晓变症之方，笑甘遂为可弃之物。消痰而不消痰之本，诧病难攻；泻火而不泻火之原，叹方可废。奇平之法，原未曾熟究于胸中；正变之机，安能即悟于指下。无怪动手即错，背谬殊多，举意全非，失乱不少。以致冤鬼夜号，药柜中无非黑气，阴魂惨结，家堂上尽是啼声。愿学医者，见失以求得，庶可改过以延祥。然则求得延祥之法奈何？见寒药投之而拒格，即当改用大热之方；见热药投之而燥烦，即当改用清凉之剂；见消导之而转甚者，宜改温补；见祛邪之则更加者，宜用平调；见利水而水益多者，补肾为先；见散邪而邪益盛者，助正为急。此皆补过之文，抑亦立功之术，临症切须详审，慎弗忽略。

意治法

天师曰：医者，意也。因病人之意而用之，一法也；因病症之意而用之，又一法也；因药味之意而用之，又一法也。因病人之意而用之奈何？如病人喜食寒，即以寒物投之，病人喜食热，即以热物投之也。随病人之性，而加以顺性之方则不违而得大益。倘一违其性，未必听信吾言，而肯服吾药也。所以古人有问可食蜻蜓、胡蝶否？而即对曰可食者，正顺其意耳。因病症之意而用之奈何？如人见弓蛇之类于怀内，心解其疑；见鬼祟于庭边，必破其惑是也。因时令之意而用之奈何？时当春寒而生疫病，解散为先；时当夏令而生瘟症，阴凉为急之类是也。因药味之意而用之又奈何？或象形而相制，或同气而相求，或相反而成功，或相畏而作使，各有妙理，岂曰轻投。此意治之入神，人当精思而制方也。

神治法

天师曰：神治者，通神之治，不可思议，而测度之以人谋也。或剖腹以洗肠，或破胸以洗髓，或决窦以出鸟雀，或用药以化龟蛇，此尤不经之奇，未足以取信也。惟是寻常之中，忽然斗异，死亡之刻，顿尔全生。药品是人之同施，功效实世之各别。非学究天人之奥理，通鬼神之玄机，何能至此哉。洞垣之术，饮之上池之水；刮骨之疗，得之青囊之书。远公既神授于今朝，岂难通灵于他日。愿寝食于兹编，为天下万世法。

岐天师载志于篇终，欲远公极深而研几之也。冬至后六日书于客邸。

伤寒相舌秘法

天师曰：我有伤寒相舌法。凡见舌系白苔者，邪火未甚也，用小柴胡汤解之。舌系黄苔者，心热也，可用黄连、栀子以凉之。凡见黄而带灰色者，系胃热也，可用石膏、知母以凉之。凡见黄而带红者，乃小肠膀胱热也，可用栀子以清之。见舌红而白者，乃肺热也，用黄连、苏叶以解之。见舌黑而带红者，乃肾虚而挟邪也，用生地、元参，又入柴胡以和解之。见舌红而有黑星者，乃胃热极也，用石膏以治之，元参、干葛亦可，终不若石膏之妙。见舌红而有白点者，乃心中有邪也，宜用柴胡、黄连以解之，心肝同治也。见舌红而有大红点者，乃胃热而带湿也，须茵陈五苓散以利之。盖水湿必归膀胱以散邪，非肉桂不能引入膀胱，但止可用一二分，不可多入。见舌白苔而带黑点，亦胃热也，宜用石膏以凉之。见舌黄而有黑者，乃肝经实热也，用柴胡、栀子以解之。见舌白而黄者，邪将入里也，急用柴胡、栀子以解之，不使入里；柴胡乃半表半里，不可不用之也。见舌中白而外黄者，乃邪入大肠也，必须五苓散以分水，水分则泄止矣。见舌中黄而外白者，乃邪在内而非外，邪在上而非上，止可加柴胡、枳壳以和解，不可骤用大黄以轻下也；天水加五苓亦可，终不若柴胡、枳壳直中病原，少加天水则更妥，或不加，用天水加五苓散亦可也。见根黄而光白者，亦胃热而带湿也，亦须用石膏为君，而少加去水之品，如猪苓、泽泻之味也。见舌黄而隔一瓣一瓣者，乃邪湿已入大肠，急用大黄、茵陈下之，不必用抵当、十枣汤也，若下之迟，则不得不用之。然须辨水与血之分，下水用十枣，下血用抵当也。见舌有红中如虫蚀者，乃水未升而火来乘也，亦须用黄连、柴胡以和解之。见舌红而开裂如人字者，乃邪初入心，宜用石膏、黄连以解之。见舌有根黑而尖带红者，乃肾中有邪未散，宜用柴胡、栀子以解之。见舌根黑而舌尖白者，乃胃火乘肾，宜用石膏、知母、元参以解之，不必论其渴与不渴，不必问其下利也。舌根黑而舌尖黄者，亦邪将入肾，须急用大黄下之。然须辨其腹痛与不痛，按之腹痛而手不能近者，急下之，否则，只用柴胡、栀子以和解之。见舌纯红而独尖黑者，乃肾虚而邪火来乘也，不可用石膏汤，肾既虚而又用石膏，是速之死也，当用元参一两或二两以救之，多有能生者。见舌有中心红晕，而四围边防纯黑者，乃君相之火炎腾，急用大黄加生地两许，下而救之，十人中亦可救五六人。睁舌有中央灰黑，而四边微红者，乃邪结于大肠也，下之则愈，不应则死；以肾水枯槁，不能润之推送，此睦又不可竟用熟地补肾之药；盖邪未散不可补，补则愈加胀急，适所以害之也；必邪下而后以生地滋之则可，然亦不可多用也。见舌有纯灰色，中间独两晕黑者，亦邪将入肾也，急用元参两许，少加柴胡治之。见舌有外红而内黑者，此火极似水也，急用柴胡、栀子、大黄、枳实以和利之；若舌又见刺，则火亢热之极矣，尤须多加前药。总之，内黑而外白，内黑而外黄，皆前症也，与上同治，十中亦可得半生也。惟舌中淡黑，而外或淡红，外或淡白，内或淡黄者，较前少轻，俱可以前法治之，十人中可得八人生也。见舌有纯红而露黑纹数条者，此水来乘火，乃阴症也，其舌苔必滑，必恶寒恶水，下喉必吐。倘现纯黑之舌，乃死症也，不须治之。水极似火，火极似水，一带纯黑，俱不可治。伤寒知舌之验法，便有把握，庶不至临症差误耳。

伤寒得仲景而大彰，今又得天师而大著，又得吾子之补论，而无遗蕴矣。兹相舌法，正天师所传，较《金镜录》更备，且无误治之虞，诚济世之慈航，救生之实录也。愿世人细心观之，保无有操药杀人之祸矣。吕道人书于燕市。

伤寒大成中，相舌法较备，可参看。李子永识

雷公真君曰：我受广成夫子之传，深知医道。世人止推我炮制，可慨也。今得远公陈子，可以尽泄吾秘。汝注《内经》，无微不扬，无隐不出，虽岐公之助，然亦汝之灵机足以发之也。第其中止可因经发明，不能于经外另出手眼秘奥。虽岐公传汝《石室秘录》，实为医术之奇，而其中尚有未备，我今罄予子，附于《石室秘录》之后，以广岐天师之未备，使后世知我医道之神，不止以炮制见长，亦大快事也。当详言之，子细记之可耳。

一论五行

雷公真君曰：五行火木土金水，配心肝脾肺肾，人尽知之也。然而，生中有克，克中有生，生不全生，克不全克，生畏克而不敢生，克畏生而不敢克，人未必尽知之也。何以见生中有克？肾生肝也，肾之中有火存焉，肾水干枯，肾不能生肝木矣，火无水制，则肾火沸腾，肝木必致受焚烧之祸，非生中有克乎。治法当急补其肾中之水，水足而火息，肾不克木，而反生木矣。肝生心也，肝之中有水存焉，肝火燥烈，肝不能生心火矣，木

无水养，则肝木焦枯，心火必有寒冷之虞，非生中有克乎。治法当急补其肾中之水，水足而火息，肾不克木，而反生木矣。肝生心也，肝之中有水存焉，肝火燥烈，肝不能生心火矣，木无水养，则肝木焦枯，心火必有寒冷之虞，非生中有克乎？治法当急补其肝，水足而木旺，肝不克火，而反生火矣。心中之火，君火也，心包之火，相火也，二火之中，各有水焉。二火无水，则心燔灼而包络自焚矣，又何能火生脾胃之土乎。火尤所养，则二火炽盛，必有燎原之害，此生中有克，不信然乎。治法当补其心中之水，以生君火，更当补其肾中之水，以滋相火。水足而二火皆安，不去克脾胃之土，而脾胃之土自生矣。脾土克水者也，然土必得水以润之，而后可以生金。倘土中无水，则过于亢热，必有赤地千里，烁石流金之灾，不生金而反克金矣。治法当补其脾阴之水，使水足以润土，而金之气有所资，庶几金有生而无克也。肺金生水者也，然金亦必得水以濡之，而后可以生水，倘金中无水，则过于刚劲，必有煅炼太甚，崩炉飞汞之忧，不生水而反克水矣。治法当补其肺中之水，使水足以济金，而水之源有所出，庶几水有生而无克也。以上五者，言生中有克，实有至理，非漫然立论。倘肾中无水，用六味地黄丸汤，大剂与之。肝中无水，用四物汤。心中无水，用天王补心丸。心包无水，用归脾汤。脾胃无水，用六君、四君。肺经无水，用生脉散。举一而类推之可也。

何以见克中有生乎？肝克土也。而肝木非土，以何以生。然而肝木未尝不能生土，土得木以流通，则土有生气矣。脾克水也，而脾土非水，又何以生。然而脾土未尝不生水，水得土而蓄积，则水有根基矣。肾克火也，而肾水非火不能生，无火则肾无温暖之气矣。然而心火必得肾水以生之也，水生火，而火无自焚之祸。心克金也，而心火非金不能生，无金则心无清肃之气矣。然而肺金必得心火以生之也，火生金，而金无寒冷之忧。肺克木也，而肺金非木不能生，无木则金无舒发之气矣。然而肝木必得肺金以生之也，金生木，而木无痿废之患。以上五者，亦存至理，知其颠倒之奇，则治病自有神异之效。

何以见生不全生乎？肾生肝也，而不能全生肝木。盖肾水无一脏不取资也。心得肾水，而神明始焕发也；脾得肾水，而精微始化导也；肺得肾水，而清肃始下行也；肝得肾水，而谋虑始决断也；六腑亦无不得肾水，而后可以分布之。此肾经之不全生，而无乎不生也。

何以见克不全克乎？肾克火也，而不至全克心火。盖肾火无一脏不焚烧也。心得肾火，而躁烦生焉；脾得肾火，而津液干焉；肺得肾火，而喘嗽病焉；肝得肾火，而龙雷出焉；六腑亦无不得肾火，而燥渴枯竭之症见矣。此肾经之不全克，而无乎不克也。

何以见生畏克而不敢生乎？肝木本生心火也，而肝木畏肺金之克，不敢去生心火，则心气愈弱，不能制肺金之盛，而金愈克木矣。心火本生胃土也，而心火畏肾水之侵，不敢去生胃土，则胃气转虚，不能制肾水之胜，而水益侵胃土矣。心包之火本生脾土也，而心包之火畏肾水之泛，不敢去生脾土，则脾气更困，不能伏肾水之凌，而水益欺脾土矣。脾胃之土，所以生肺金也，而脾胃之土畏肝木之旺，不敢去生肺金，则肺金转衰，不敢制肝木之犯，而木愈侮土矣。肾经之水，所以生肝木也，而肾水畏脾胃之土燥，不敢去生肝木，则肝木更涸，不能制脾胃二土之并，而土愈制水矣。见其生而制其克，则生可全生，忘其克而助其生，则克且更克。此医道之宜知，而用药者所宜究心也。

何以见克畏生而不敢克乎？金克木也，肺金之克肝，又何畏于肾之生肝乎？不知肾旺则肝亦旺，肝旺则木盛，木盛则肺金必衰，虽性欲克木，见茂林而自返矣，故木衰者，当补肾以生肝，不必制肺以扶肝。木克土也，肝之克脾，又何畏于心之生脾乎？不知心旺则脾亦旺，脾旺则土盛，土盛则肝木自弱，虽性思克土，遇焦土而自颓矣，故土衰者，当补心以培土，不必制木以救土。土制水者也，脾之克肾，又何畏于肺之生肾乎？不知肺旺则肾亦旺，肾旺则水盛，水盛则脾土自微，虽性欲制水，见长江而自失矣，故水衰者，当补肺以益水，不必制土以蓄水。水制火者也，肾水之克心，又何畏肝之生心乎？不知肝旺则心亦旺，心旺则火盛，火盛则肾水必虚，虽性喜克水，见车薪而自退矣，故火衰者，当补肝以助心，不必制水以援心。火制金者也，心之克肺，又何畏脾之生肺乎？不知脾旺则肺亦旺，肺旺则金盛，金盛则心火自衰，虽性欲克金，见顽金而难煅矣，故金衰者，当补土以滋金，不必息火以全金也。此五行之妙理，实医道之精微。能于此深造之，医不称神，未之前闻也。

长沙守张真人曰：阐发至此，精矣神矣。自有轩岐之书，从未有谈五脏之五行，颠倒神奇至此。实有至理存乎其中，用之却有效。莫惊言过创辟可喜，而难见施行也。

二论脏腑

雷真君曰：五脏六腑，人听知也。然而，五脏不止五、六腑不止六，人未之知也。心肝脾肺肾，此五脏也。五脏之外，胞胎亦为脏。虽胞胎系妇人所有，然男子未尝无胞胎之脉。其脉上系于心，下连于肾，此脉乃通上通下，为心肾接续之关。

人无此脉，则水火不能相济，下病则玉门不关，上病则怔忡不宁矣。若妇人上病，与男子同，下病则不能受妊。是生生之机属阴，而藏于阳，实另为一脏也。然既为一脏，何以不列入五脏之中？因五脏分五行，而胞胎居水火之两歧，不便分配，所以止言五脏而不言六脏也。或疑胞胎既是一脏，不列入五脏之中，何以千古治病者，不治胞治，竟得无恙？是胞胎亦可有可无之脉，其非五脏之可比，而不知非也。盖胞胎不列入五脏，亦因其两歧。故病在上则治心，而心气自通于胞胎之上；病在下则治肾，而肾气自通于胞胎之下。故不必更列为一脏，而非胞胎之不为脏也。或又疑女子有胞胎以怀妊，以胞胎为一脏固宜，而男子亦曰有胞胎，其谁信之。不知男子之有胞胎，论脉之经络，而非胞之有无也。于心之膜膈间，有一系下连于两肾之间，与妇人无异，惟妇人下大而上细，男子上下俱细耳，妇人下有口，而男子下无口为别。此脉男女入房，其气下行，而妇人之脉，其口大张，男子泄精，直射其口，而胞胎之口始闭而受妊矣。若男子精不能射，或女子气不下行，或痰塞，或火烧，或水冷，其口俱不敢开，断不能受妊。此胞胎之为一脏甚重也。至小肠、大肠、膀胱、胆、胃、三焦，此六腑也。六腑外，更有膻中，亦一腑也。膻中，即心包络，代君火司令者也。膻中与心，原为一脏一腑，两相表里，今独称心而遗膻中，非膻中不可为腑，尊心为君火[1]，不得不抑膻中为相火也。或曰千古不治膻中，何以治心而皆效。不知心与膻中为表里，表病则里亦病，故治里而表自愈，况膻中为脾胃之母，土非火不生，心火不动，必得相火之往来以生之，而后胃气能入，脾气能出也。膻中既为

---

[1] 君火：原作"君心"，据三元堂本、菁华堂本、清刻本、广益本改。

脾胃母，谓不足当一腑①之位乎。此膻中之为一腑，人当留意。

张真君曰：六脏七腑，今日始明，真一快事。

尝论五脏各相生相克，实各相成。一经之病，每兼数经以治，此经之邪或向别经而求，故用药不得胶柱，过于区别。然论其大概，亦不可混。肺为金脏，其质娇，畏寒畏热，而过寒过热之药，不可以之治肺也。脾为土脏，其质厚，可寒可热，而偏寒偏热之药，无不可以之治脾也。心为火脏，体居上，忌用热，其有以热药治心者，乃肾虚而坎不交离，本肾病而非心病也。肾为水脏，体居下，忌用寒，其有以寒药治肾者，乃心实而阳亢烁阴，本心病而非肾病也。至于肝为木脏，木生于水，其源从癸，火以木炽，其权挟丁，用热不得远寒，用寒不得废热，古方治肝之药，寒热配用，反佐杂施，职此故也。其五脏之不同如此，谨附志以俟后来者之鉴诸。李子永识。

三论阴阳

雷真君曰：天地之道，不外阴阳，人身之病，又何能离阴阳也。内经论阴阳，已无余义。然而止论其细微，反未论其大纲也。人身之阴阳，其最大者，无过气血，内经虽略言之，究未尝言其至大也。盖气血之至大者，在气之有余与血之不足。气有余，则阳旺而阴消；血有余，则阴旺而阳消。阳旺而阴消者，当补其血；阴旺而阳消者，当补其气。阳旺而阴消者，宜泄其气；阴旺而阳消者，宜泄其血。欲阴阳补泻之宜，视气血之有余不足而已。

---

① 腑：原作"脏"，今据本澄堂本、三元堂本、菁华堂本、清刻本、广益本改。

四论昼夜

雷真君曰：昼夜最可辨病之阴阳，然而最难辨也。阳病昼重而夜轻，谓阳气与病气交旺也，然亦有阳病而昼不重者，盖阳气虚之故耳。阴病昼轻而夜重，阴气与病气交旺也，然亦有阴病而夜反轻者，盖阴气虚之故耳。夫阳气与病气交旺者，此阳未虚之症，故元阳敢与邪气相争而不止，虽见之势重，其实病反轻，当助其阳气以祛邪，不可但祛邪而不补其阳气也。阴气与病气交旺者，此阴未衰之症，故真阴与邪气相战而不已，虽见之势横，其实病未甚也，助其阴气以逐邪，不必仅逐邪而不补其阴气也。阳虚则昼不重，视其势若轻，而不知其邪实重。盖元阳虚极，不敢与阳邪相战，有退缩不前之意，非阳旺而不与邪斗也。阴虚而夜反轻，视其势亦浅，而不知其邪实深。盖真阴微甚，不敢与阴邪相犯，有趋避不遑之象，非阴旺而不与邪角也。此阴阳辨于昼夜，不可为病之所愚。然而尚不可拘于此也，或昼重而夜亦重，或昼轻而夜亦轻，或有时重，有时不重，或有时轻，有时不轻，此阴阳之无定，而昼夜之难拘。又不可泥于补阳之说，当峻补于阴，而少佐其补阳之品，则阴阳有养，而邪气不战自逃矣。

张真君曰：论阴阳亦不能出经之微。

五论四时

雷真君曰：春夏秋冬，各有其令，得其时则无病，失其时则病生，《内经》亦详言之矣。而余更取而言之者，劝人宜先时加谨，不可后时以恃药也。别有导引法，欲传世久矣，知天师已先有之，然法未尝不佳，可并行不悖也。法开后。

先春养阳法：每日闭目冥心而坐，心注定肝[①]中，咽津七口，送下丹田，起立，双手自抱两胁，微摇者三，如打恭状，起立俟气定，再坐如前法，咽津七口，送下丹田，永无风症之侵。一月行六次可也。多多更妙。

先夏养阴法：每日闭目冥心而坐，心中注定于心，咽津十四口，送下心中，永无暑气之侵。

先秋养阴法：每日闭目冥心而坐，心注肺中，咽津送下丹田者十二口，以双手攀足心者三次，候气定，再如前咽津送下丹田者七口而后止，永无燥热之病。

先冬养阳法：每日五更坐起，心中注定两肾，口中候有津水，送下丹田者三口，不必漱津，以手擦足心；火热而后已，再送津三口至丹田，再睡，永无伤寒之症。而长生之法，亦在其中矣。长夏不必更有方法。

张真君曰：妙方也。惜人不肯行耳，行则必能却疾。

六论气色

雷真君曰：有病必须察色，察色必须观面，而各有部位，不可不知。面之上两眉心，候肺也。如色红则火，色青则风，色黄则湿，色黑则痛，色白则寒也。两眼之中为明堂，乃心之部位。明堂之下，在鼻之中，乃肝之部位。肝位之两傍以候胆也。鼻之尖上以候脾。鼻尖两傍以候胃。两颧之上以候肾。肾位之上以候大肠。肝胆位下，鼻之两傍，以候小肠。肺位之上为额，

---

① 肝：原作"肾"，字之误，今改。

以候咽喉。额之上以候头面。心位之傍，以候膻中。鼻之下人中为承浆，以候膀胱。三焦无部位，上焦寄于肺，中焦寄于肝，下焦寄于膀胱。其余各部位，俱照《灵枢》无差错也。五色之见，各出于本部，可照五色以断病。一如肺经法断之，无不神验。但其中有生有克。如青者而有黄色，则木克土矣；红者而有黑色，则水克火矣；黄者而有红色，则火生土矣；黑者而有白色，则金生水矣。克者死，生者生也。治之法，克者救其生，生者制其克，否则病不能即瘥。然其中有从内出外，有从外入内。从内出外者，病欲解而不欲藏；从外入内者，病欲深而不欲散。欲解者病轻，欲深者病重也。治之法，解者助其正，深者逐其邪，否则病不能遽衰。男女同看部位，无有分别，《灵枢》误言也。但内外何以别之？色之沉而浊者为内，色之浮而泽者为外也。五色既见于部位，必细察其浮沉，以知其病之浅深焉；细审其枯润，以观其病之生死焉；细辨其聚散，以知其病之远近焉；细观其上下，而知其病之脏腑焉。其间之更妙者，在察五色之有神无神而已。色暗而神存，虽重病亦生；色明而神夺，虽无病亦死。然有神无神，从何辨之？辨之于色之黄明。倘色黄而有光彩，隐于皮毛之内，虽五色之分见，又何患乎。此观神之法，又不可不知之也。

七论脉诀

雷真君曰：脉诀，《内经》已畅言矣，王叔和又发明之，予又何言。虽然尚有未备者，不可不一论之。脉诀，大约言愈多则旨益晦，吾独尚简要以切脉，不必纷纷于七表八里也。切脉之最要者在浮沉，其次则迟数，又其次则大小，又其次则虚实，又其次则涩滑而已。知此十脉，则九人之病不能出其范围。至于死脉，尤易观也。不过鱼虾之游、禽鸟之喙、屋漏弹石、劈索水流之异也。知十法之常，即可知六法之变，又何难知人之疾病哉。《灵枢》之形容脉象，不可为法也。

张真君曰：脉诀原不必多，多则反晦。明言十法，至简至要，可以为万世切脉之法。

八论强弱

人有南北之分者，分于强弱也。南人之弱，不及北人之强也远甚。然而南人亦有强于北人者，北人亦有弱于南人者，亦不可一概而论。然而统治强弱，又断断不可，当观人以治病，不可执南北以治强弱也。盖天下有偏阴偏阳之分，偏于阳者，是生于南而亦强；偏于阴者，虽生于北而亦弱。故偏于阳者，宜用寒凉之剂；偏于阴者，宜用温热之品也。

张真君曰：是。

九论寒热

雷真君曰：病之有寒热也，半成于外来之邪，然亦有无邪而身发寒热者，不可不知。无邪而身发寒热，乃肝气郁而不得宣，胆气亦随之而郁。木之气既郁滞，而心之气自然不舒，心肝胆三经皆郁，则脾胃之气不化，肺金无养，其金不刚，上少清肃之气下行，而木寡于畏，土且欲发泄而不能，于是作寒作热，似疟非疟，而不能止。倘用祛邪之药，则其势更甚，惟有舒其木气，而寒热自除矣。

张真君曰：亦创论也。方宜用逍遥散，大加白芍可也。

十论生死

雷真君曰：知生死而后可以为医。生中知死，死中知生，非易易也。何以知生中之死，如伤寒症，七日不汗死是也。何以知死中有生，如中风、中恶、中毒是也。生中之死，而辨其不死；死中之生，而辨其不生，医道其庶几乎。伤寒至七日犹无汗，人皆谓必死矣，而予独断其不死者，非因其无汗而可生也。盖伤寒邪盛，禁汗之不得出，其人无烦躁之盛，肾水犹存，邪不能熬干之也，虽无汗，必有汗矣，七日来复，岂虚言哉。此生中之死，而辨其不死之法也。中风不语，中恶不出声，中毒致闷乱，虽其人之气犹存，似乎不死，然而，遗尿则肾绝矣，手撒则肝绝矣，水不下喉则脾胃绝矣。舌本强则心绝矣，声如鼾则肺绝矣。五脏无一生，无有不死者；倘有一脏之未绝，未死也。看何脏之绝，而救何脏之气，则死犹不死矣。然而，五脏之中尤最急者，莫过心肾，心肾之药，莫过人参、附子二味，二味相合，则无经不入。救心肾，而各脏亦无不救之矣。虽将死之人，必有痰涎之作祟，似祛痰化涎之药，亦不可轻度。然不多用人参，而止用祛痰化涎之药，适足以死之也。即或偶尔生全，未几仍归于死。此死中之生，而辨其不生之法也。

张公曰：真奇绝之文。

十一论真假

雷真君曰：病之有真有假也。大约寒热之症居多，《内经》

已辨之无遗义矣。予再取而论之者，以真假之病难知，而用药者不可徒执泛逆之治法也。予有治真寒假热之法，而不必尚夫汤剂也。如人下部冰凉，上部大热，渴欲饮水，下喉即吐，此真寒反现假热之象以欺人。自当用八味汤，大剂搅冷与饮。人或不敢用，或用之不多，或病人不肯服，当用吾法治之。以一人强有力者，擦其脚心，如火之热，不热不已，以大热为度，后用吴茱萸一两为末，附子一钱，麝香一分，为细末，以少少白面入之，打为糊，作膏二个，贴在脚心之中，少顷必睡熟，醒来下部身热，而上部之火自息矣，急以八味汤与之，则病去如失。至于治真热假寒之法，则又不然。如人外身冰凉，内心火炽，发寒发热，战栗不已，此内真热反现假寒之象。自当用三黄石膏汤加生姜，乘热饮之。医或信之不真，或病家不肯与服，予法亟宜用之也。井水一桶，以水扑心胸，似觉心快，扑之至二三十次，则内热自止，而外之战栗不觉顿失。急以元参、麦冬、白芍各二两，煎汤与之，任其恣饮，则病不至再甚矣。

张公曰：何方法之奇至此，遵而行之，人无死法矣。

十二论老少

雷真君曰：老人与小儿最难治也。老人气血已衰，服饮食，则不生精而生病。小儿精气未满，食饮食，则伤胃而伤脾，故老人小儿当另立一门。虽岐天师已立，有门有方，然终觉未全。今另留数方，半治老人之生精，半治小儿之伤胃也。生精者，生其肾中精也。人生肾气有余，而后脾胃之气行，脾胃气行，而后分精四布于各脏腑，俱得相输以传化，方名养老丸。用熟地八两，巴戟于四两，山茱萸四两，北五味一两，薏仁三两，芡实四两，车前子一两，牛膝三两，山药四两，各为末，蜜为丸。每日吞五钱。自能生精壮气，开胃健脾也，又何虑饮食之难化乎。小儿之方，单顾其胃，天师已有神方传世，今再立一方，亦治肾以生土也。论小儿纯阳，不宜补肾，不知小儿过于饮食，必至伤胃，久之，胃伤而脾亦伤，脾伤而肺金亦伤，肺金伤而肾水更伤矣。小儿至肾水之伤，则痨瘵之症起，鸡胸犬肚之证见。苟治之不得法，而仍治以治胃之药，未能奏功，杂然攻利之药并进，殇人天年可悯。今立一方，治小儿肾脏之损，实有奇功，方名全幼丸。用熟地二两，麦冬一两，山药三两，芡实三两，车前子一两，神曲五钱，白术一两，地栗粉三两，鳖甲三两，生何首乌三两，茯苓一两，各为末，蜜为丸。每日白滚汤送下三钱，一料前症尽愈。二方实可佐天师之未逮也。

张真君曰：妙绝之论，妙绝之方。

十三论气血

雷真君曰：气无形也，血有形也。人知治血必须理气，使无形生有形，殊不知治气必须理血，使有形生无形也。但无形生有形，每在于仓皇危急之日；而有形生无形，要在于平常安适之时。人见用气分之药速于见功，用血分之药难于奏效，遂信无形能生有形，而疑有形不能生无形。不知气血原叠相生长，但止有缓急之殊耳。故吐血之时，不能速生血也，亟当补其气；吐血之后，不可纯补气也，当缓补其血。气生血，而血无奔轶之忧；血生气，而气无轻躁之害。此气血之两相须而两相得也。

张真君曰：论妙极，无弊之道也。

十四论命门

雷真君曰：命门为十二经之主，《内经》已详言之。余再取而尚论者，盖命门之经虽彰，而命门之旨尚晦也。命门既为十二经之主，而所主者何主也。人非火不能生活，有此火，而后十二经始得其生化之机。命门者，先天之火也。此火无形，而居于水之中。天下有形之火，水之所克；无形之火，水之所生。火克于水者，有形之水也；火生于水者，无形之水也。然而无形之火，偏能生无形之水，故火不藏于火，而转藏于水也。命门之火，阳火也，一阳陷于二阴之间者也。人先生命门，而后生心，其可专重夫心乎。心得命门，而神明有主，始可以应物。肝得命门而谋虑，胆得命门而决断，胃得命门而能受纳，脾得命门而能转输，肺得命门而准节，大肠得命门而传导，小肠得命门而布化，肾得命门而作强，三焦得命门而决渎，膀胱得命门而收藏，无不借命门之火以温养之也。此火宜补而不宜泻，宜于水中以补火，尤宜于火中以补水，使火生于水，而还以藏于水也。倘日用寒凉以伐之，则命门之火微，又何能生养十二经耶。此《内经》所谓主不明则十二官危，非重言命门欤。

张真君曰：命门得天师之辨，正若日月之经天。今又得雷真君之尚论，则命门何至于晦而不彰乎。万世之大幸也。

张景岳先生谓：善补阴者，宜于阳中补阴，无伐阳以散阴。善补阳者，宜于阴中补阳，无伐阴以救阳。深得此意。李子永识。

十五 论任督

雷真君曰：任督之脉，在脏腑之外，别有经络也，每为世医之所略。不知此二部之脉不可不讲，非若冲、跷之脉可有可无也。任脉起于中极之下，以上毛际，循腹里，上关元，至咽喉，上颐循面入目，此任脉之经络也。督脉起于少腹以下骨中央，女子入系廷孔，在溺孔之际，其络循阴器，合篡间，绕篡后，即前后二阴之间也，别绕臀，至少阴，与巨阳中络者，合少阴上股内后廉，贯脊属肾，与太阳起于目内眦，上额交颠上，入络脑，还出别下项，循肩膊，挟脊抵腰中，入循膂络肾；其男子循茎下至篡，与女^①子等；其少腹直上者，贯脐中央，上贯心入喉，上颐环唇，上系两目之下中央，此督之经也。二经之病，各有不同，而治法实相同也。盖六经之脉络，原相贯通，治任脉之疝瘕，而督脉之遗溺、脊强亦愈也。然此二脉者，为胞胎之主脉，无则女子不受妊，男子难作强以射精，此脉之宜补而不宜泻明矣。补则外肾壮大而阳旺，泻则外肾缩细而阳衰；补则子宫热而受妊，泻则子宫冷而难妊矣。

张真君曰：妙绝。今人不知任督之至要，所以有药不效也，知任督，何难治病哉。

十六 论子嗣

雷真君曰：人生子嗣，虽曰天命，岂尽非人事哉。有男子

---

① 女：原脱，今据《素问·骨空论》补。

不能生子者，有女子不能生子者。男子不能生子有六病，女子不能生子有十病。六病维何？一精寒也，一气衰也，一痰多也，一相火盛也，一精少也。一气郁也。精寒者，肾中之精寒，虽射入子宫，而女子胞胎不纳，不一月而即堕矣。气衰者，阳气衰也，气衰则不能久战，以动女子之欢心，男精已泄，而女精未交，何能生物乎。精少者，虽能射，而精必衰薄，胞胎之口大张，细小之入，何能餍足，故随入而随出矣。痰多者，多湿也，多湿则精不纯，夹杂之精，纵然生子，必然夭丧。相火盛者，过于久战，女精已过，而男精未施，及男精既施，而女兴已寝，又安能生育哉。气郁者，乃肝气抑塞，不能生心包之火，则怀抱忧愁，而阳事因之不振，或临炉而兴已阑，对垒而戈忽倒，女子之春思正浓，而男子之浩叹顿起，则风景萧条，房帏岑寂，柴米之心难忘，调笑之言绝少，又何能种玉于兰田，毓麟于兰室哉。故精寒者温其火，气衰者补其气，痰多者消其痰，火盛者补其水，精少者添其精，气郁者舒其气，则男子无子者可以有子，不可徒补其相火也，十病维何？一胎胞冷也，一脾胃寒也，一带脉急也，一肝气郁也，一痰气盛也，一相火旺也，一肾水衰也，一任督病也，一膀胱气化不行也，一气血虚而不能摄也。胎胞之脉，所以受物者也，暖则生物，而冷则杀物矣。纵男子精热而射入，又安能茹之而不吐乎。脾胃虚寒，则带脉之间必然无力，精即射入于胞胎，又安能胜任乎。带脉宜弛不宜急，带脉急者，由于腰脐之不利也，腰脐不利，则胞胎无力，又安能载物乎。肝气郁则心境不舒，何能为欢于床第。痰气盛者，必肥妇也，毋论身肥则下体过胖，子宫缩入，难以受精，即或男子甚健，鼓勇而战，射精直入，而湿由膀胱，必有泛滥之虞。相火旺者，则过于焚烧，焦干之地，又苦草木之难生。肾水衰

石室秘录 卷五

235

者，则子宫燥涸，禾苗无雨露之润，亦成萎黄，必有堕胎之叹。任督之间，倘有疝瘕之症，则精不能施因外有所障也。膀胱与胞胎相近，倘气化不行，则水湿之气必且渗入于胎胞，而不能受妊矣。女子怀胎，必气血足而后能养。倘气虚则阳衰，血虚则阴衰，气血双虚，则胞胎下坠而不能升举，小产之不能免也。故胎胞冷者温之；脾胃寒者暖之；带脉急者缓之；肝气郁者开之；痰气盛者消之；相火旺者平之；肾水衰者补之；任督病者除之；膀胱气化不行者，助其肾气；气血不能摄胎者，益其气血也。则女子无子者，亦可以有子，不可徒治其胞胎也。种子方，莫妙用岐天师之方，故不再定。

张真君曰：男女之病，各各不同，得其病之因，用其方之当，何患无子哉。以男子六病，女子十病，问人之有无，即可知用药之宜也。

十七论瘟疫

雷真君曰：古人云疫来无方，非言治疫之无方，乃言致疫之无方也。然亦未尝无方。疫来既有方，而谓治之无方可乎。大约瘟疫之来，多因人事之相召，而天时之气运，适相感也。故气机相侵，而地气又复相应，合天地之毒气，而瘟疫成焉。侵于一乡，则一乡之人病；酿于一城，则一城之人病；流于千里，则千里之人病。甚且死亡相继，阖门阖境，无不皆然，深可痛也。此等病必须符水救之，然而符水终不浪传于世。今别定一法，用管仲一枚，浸于水缸之内，加入白矾少许，人逐日饮之，则瘟疫之病不生矣。真至神之法也。

张真人曰：妙方。此先制瘟疫之法也。

岐天师 ① 儿科治法

天师曰：儿科得其要，无难治人。今传一法门，使万世小儿尽登仁寿，法在先看气色，后看脉。小儿有疾，其颜色必鲜艳，以鼻之上眼之中间，中正 ② 精明穴上辨之。色红者，心热也，红筋横直现于山根，皆心热也。色紫者，心热之甚，而肺亦热也。色青者，肝有风也；青筋直现者，乃肝热也；青筋横现者，亦肝热也；直者风上行，横者风下行也。色黑者，风甚而肾中有寒。色白者，肺中有痰。色黄者，脾胃虚而作泻，黄筋现于山根，不论横直，总皆脾胃之症。止有此数色，无他颜色，故一览而知小儿之病矣。大人看脉于寸关尺，小儿何独不然，但小儿不必看至数，止看其数与不数耳。数甚则热，不数则寒也。数之中，浮者风也，沉者寒也，缓者湿也，涩者邪也，滑者痰也，如此而已。七表八里，俱不必去看。自知吾诀，则《脉诀》亦不必读也。有止歇者，乃痛也，余亦不必再谈。小儿症，大约吐泻厥逆、风寒暑热而已，其余痘疹瘄 ③，余无他病。或心疼腹痛，或有痞块，或有疮疔，可一览而知也。然而，小儿之病，虚者十之九，实者十之一，故药宜补为先。今立三方，通治小儿诸症。第一方：人参三分，白术五分，茯苓一钱，甘草一分，陈皮二分，神曲三分，半夏一分，此六君子加减也，通

① 岐天师：此三字原无，今据目录补。
② 正：原作"间"，今据本澄堂本、三元堂本、菁华堂本、清刻本、广益本改。
③ 瘄：音醋。麻疹的别名。《麻科活人全书·瘄论》："瘄，犹错也，皮肤甲错之谓也。俗名曰瘄，实系疹也。"

治小儿脾胃弱病，神效。如伤肉食者，加山楂五粒；伤米食者，加麦芽五分；伤面食，加萝卜子三分；吐者，加白豆蔻一粒，去甘草，加生姜三片；泻者，加干姜三分，猪苓五分。第二方：治外感也。或伤风伤寒，或咳嗽，或发热，或不发热，或头痛，或鼻塞，或痰多，或惊悸，或角弓反张，皆以此方通治之，无不神效。方用柴胡七分，甘草三分，桔梗五分，半夏三分，黄芩三分，白芍二钱，白术二钱，当归五分，陈皮二分，茯苓五分，水煎服。头痛，加蔓荆子三分；心痛手不可按者，乃实火也，加栀子一钱，按之不痛者，乃虚火也，加甘草八分，贯仲五分，广木香三分，乳香一分；胁痛者，加芍药三钱；腹痛者，以手按之，手按而疼甚者，乃食也，加大黄一钱；按之而不痛者，乃寒也，非食也，加肉桂三分，干姜三分；有汗出不止者，加桑叶一片；眼痛而红肿者，乃火也，加黄连三分，白蒺藜一分；喉痛者，加山豆根三分。第三方：治虚寒之症，夜热出汗、夜啼不寐、怔忡、久嗽不已、行迟语迟、龟背狗肚、将成痨瘵等症。方用熟地三钱，山茱萸二钱，麦冬二钱，北五味五分，元参二钱，白术二钱，茯苓一钱，薏仁三钱，丹皮一钱，沙参二钱，地骨皮二钱，水煎服。倘兼有外感，少加柴胡五分，白芍三钱，白芥子一钱。余无可加减矣。

诸真人传授儿科

痘疮计日　痘疮坏病　疹

痘治法：天师曰：今人看痘为难治，不知得其法则无难也。初起之时，不论身弱身强，先以补气补血之药为君，加之发散之药，则重者必轻，而轻者必少。无如世人皆以寒凉之品为主，又助以劫散之味，此所以轻变重，重至死也。吾今传五方，朝夕服之，至七日，无不结靥，再无回毒之症，十人十活，不杀一小儿也。

第一日方：见小儿身热，眼如醉眼者，此出痘兆也。若不是醉眼，则非出痘，不可用此方，用治外感方治之，若见醉眼，急投此方，则痘点即现，必不待三日而自出也。方用黄芪三钱，白术一钱，甘草一钱，当归二钱，川芎二钱，茯苓三钱，柴胡一钱五分，升麻五分，麦冬二钱，元参三钱，陈皮五分，荆芥一钱，金银花先用五分，水三碗，煎汤二碗，再煎药至五分，与小儿饮之。此方五岁以上俱照此分两，五岁以下减半，周岁内者又递减之。服此药，自然神思清爽。病家不肯服，劝其速服，包其速愈，不妨身任之。服后见点，再用第二方。

第二日方：白术二钱，麦冬三钱，甘草一钱，桔梗二钱，当归五钱，生地五钱，元参三钱，柴胡一钱，升麻三分，荆芥一钱，茯苓二钱，白芍三钱，白芥子二钱，金银花三钱，水煎服。服此药后，一身尽现点矣，其色必红，而无色白色黑之虞矣。

第三日方：人参五分，白芍三钱，白术三钱，茯苓三钱，元参二钱，神曲三分，丹皮一钱，水煎服。此方服后，尽皆灌浆，无不气血之足，永无退症之虞矣。再服第四日方。

第四日方：人参一钱，当归二钱，熟地五钱，茯苓三钱，金银花三钱，陈皮五分，甘草一钱，元参三钱，白术三钱，白芍二钱，神曲五分。服此方后，小儿必然口健，要吃食不已，不妨少少频与，亦不可多食也。第五方可不必用矣。然更传之者，恐小儿多食则生他病，故又传此方。

第五日方：人参一钱，茯苓三钱，白术二钱，甘草一钱。有食，加麦芽五分，山楂五粒。若不伤食不必加，止加金银花三钱。能服此五方，期七日前而回春也。以上小儿年岁小者，俱照第一方减之。如小儿已身热三日，则用第三方，四日则用第四方。如坏症，另用坏症方。

秦真人传坏症方：治痘疮坏症已黑者，人将弃之，下喉即活。人参三钱，陈皮一钱，蝉蜕五分，元参二钱，当归二钱，荆芥穗一钱，水二钟，煎八分，灌下喉中即活。大约坏症，皆元气虚而火不能发也。我用参以助元气，用元参以去浮游之火，用陈皮去痰开胃，则参无所碍，而相得益彰，荆芥以发之，又能引火归经，当归以生新去旧消滞气，蝉蜕亦解毒去斑。世人如何知此妙法。初起不可服，必坏症乃可，一剂即回春，不必再剂也。

雷真君传痘疮坏症方：痘疮坏症，最为可怜，身如黑团之气，口不能言，食不能下，世人到此，尽弃之沟中，医者到此，亦置而不顾，谁知尽人皆可生之乎。吾有奇方，名必全汤。人参三钱，元参一两，荆芥一钱，金银花一两，陈皮三分，水煎五分灌之。下喉而眼开，少顷而身动，久之而神气回，口能言，食能下矣。不必再服他药。痘疮自面而生全，至奇至神之方也。盖痘疮坏症，皆气虚而火不能发也。火毒留于中而不得泄，故形如死状，其实脏腑未坏。我用参以固元气，用元参以去火，用金银花以消毒，用陈皮以化痰，用荆芥以引经，而发出于外。内中原有生机，所以一剂回春也。

疹治法：凡疹初起，小儿必发热，口必大渴呼水。其发疹之状，如红云一片，大约发斑相同。但斑无头粒，而疹有头粒也，头如蚤咬之状，无他别也。我今传四时之疹方：用元参三钱，麦冬二钱，苏叶一钱，升麻五分，天花粉一钱，金银花三钱，陈皮三分，甘草一钱，生地三钱，黄芩八分，桂枝二钱，水钟半，煎五分，热服。凡有疹子，无不神效。惟夏天加青蒿三钱可也。小儿初生数月减半，一周外俱照此分两，不必再传方也。服吾方一剂即愈，何至三？

张真人传痘疹门

痘疹初起方：白芍二钱，柴胡一钱，当归一钱，陈皮五分，荆芥八分，防风三分，生地二钱，甘草一钱，桔梗一钱，麦冬一钱，干葛一钱，水煎服二剂，痘疮恶者必变为良。

痘疮出齐方：人参一钱，黄芪一钱，甘草一钱，白芍二钱，生地二钱，麦冬二钱，柴胡八分，红花五分，水煎服。有热，加黄连五分，或黄芩一钱，栀子一钱，亦可；有惊，加蝉蜕去翅足三分；色黑者，加肉桂五分；大便闭结不通，加大黄三分；腹痛，加芍药一钱，甘草一钱；泄泻，加茯苓一钱；有汗，倍加黄芪；有痰，加白芥子一钱；痒，加荆芥子六分；身痛者，加广木香三分；色白者，寒也，加肉桂一钱，人参黄芪俱多加；痘疮头不突者，气虚也，倍黄芪；腰不满者，血虚也，当归一钱，熟地二钱可也。

痘疮将回方：人参一钱，白术一钱，茯苓一钱，甘草三分，桔梗三分。升提其气，而又益肺金，使皮毛得诸补药之益也，水煎服。有红紫干燥黑陷者，热未退也，本方加黄芩一钱；如痘色白黑灰黑色而陷，寒虚也，加肉桂三分，人参一钱；灌脓者，倍加人参，再加黄芪二钱，当归二钱；泄泻，加干姜五分，茯苓一钱；心慌闷乱者，多加人参；呕吐者，亦加人参、干姜；身痒者，加广木香三分；当靥不靥，多加人参；大便闭者，加大黄三分；口渴者，热也，加麦冬二钱，元参一钱；失音者，加石菖蒲三分，桔梗一钱；痘疮入眼成翳者，加蝉蜕五分。从前初起方中即加蝉蜕七个，则目无痘矣。咽喉之中，防其生痘者，初起方即用桔梗一钱，即无此症。小儿痘症，有此三方，再无死法，神而通之，可谓神医矣。坏症亦以此方治之，无不生者。总之，小儿宜补不宜散，一言尽之矣。

疹乃热也，不可用人参白术，当用补血，而不可散血，俱宜切记。

方用当归二钱，元参三钱，升麻三分，甘草三分，干葛一钱，水煎服。此治疹奇方也。有此奇方为骨，又出入加减可也。心火热极，加黄连三分；肝火，加栀子六分；肺火，加黄芩一钱，麦冬一钱。辨各经病，亦看小儿山根之色，然看之时，须用洗去面上尘土，细看之。《痘疹全书》统诸症以立言，而余总秘要以传方。有此四方为骨，参之彼书，出入加减，神奇之极矣。

钱真人传痘疮神方

不论初起、灌浆、收靥、俱用之，神妙无比。

人参一两，白术八钱，茯苓五钱，陈皮三钱，白芍一两，生甘草三钱，元参八钱，蝉蜕一钱，柴胡二钱，黄连五分，神曲三钱，山楂肉二钱，各为细末，水打成丸，如绿豆大。遇前症，与一钱，未起者即起，已起者即灌浆，不收靥者收靥。神奇之极，毋视为寻常也。愿将此方广传人世。

岐天师传治回毒方

名为回毒即消丹：金银花五钱，生甘草一钱，人参二钱，元参三钱，水二碗，煎三分，与小儿服之。一剂即消大半，二剂全愈，不须三剂也。付符一道，焚在药中煎汁，神效。凡服药不效，焚符于药中，煎药与小儿饮之，十人十生。咒曰：小儿有病，病魔作祟，吾今施符，治无不愈，吾奉天师岐真君律令敕。书符前后念一遍，焚于药内，又念一遍书符时。此秘诀也。

又传疹方：治夏日发疹者，神效。苏叶一钱，麦冬二钱，桔梗一钱，生甘草一钱，升麻五分，生地二钱，元参三钱，青蒿三钱，水煎服。

岐真人曰：张真人治四时之疹，余方治夏时热疹也。切记此二方，何患疹病之难治哉。

又传治水痘方：亦治热症而有水气也。柴胡一钱，茯苓二钱，桔梗一钱，生甘草五分，黄芩五分，竹叶十片，灯草一圆，水煎服。有痰者，加天花粉三分；有食，加山楂三粒，麦芽三分；有火，加黄连一分，余可不必。有此一方，水痘无难治矣。

岐天师又传治回毒岁久不愈方

金银花一两，当归、人参、白术各一两，黄芪二两，薏仁三两，生甘草二钱，白芥子三钱，柴胡、肉桂各五分。先将薏仁用水四碗，煎汤二碗，再煎前药半碗，饥服一剂。再用金银花一两，当归五钱，黄芪、薏仁各一两，白术五钱，生甘草、白芥子各二钱，陈皮五分，水三碗，煎半碗，四服全愈。其服药之时，更须用药洗之，金银花一两，生甘草三钱，生葱三条，煎二碗。

岐真人传儿科秘法

山根之上有青筋直现者，乃肝热也，用柴胡三分，白芍一钱，当归五分，半夏三分，白术五分，茯苓一钱，山楂三粒，甘草一分，水煎服。有青筋横现者，亦肝热也，但直者风上行，横者风下行，亦用前方，多加柴胡二分，加麦芽一钱，干姜一分。有红筋直现者，乃心热也，亦用前方，加黄连一分，麦冬五分，去半夏，加桑白皮三分，天花粉二分。有红筋斜现者，亦心热也，亦用前方，加黄连二分。盖热极于胸中也，亦不可用半夏，用桑白皮、天花粉。有黄筋现于山根者，不必论横直，总皆脾胃之症，或水泻，或上吐，或下泻，或腹痛，或不思饮食。余定一方皆可服，服之无不神效。如皮黄，即黄筋也，方用白术五分，茯苓五分，陈皮二分，人参二分，神曲一分，麦芽二分，甘草一分，水一钟，煎半酒盏，分二起服，加淡竹叶七片。有痰，加半夏一分，或白芥子二分，或天花粉二分；有热，如口渴者是，加麦冬三分，黄芩一分；有寒者，加干姜一分；吐者，加白豆蔻一粒；泻者，加猪苓五分；腹痛者，如小儿自家捧腹是，须用手按之，大叫呼痛者，乃食积也，加大黄三分，枳实一分；如按之不痛，不呼号者，乃寒也，再加干姜三分。如身热者，不可用此方，予另立一方。

万全汤：凡小儿发热者，毋论夜热、早热、晚热，用之无不神效。方用柴胡五分，白芍一钱，当归五分，白术三分，茯苓二分，甘草一分，山楂三粒，黄芩三分，苏叶一分，麦冬一钱，神曲三分，水一钟，煎半酒钟服，或分二起服。冬天，加麻黄一分；夏天，加石膏三分；春天，加青蒿三分；秋天，加桔梗三分；有食，加枳壳三分；有痰，加白芥子三分；泻者，加猪苓一钱；吐者，加白豆蔻一粒。小儿诸症不过如此，万不可作惊风治之。有惊者，此方加人参五分，即定惊如神。有疳者，用脾胃方，加蒲黄三分，黄芩三分可也。

长沙张真人传治小儿感冒风寒方

柴胡五分，白术一钱，茯苓三分，陈皮二分，当归八分，白芍一钱，炙甘草三分，半夏三分，水一钟，煎半钟，热服。一剂即愈，不必再剂。

治小儿痢疾神方：当归一钱，黄连二分，白芍一钱五分，枳壳五分，槟榔五分，甘草三分，水一钟，煎半钟，热服。一剂轻，二剂愈。红痢，加黄连一倍；白痢，加泽泻三分；腹痛者，倍加甘草，多加白芍；小便赤，加木通三分；下如豆汁，加白术一钱；伤食，加山楂、麦芽各三分；气虚者，加人参三分。此方通治小儿痢疾，加减之，无不神效。

治小儿疟疾方：柴胡六分，白术一钱，茯苓一钱，归身一钱，白芍一钱五分，半夏五分，青皮五分，厚朴五分，水一钟，煎半钟，露一宿，再温之与服。热多者，加人参、黄芪各五分；寒多者，加干姜三分；痰多者，加白芥子一钱；夜发热者，加何首乌、熟地二钱，日间发者不用加；腹痛，加槟榔三分。

治小儿咳嗽神方：苏叶五分，桔梗一钱，甘草一钱，水一酒钟，煎五分，热服，二剂即全愈。有痰，加白芥子五分可也。

治小儿口疳流水口烂神方：黄柏二钱，人参一钱，为末，敷口内，二日即愈。一匙一次，一日不过用二次而已。小儿之疳，皆虚热也，用黄柏以去火，人参以健脾土也。大人亦可用，神效。

治小儿便虫神方：诸虫皆可治。榧子去壳五个，甘草三分，为末，米饭为丸。服完虫尽化为水矣。大人亦用此去虫。盖榧子最能杀虫，又不耗气，食多则伤脾。

治小儿虫积方：使君子十个，去壳炒香，槟榔一钱，榧子十个，甘草一钱，各为细末，米饭为丸，如梧桐子大。与十丸小儿服之，二日即便虫，五日全愈。神方也。

儿科

惊　疳　吐　泻　生下不肯食乳　初生脐汁不干肚脐突出

小儿病，惊、疳、吐、泻尽之矣。然而惊、疳、吐、泻，不可不分别言之也。世人动曰惊风，认知小儿惊则有之，而风则无。小儿纯阳之体，不宜有风之入，而状若有风者，盖小儿阳旺则内热，热极则生风，是风非外来之风，乃内出之风也。内风何可作外风治之，故治风则死矣。法当内清其火，而外治其惊，不可用风药以表散之也。吾今特传奇方，名为清火散惊汤，方用白术三分，茯苓二钱，陈皮一分，甘草一分，栀子三分，白芍一钱，半夏一分，柴胡三分，水煎三分服。此方健脾平肝之圣药，肝平则火散，脾健则惊止，又加去火散痰之品，自然药下喉而惊风定也。

疳症乃脾热也，然亦因心热而脾火旺极，遂至口中流涎。若不平其心火，则脾火更旺，而湿热上蒸，口涎正不能遽止。治法不可徒清脾火，而当先散心火。方用止疳散。芦荟一钱，黄连三分，薄荷三分，茯苓二钱，甘草一分，桑白皮一钱，半夏三分，水煎服三分。此方心脾两清之圣药，不专清脾。引水下行，则湿热自去，湿热去，疳病自愈也。

吐症，虽胃气之弱，亦因脾气之虚。盖小儿恣意饮餐，遂至食而不化，久而停积于脾中，又久之而上冲于胃口，又久之而大吐矣。故治吐必先治胃，而治胃尤先治脾。吾有奇方，止吐速效，方名定吐汤。人参一钱，砂仁一粒，白术五分，茯苓二钱，陈皮二分，半夏一分，干姜一分，麦芽五分，山楂三粒，水煎服。夏月加黄连三分，冬月加干姜三分，无不愈者。此方即六君子之变方，乃治脾胃之圣药。脾胃安而化导速，自然下行，不至上吐。沉方中加减得宜，消积有法，有不奏功如神者乎。

泻症，则专责之脾矣，论理亦用煎汤，可以取效，然而泻有不同，有火泻，有寒泻，不可不分。火泻者，小儿必然身如火热，口渴舌燥，喜冷饮而不喜热汤，若亦以前方投之，则益苦矣。予另有奇方，名为泻火止泻汤。方用车前子二钱，茯苓一钱，白芍一钱，黄连三分，泽泻五分，猪苓三分，麦芽一钱，枳壳二分，水煎服。一剂即止泻。车前、茯苓、泽泻、猪苓，皆止泻分水之圣药，白药以平肝，使不来克脾，黄连清心火，不来助脾之热，而麦芽、枳壳消滞气以通水道，不必止泻，泻自止也。寒泻者，腹痛而喜手按摩，口不干而舌滑，喜热汤不喜冷饮，又不可用泻火之汤，五苓散可也，然而五苓尚欠补也。盖小儿致于寒泻，未有不大伤脾气者，脾气既伤，非人参不能救，五苓散无人参，仅能止泻，元气未能顿复。我今传一奇方，名为散寒止泻汤。方用人参一钱，白术一钱，茯苓二钱，肉桂二分，甘草一分，干姜一分，砂仁一粒，神曲五分，水煎服。此方参、苓、白术乃健脾补气之神品，分湿利水之圣药也，又加肉桂、干姜以祛寒，砂仁、甘草、神曲以调和之，则寒风自然越出，而泄泻立止矣。

雷公真君曰：小儿惊症，皆本于气虚，一作风治，未有不死者。或治风而兼补虚，可以苟全性命，要之断断不可作风治也。我今特传奇方，名压惊汤。人参五分，白术五分，甘草三分，茯神一钱，半夏三分，神曲五分，砂仁一粒，陈皮一分，丹砂三分，水煎服。此即六君子之变方也。小儿止有脾病，治脾而惊自定。故用六君子以健脾，少加压惊之品奏功如神耳。

小儿吐泻，伤食之故也。盖饮食饱餐，自难一时消化，不上吐，必下泻矣，亦用前方六君子汤。但吐者去甘草加砂仁，泻者加车前子治之，自能奏功于俄顷。倘不知补脾，而惟图消克，非救儿生，乃送儿死矣。愿人敬听吾言，共登儿龄于百岁也。

小儿生下不肯食乳者，乃心热也。葱煎乳汁，令小儿服之亦妙。终不若用黄连三分，煎汤一分，灌小儿数匙，即食乳矣，神效。

小儿初生，脐汁不干，用车前子炒焦，为细末，敷之即干，神效。

小儿肚脐突出半寸许，此气旺不收也。若不急安之，往往变为角弓反张。方用茯苓一钱，车前子一钱，甘草二分，陈皮三分，通草三分，如无通草，灯心一圆，共煎汤灌之。一剂即安，神方也。

卷六　数集

伤寒门

雷公真君曰：伤寒两感，隔经相传，每每杀人。如第一日宜在太阳，第二日宜在阳明，第三日宜在少阳，第四日宜在太阴，第五日宜在少阴，第六日宜在厥阴，此顺经传也。今第一日太阳即传阳明，第二日阳明即传少阳，第三日少阳即传太阴，第四日太阴即传少阴，第五日少阴即传厥阴，此过经传也。更有第一日太阳即传少阳，第二日阳明即传太阴，第三日少阳即传少阴，第四日太阴即传厥阴，此隔经传也。第一日太阳即传少阴，第二日阳明即传太阴，第三日少阳即传厥阴，此两感传也。顺传者，原有生机，至七日而病自愈。过传者，有生有死矣。隔传者，死多于生矣。两感而传者，三日水浆不入，不知人即死。虽仲景张公立门原有治法，然亦止可救其不死者，而不能死者而重生之也。我今悯世人之枉死，特传二方，一救过经传之伤寒，一救隔经传之伤寒。过经传方，名救过起死汤。麻黄一钱，柴胡一钱，厚朴一钱，石膏五钱，知母一钱，青蒿五钱，半夏一钱，黄芩一钱，茯苓五钱，炒栀子五分，当归三钱，水煎服。一剂即生。盖过经之传，必然变症纷纭，断非初起之一二日也。所以方中不用桂枝以散太阳之邪，止用麻黄以散其表。伤寒至三四日，内热必甚，故以石膏、知母为君，以泻阳明之火邪。阳明火一退，而厥阴之木不舒，则木以生火，邪退者复聚，故又用青蒿、柴胡、栀子以凉散之，木不自焚，而各经之邪不攻自散。况又有茯苓之重用，健脾行湿，引火下行，尽从膀胱而出之乎。且黄芩以清肺，厚朴以逐秽，半夏以清痰，又用之咸宜，五脏无非生气矣。所以不必问其日数，但见有过经之传者，即以此方投之，无不庆更生也。

隔经传方，名救隔起死汤。人参五钱，石膏五钱，知母一钱，青蒿一两，柴胡二钱，白芍三钱，半夏一钱，炒栀子三钱，甘草一钱，水煎服。隔经之传，必至三日而症乃明，虽已过阳明，而余火未散，故少阴之火助其焰，少阳之火失其权，若不仍用石膏、知母，则阳明之火势不退，而少阴之火势不息也，故必须用此二味为主。然徒用二味，而太阴脾土不急为救援，则火极凌亢，何以存其生气，故又用人参以助生气。但生气既存，而厥阴受邪，则木气干燥，势必克太阴之脾土，仅存之生气，又安能保乎。故又用柴、芍、栀、蒿，以凉散其木中之邪。木之邪散，则木气得养，自然不去克土，而太阴之气生。太阴土有生气，则阳明之火必消归无有矣，又何至焚烧，自灭其少阴之脏哉。况方中半夏清痰，甘草和中，又用之无不宜乎。起死为生，实非虚语。故一见有隔经之传，即以此方投之，必能转败为功也。或疑青蒿用之太多，不知青蒿不独泻肝木之火，尤能泻阳明之焰，且性静而不动，更能补阴。火旺之时，补阴重药又不敢用，惟青蒿借其攻中能补，同人参兼用，实能生阴阳之气于无何有之乡。若但用人参，止生阳气，而不能生阴气矣。阴生则阳火无权，制伏之道，实非世人所能测也。

其两感传者，近岐天师已传四方，可以救死，予不必再传。远公固诸奇方以救世。我于第三日少阳与厥阴两感，水浆不入，不知人者，再传一方，以佐天师之未逮。方名救脏汤。人参一两，麦冬三两，当归一两，天花粉三钱，元参二两，白芍二两，荆芥二钱，水煎服。余方多当归者，助肝胆以生血也。多加麦冬者，救肺气之绝，以制肝胆之木，使火不旺而血易生，而后胃气有养，脏腑可救其坏也。与天师方大同小异，各有妙用。

伤寒发狂，至登高而歌，弃衣而走，见水而入，骂詈呼号，不避亲疏者，去生远矣。仲景以竹叶石膏汤救之，妙矣。盖阳明之火，其势最烈，一发而不可救，非用大剂白虎汤，何能止其燎原之势。而世人畏首畏尾，往往用之而特小其剂，是犹杯水救车薪之焰也。故用石膏必须至三四两，或半斤，一剂煎服，火势始能少退，狂亦可少止也。然石膏性猛，虽善退火，未免损伤胃气，必须必人参兼用为妙。我今传一方，用白虎汤之半，而另加药味，方名祛热生胃汤。石膏三两，知母三钱，人参五钱，元参三两，茯苓一两，麦冬三两，车前子五钱，水煎服。此方石膏、知母以泻胃火，人参以生胃气，元参去浮游之焰，麦冬生肺中之阴，茯苓、车前引火下行于膀胱，从小便而出，且火盛者，口必渴，口渴必多饮水，吾用此二味以分湿，则水流而火自随水而散矣。方中泻火又不伤气，似胜于白虎汤。一剂而狂定，二剂而口渴减半，三剂而口渴止，火亦息，正不必用四剂也。凡有火热而发狂，或汗如雨下，口渴舌燥，或如芒刺者，以此方投之立救，断不至于死也。

伤寒发斑，死症也。然而斑亦有不同，有遍身发斑者，有止心窝内发斑者。遍身发斑，症似重而反轻；心窝发斑，症似轻而转重。盖遍身发斑，内热已尽发于外；心窝发斑，热存于心中而不得出，必须用化斑之药，以解其热毒之在中也。我有一方最神，名起斑汤。升麻二钱，当归一两，元参三两，荆芥三钱，黄连三钱，天花粉五钱，甘草一钱，茯神三钱，水煎服。火毒结于内，必须尽情发出，然内无血以养心，则心中更热，火毒益炽，而不能外越也。故用当归、元参以滋心中之血，用黄连以凉心中之火，天花粉以消心中之痰。然而无开关之散，则火藏于内而不得泄，故又用长麻、荆芥以发之，甘草、茯神以和之，自然引火出外而不内畜矣。火既外越，斑亦渐消，又何至于丧命哉。

伤寒太阳症，结胸证具，烦躁者主死。言不可下，即下而亦死也。夫结胸而加烦躁，此胃气之将绝也。胃气欲绝，津液何生，津液既无，心何所养，故结胸而又烦躁，所以症或不可治也。虽然津液之竭非五脏之自绝，亦因结胸之故耳。是必攻其中坚，使结胸症愈而津液自生，死症可望重苏也。我今传一奇方，名化结汤。天花粉五钱，枳壳一钱，陈皮五分，麦芽三钱，天门冬三钱，桑白皮三钱，神曲三钱，水煎服。一剂即结胸开，而津液自生也。此方用天花粉以代瓜蒌，不至陷胸之过猛。然而天花粉即瓜蒌之根也，最善陷胸，而无性猛之忧。枳壳消食宽中；麦芽与桑白皮同用，而化导更速；神曲、陈皮调胃，实有神功；天门冬善生津液，佐天花粉有水乳之合，世人未知也。天花粉得天门冬，化痰化食，殊有不可测识之效。所以既结者能开，必死者可活。若以大陷胸汤荡涤之于已汗已下之后，鲜不速其死矣。

伤寒有脏结之症，载在太阳经中，其实脏结非太阳经病也，然则仲景载在太阳经者何故。正辨太阳经有似脏结之一症，不可用攻，故载之以辨明也。脏结之症，小腹之内与两脐之旁，相连牵痛，以至前阴之筋亦痛，重者有筋青而死者，此乃阴邪而结于阴地也。原无表证，如何可作表治，必须攻里为得。我有一方，专补其阴中之虑，而少佐之祛寒之味，则阴邪自散，而死症可生，方名散结救脏汤。人参一两，白术五钱，甘草一钱，附子一钱，当归一两，肉桂五分，水煎服。白术利腰脐之气，人参救元阳之绝，当归活周身之血，血活而腰脐之气更利也，甘草和中以定痛，附、桂散寒以祛邪，脏中既温，结者自解矣。用攻于补之内，祛寒于补之中，其奏功为独异耳。

伤寒阳明症中，有直视谵语喘满者死，而下利者亦死之文。此必症犯直视谵语，而又喘满下利，一齐同见也。苟有一症未兼，尚不宜死。倘三症皆见，明是死证矣。虽然直视谵语之生，多是胃火之盛，自焚其心，而肾水不能来济，于是火愈盛而无制。喘满者，火炎而气欲上脱也；下利者，火降而气欲下脱也。此犹欲脱之危症，苟治之得法，犹可望生。吾有奇方，名曰援脱散。石膏五钱，人参一两，麦冬一两，白芍一两，竹茹三钱，水煎服。此方用人参以救脱，用石膏以平火，用麦冬以平喘，白芍以止利，用竹茹以清心，自然气不绝而可救也。

伤寒坏症，乃已汗、已吐、已下，而身仍热如火，此不解之症也。其时自然各死症纷见矣，我用何法以生之乎。夫已汗而不解者，乃不宜汗而汗之；已吐而不解者，乃不宜吐而吐之；已下而不解者，乃不宜下而下之也。于不宜汗而救其失汗，于不宜吐而救其失吐，于不宜下而救其失下，固是生之之法，然而终无一定之法也。我今特传奇方，于三者之失而统救之，名救坏汤。人参五钱，茯苓五钱，柴胡一钱，白芍一两，元参五钱，麦冬五钱，白芥子二钱，当归五钱，陈皮五分，水煎服。此方妙在全不去救失吐、失汗、失下之症，反用参、苓、归、芍大补之剂，少加柴胡以和解之，自能退火而生胃气。倘鉴其失吐而重吐之，失汗而重汗之，失下而重下之，孱弱之驱，何能胜如是之摧残哉，必死而已矣。故必用吾方，而后死者可生也。

伤寒少阴症，恶寒身蜷而下利，手足逆冷，不治之病也。盖阴盛无阳，腹中无非寒气，阳已将绝，而又下利不止，则阳随利而出，不死何待。虽然阳气将绝，终非已绝也。急用补阳气之药，挽回于无何^①有之乡，则将绝者不绝。方用人参二两，附子二钱，甘草二钱，干姜二钱，白术一两，茯苓五钱，水煎服。方名救逆止利汤。一剂而逆回，二剂而利止，三剂全愈矣。此方用人参、附子，回元阳于顷刻，以追其散失，祛其阴寒之气；用白术、茯苓以分消水湿，而仍固其元阳；用甘草、干姜调和腹中，而使之内热，则外寒不祛而自散，又何有余邪之伏莽哉。自然寒者不寒，而蜷者不蜷；逆者不逆，而利者不利也。寒蜷逆利之尽去，安得而不生乎。

伤寒少阴症，吐利兼作，又加烦闷，手足四逆者，死病也。上吐下泻，且兼烦躁，则阴阳扰乱，拂抑而无生气可知。况加手足四肢之逆冷，是脾胃之气又将绝也，自是死症无疑。然而治之于早，未尝不可救。如一见此等症，急以人参二两，白术二两，肉桂二钱，丁香二钱，灌之，尚可救耳。方名止逆奠安汤。人参救元阳之绝，原有奇功；白术救脾胃之崩，实有至效；丁香止呕，肉桂温中又能止泻；救中土之危亡，奠上下之变乱，转生机于顷刻，杜死祸于须臾，舍此方又何有别方哉。

伤寒少阴症，下利虽止，而头眩昏晕，亦是死症。盖阳虽

---

① 何：原作"有"，今据本澄堂本、三元堂本、菁华堂本、清刻本、广益本改。

回而阴已绝，下多亡阴，竟至阴绝，原无救法。虽然阴阳之道，未尝不两相根而两相生也，今因阴绝而诸阳之上聚于头者，纷然乱动，所以眩冒，阳欲脱而未脱。夫阳既未绝，补其阳而阳气生，阳生则阴之绝者可以重续，阴生于阳之中也。方用参桂汤：人参二两，肉桂二钱，煎服可救。人参返阳气于何有之乡，是止能返阳气也，如何阴绝者亦能回之？不知人参虽属阳而中存阴气，阳居其八，阴居其二，阳既回矣，阴气亦从之而渐返。肉桂虽是纯阳之品，而性走肝肾，仍是补阴之圣药，故用之而成功也。

伤寒少阴症，四逆，恶寒身蜷，脉不至，不烦而躁，本是死症，而吾以为可救者何？全在脉不至，不烦而躁也。夫病至四肢之逆，其阴阳之将绝可知；脉之不至，未必非寒极而伏也，不然阳绝则心宜烦矣，而何以不烦。但嫌其不烦而躁，则阳未绝而将绝，为可畏耳。阳既欲绝，则阴亦随之而绝矣。故一补其阳，阳回而阴亦回矣。阴阳之道，有一线未绝，俱为可救。譬如得余火之星星，引之可以焚林，况真阴真阳非有形之水火也，乃先天之气耳，一得接续，便有生机。故一见此等之症，急以生生汤救之，可以重生。方用人参三两，附子三钱，炒枣仁五钱，水煎服。此方得人参以回其阴阳，得附子以祛其寒逆，加枣仁以安心，则心定而躁可去，躁定而脉自出矣。死中求生，其中斯方乎。

伤寒少阴症，六七日息高者死。息高见于六七日之间，明是少阴之症，而非太阳之症也。息高与气喘大殊，太阳之症乃气喘，气喘本于邪盛；少阴之症乃息高，息高本于气虚。而息高与气喘，终何以辨之？气喘者，鼻息粗大；息高者，鼻息微小耳。此乃下元之真气，欲绝而未绝，牵连气海之间，故上行而作气急之状，能上而不能下也，最危最急之候。方用止息汤：人参三两，熟地三两，牛膝三钱，麦冬二两，破故纸三钱，胡桃仁一个，干姜五分，水煎服。此方大补关元、气海，复引火之下行，绝不去祛寒逐邪，庶几气可回，而息高者可平也。倘疑是太阳喘症，而妄用桂枝汤，杀人于顷刻矣。故必用止息汤救之，十人中亦可望生五六人。然必须多服久服始得，苟或服一剂而辄止，亦未能收功者，又不可不知。

伤寒少阴病，脉微沉细，但欲卧，汗出，不烦，自欲呕吐，至五六日自利，复烦躁，不能卧寐者，死症也。伤寒而脉微沉细，明是阴症，况欲卧而不欲动乎。汗已则矣，内无阳症可知。心中不烦，时欲呕吐，此阳邪已散，而阴邪作祟，急以祛寒为是。乃失此不温，至五六日而下利，是上下俱乱也。此时倘不烦躁，则肾中真阳未散，今又加烦躁不得卧寐，明是奔越而不可回之兆矣，非死症而何？然而其先原因失治，以至于不可救，非本不可救，而成此扰乱之症也。我有奇方，名转阳援绝汤。用人参一两，白术一两，炒枣仁一两，茯神五钱，肉桂二钱，水煎服。一剂即可安卧而回春矣。此方用人参以救绝，用白术、茯神以分消水湿而止下利，又用肉桂以温中而去寒，加枣仁以安心而解躁，用之得宜，自然奏功如响也。

伤寒脉迟，自然是寒，误与黄芩汤以解热，则益加寒矣。寒甚宜不能食，今反能食，病名除中。仲景为是死症者，何也？夫能食者，是胃气有余，如何反曰死症。不知胃寒而加之寒药，反致能食者，此胃气欲绝，转现假食之象，以欺人也。此不过一时能食，非可久之道。病名除中者，正言其胃中之气除去而不可留也。虽然，此病虽是死症，而吾以为犹有生机，终以其能食，胃气将除而未除，可用药以留其胃气也。方用参苓汤加减。人参一两，茯苓五钱，肉桂一钱，陈皮三分，甘草一钱，水煎服。此方参、苓健脾开胃，肉桂祛寒，陈皮化食，甘草留中，相制得宜，自然转败为功，而死者可重生矣。

伤寒六七日，脉微，手足厥冷，烦躁，灸厥阴，厥不还者死。此仲景原文也。夫伤寒阴症发厥，灸其厥阴之经，亦不得已之法，原不及汤药之神也。灸厥阴不还，听其死者，亦仅对贫寒之子而说，以其不能备参药也。倘以参附汤救之，未有不生者。我今怜悯世人，另传一方，名还厥汤。用白术四两，附子三钱，干姜三钱，水煎服。一剂而苏。凡见有厥逆等症，即以此方投之，无不神效如响。盖白术最利腰脐，阴寒之初入，原从腰脐始，吾利其腰脐，则肾宫已有生气，况佐之附子、干姜，则无微不达，而邪又安留乎。况白术健脾开胃，中州安奠，四肢边旁，有不阳回顷刻者乎。

伤寒发热下利，又加厥逆，中心烦躁而不得卧者，死症也。身热未退，邪犹在中，今既发厥，身虽热而邪将散矣，宜下利之自止；乃不止，而心中转添烦躁不得卧，此血干而心无以养，阳气将外散也，不死何待？又将何法以生之？亦惟有补元阳之气而已矣。方用参术汤：人参三两，白术三两，炒枣仁一两，麦冬三钱，水煎服。此方参、术补气，气足而血自生，血生而烦躁可定，况又佐之枣仁以安魂，麦冬以益肺，有不奏功如神者乎。纵不能尽人可救，亦必救十之七八也。

伤寒发热而能发厥，便有可生之机。以发厥则邪能外出也。然厥可一二而不可频频，况身热而下利至甚，如何可久厥而不止乎，其为死症何疑。盖下寒而上热，郁结于中，而阴阳之气不能彼此之相接也。必须和其阴阳，而通达其上下，则死可变生。方用人参三两，白术五钱，甘草一钱，苏子一钱，附子二钱，水煎服。此方通达上下，以和其阴阳之气，自然厥止而利亦止，厥利既止，死可变生。倘服后而厥仍不止，则亦无药之可救，正不必再与之也。盖阴阳已绝，而上下之气不能接续矣。

伤寒热六七日不下利，忽然变为下利者，已是危症，况又汗出不止乎，是亡阳也。有阴无阳，死症明甚，吾何以救之哉。夫阳之外越，因于阴之内祛也。欲阴之安然于中而不外祛，必先使阳之壮于内而不外出。急以人参三两，北五味一钱，煎汤救之可生。然而贫寒之子，安可得参。我另定一方，用白术三两，黄芪三两，当归一两，北五味一钱，白芍五钱，水煎服。此方补气补血，以救阳气之外越，阳回则汗自止；汗止而下利未必遽止，方中特用当归、白芍者，正所以止利也。水泻则当归是所禁用，下利非水泻也，正取当归之滑，白芍之酸，两相和合，以成止利之功。况又有五味之收敛，不特收汗，并且涩利。若遇贫贱之子，无银备参者，急投此方，亦可救危亡于顷刻。

伤寒下利，手足厥冷，以致无脉，急灸其关元之脉者，以寒极而脉伏，非灸则脉不能出也。今灸之而脉仍不出，反作微喘，此气逆而不下，乃奔于上而欲绝也。本是死症，而吾以为可生者，正以其无脉也。夫人死而后无脉，今人未死而先无脉，非无也，乃伏也。灸之不还，岂真无脉之可还乎？无脉应死矣，而仍未死，止用微喘，是脉欲还而不能遽还也。方用人参一两，麦冬一两，牛膝三钱，熟地五钱，甘草一钱，附子一钱，名为还脉汤。一剂而脉骤出者死，苟得渐渐脉出，可望生全矣。

伤寒下利后，脉绝，手足厥冷，猝时还脉，而手足尽温者生。此亦用灸法而脉还者也。然亦必手足温者可生，正见阳气之尚留耳。倘脉不还，则手足之逆冷，终无温热之时，是阳不可返，而死不可生矣。今将何以救之哉。不知脉之不返者，因灸法而不能返也。灸之力微，终不及药之力厚。吾以人参三两，灌之，则脉自然骤出矣。夫少阴下利厥逆无脉者，服白通汤，恶脉之骤出；兹厥阴下利，厥逆脉绝者，用灸法欲脉之猝还，一死一生者何也？一用灸而一用药也。可见用药之能速出脉，不于此益信乎，吾所以用独参汤救之而可生也。

伤寒下利，日十余行，脉反实者死。何也？盖下多亡阴，宜脉之虚弱矣，今不虚而反实，现假实之象也。明是正气耗绝，为邪气所障，邪盛则正气消亡，欲不死不可得矣。然则何以救之哉。仍补其虚，而不必论脉之实与不实也。方名还真汤。人参一两，茯苓二两，白芍①一两，水煎服。此方人参以固元阳，茯苓以止脱泻，白芍以生真阴，阴生而阳长，利止而脱固，则正气既强，虚者不虚，而后邪气自败，实者不实也。假象变为真虚，则死症变为真生矣。

产后感太阳风邪，大喘大吐大呕，不治之症也。喘则元阳将绝，况大喘乎；吐则胃气将亡，况大吐乎；呕则脾气将脱，况大呕乎。产后气血大弱，如何禁此三者，自是死症无疑。吾欲于死里求生，将用何方以救之。仍然大补气血，而少加止吐止呕止喘之药，而太阳风邪反作末治而已矣。方用转气救产汤：人参三两，麦冬三两，白术一两，当归一两，川芎三钱，荆芥一钱，桂枝三分，水煎服。一剂而喘转，呕吐止，便有生机，否则仍死也。人参夺元气于欲绝未绝之间，麦冬安肺气于将亡未亡之候，白术救脾胃之气于将崩未崩之时，当归、川芎不过生血而已，荆芥仍引血归经兼散邪，助桂枝祛风而同入膀胱，下行而不上逆也。方中酌量，实有深意，非漫然或多或少而轻

---

① 白芍：原作"白术"，今据本澄堂本及此下方解改。

用之。大约此方救此症，亦有七八人生者，总不可惜人参而少用之耳。

产后感冒风邪，是太阳之症。口吐脓血，头痛欲破，心烦不止，腹痛如死，或作结胸，皆在不救。以产后气血大亏不可祛邪，而病又犯甚拙，不能直治其伤故耳。如口吐脓血者，血不下行而上行也；头痛欲破者，血不能养阳，而阳欲与阴绝也；心烦不止者，心血已尽，肾水不上滋也；腹痛如死者，腹中寒极，肾有寒侵，命门火欲外遁也；或作结胸，胃中停食不化，胃气将绝也。诸症少见一症，已是难救，况一齐共见乎，必死无疑矣。予欲以一方救之，何也？盖产后感邪，原不必深计，惟补其正，而邪自退。予用佛手散，多加人参，而佐之肉桂、荆芥，不必治诸症，而诸症自必皆去。当归二两，川芎一两，人参三两，荆芥二钱，肉桂一钱。一剂即见功，再剂而全愈。盖佛手散原是治产后圣方，加之人参则功力更大，生新去旧，散邪归经，止痛安心，开胃消食，所以奏效皆神也。

产后减少阳风邪，谵语不止，烦躁不已，更加惊悸者死，盖少阳，胆经也，胆中无计则不能润心，心中无血则不能养心，于是心中恍惚，谵语生矣；而烦躁惊悸，相因而至，总皆无血之故。无血补血，如何即是死症。不知胆木受邪，不发表则血无以生，然徒发表则血更耗散，顾此失彼，所以难救。然而非真不可救也，吾用佛手散加减治之，便可生全。方用当归二两，川芎一两，人参一两，炒枣仁一两，麦冬三钱，竹茹一团，丹砂一钱，熟地五钱，水煎服。此方归、芎生血以养心，又加人参、枣仁、麦冬、竹茹、丹砂，无非安心之药，而熟地又是补肾之妙剂，上下相需，心肾两济，又何烦躁之不除，惊悸之不定，而谵语之不止者乎。

产后感中阳明之风邪，大喘大汗者，亦不治。盖风邪入于阳明，寒变为热，故大喘大汗。平人得此症，原该用白虎汤，而产妇血气亏损，如何可用乎。虽然大补产妇之气血，而兼治阳明之邪火，未必不降，而大喘大汗未必不除也。方用补虚降火汤：麦冬一两，人参五钱，元参五钱，桑叶十四片，苏子五分，水煎服。此方人参、麦冬补气，元参降火，桑叶止汗，苏子定喘，助正而不攻邪，退邪而不损正，实有奇功也。

产后感阳明之邪，发狂亡阳者，不救之症也。狂症多是实热，产后发狂又是虚热矣。实热可泻火而狂定，虚热岂可泻火以定狂哉。然吾以为可救者，正以其亡阳也。亡阳多是气虚，虽实热而气仍虚，故泻实热之火，不可不兼用人参，况产后原是虚症乎。大约亡阳之症，用药一止汗，便有生机，吾今不去定狂，先去止汗。方用救阳汤：人参三两，桑叶三十片，麦冬二两，元参一两，青蒿五钱，水煎服。一剂而汗止，再剂而狂定，不可用三剂也。二剂后即单用人参、麦冬、北五味、当归、川芎调理，自然安也。此方止可救亡阳之急症，而不可据之为治产之神方。盖青蒿虽补，未免散多于补，不过借其散中有补，以祛胃中之火，一时权宜之计。倘多服又恐损产妇气血矣，所以二剂后，必须改用他方。

妊妇临月，忽感少阴经风邪，恶寒蜷卧，手足冷者，不治之症也。少阴，肾经也，无论传经至少阴，与直中入少阴，苟得此症，多不能治。盖少阴肾经，宜温而不宜寒，今风寒入之，则命门之火微，而肾宫无非寒气，势必子宫亦寒。手足冷者，脾胃寒极之非也。脾胃至于寒极，不死何待。而吾以为可生者，以胎之未下也，急以温热药救之。方名散寒救胎汤。人参一两，白术二两，肉桂一钱，干姜一钱，甘草一钱，水煎服。一剂而寒散，不恶寒矣；再剂而手足温，不踡卧矣；三剂全愈。夫人参、白术，所以固气，肉桂、干姜，所以散寒，甘草和中，亦可已矣。不知肉桂干姜，虽是散寒，用之于临月之时，何愁胎堕。然必竟二味性甚猛烈，得甘草以和之，则二味单去祛腹中之寒，而不去催胎中之子，助人参、白术以扫除，更有殊功耳，岂漫然而多用之哉。

妊妇临月，感少阴经症，恶心腹痛，手足厥逆者，不治。亦以寒入肾宫，上侵于心，不独下浸于腹已也，较上症更重。夫肾水滋心，何以反至克心。盖肾之真水，心藉之养，肾之邪水，心得之亡。今肾感寒邪，挟肾水而上凌于心，故心腹两相作痛，手足一齐厥逆。此候至急至危，我将何术以救之。亦仍治其少阴之邪而已。方用回阳救产汤：人参一两，肉桂一钱，干姜一钱，白术五钱，甘草一钱，当归一两，水煎服。此方妙在加当归。盖少阴之邪，敢上侵于心者，欺心中之无血也。用当归以补血，助人参之力以援心，则心中有养，而肉桂、干姜无非祛寒荡邪之品，况有白术、甘草之利腰脐而调心腹乎，自然痛止而逆除矣。仲景谓子生则可治，用独参汤以救之，亦救之于生子之后，而非救之于未生子之前也。子未生之前，当急用吾方，子既生之后，当急用仲景方。

产妇临月，忽感少阴症者，急以人参、白术大剂温之，不应则死。此仲景之文也，似乎舍人参、白术无可救之药矣。吾以为单用人参、白术，尚非万全，苟用人参、白术不应，急加入附子、肉桂、干姜，未必不应如响也。吾今酌定一方，名全生救难汤。人参一两，白术一两，附子一钱，甘草五分，水煎服。可治凡感少阴经之邪者，神效。

产妇三四日至六七日，忽然手足踡卧，息高气喘，恶心腹痛者，不救。此症盖感少阴之寒邪，而在内之真阳，逼越于上焦，上假热而下真寒也。倘治之不得法，有死而已。急用平喘祛寒散：人参二两，麦冬五钱，肉桂二钱，白术三两，吴茱萸五分，水煎服。一剂喘止，二剂痛止。此方亦补气反逆之圣药，祛寒定喘之神方，但服之不如法，往往偾事。必须将药煎好，俟其微寒而顿服之。盖药性热而病大寒，所谓宜顺其性也。

产妇半月后至将满月，亦患前症，又不可用前方矣，当改用护产汤。人参五钱，茯苓五钱，附子一钱，白术五钱，当归一两，熟地一两，山茱萸五钱，麦冬五钱，牛膝一钱，水煎服。盖产妇已产至半月以后与将满月，不此新产血气之大亏也。故参可少用，而补阳之中，又可用补阴之剂。有附子以祛寒，何患阴滞而不行哉。

产妇产后，手足青，一身黑，不救。此阴寒之最重，而毒气之最酷者也。原无方法可以回生，然见其未死而不救，毋宁备一方救之而不生。吾今酌定一方，名开青散黑汤。人参四两，白术四两，附子一钱，当归一两，肉桂三钱，水煎服。此方服下，手足之青少退，身不黑，便有生机，否则仍死也。盖毒深而不可解，寒结而不可开耳。

产后足纯青，心下痛，虽较上症少轻，而寒毒之攻心则一，故亦主死。以前方投之，往往多效，不比一身尽黑者之难救也。盖此症由下而上，一散其下寒，而上寒即解，所以易于奏效。

产后少阴感邪，肾水上泛，呕吐下利，真阳飞越者[1]，亦死症也。盖产妇肾水原枯，如何上泛而至呕吐。不知肾水之泛滥，因肾火之衰微也。火为寒所祛，水亦随寒而趋。此症犯在平人，

---

[1] 者：原作"也"，今据本澄堂本、三元堂本、菁华堂本、清刻本、广益本改。

尚然难救，况产妇乎。而吾以为可救者，有肾水之存耳。急用补阳之药，入于补阴之中，引火归原，水自然下行而不致上泛。方用补火引水汤：人参五钱，白术一两，熟地一两，山茱萸五钱，茯苓一两，附子一钱，肉桂三钱，车前子一钱，水煎服。一剂而肾水不泛滥矣。此方火补命门之火，仍于水中补之，故水得火而有归途，火得水而有生气，两相合而两相成也。

产后四五日，忽感风邪发厥者，死症也。厥症多是热，盖产后发厥，岂有热之理，是热亦虚热也。欲治厥而身虚不可散邪，欲清热而身虚不可用凉，所以往往难治。谓是死症，而实非尽是死症也。我定一方，名转厥安产方。当归一两，人参一两，附子一钱，水煎服。一剂即厥定而人生矣。闻产后发厥，乃阳气既虚而阴血又耗，复感寒邪以成之者也。我用人参以回元气于无何有之乡，用当归以生血于败瘀未复之后，用附子以祛除外来之邪，故正回而邪散，血生而厥除也。

产后吐蛔虫者，不治之症也，以胃气将绝，虫不能安身耳。夫蛔虫在人之胃中，大寒不居，太热亦不居。今产后吐蛔，必在发厥之后，其吐蛔也，必然尽情吐出，非偶然吐一条也，更有成团逐块而吐出者，真是恶症，吾欲生之何也？正因其吐蛔之尚可生也。盖人脏既绝，虫亦寂然，今纷然上吐，是胃中尚有气以逼迫之，吾安其胃气，则虫自定而人可生。方用安蛔救产汤：人参一两，白术一两，榧子仁一两，白薇三钱，肉桂一钱，神曲五分，水煎服。一剂而蛔定矣。此方参、术以生胃气，榧子、白薇、肉桂以杀虫，所以奏功独神耳。

产后口吐血脓，又复发斑，此千人中偶一有之。本是不救，然治之得法，亦有不死者。此症盖因夏月感受暑热之气，未及发出，一至生产，而火毒大彰；又因身虚，而火热犹不能一时尽发，故口吐脓血以妄行，而身生斑点以拂乱也。论理产后不宜用凉药化斑，然此等症又不得不用凉药，为权宜之计，吾今酌定一方，名为化火救产汤。人参五钱，当归一两，川芎五钱，麦冬五钱，荆芥三钱，元参一两，升麻一钱，水煎服。一剂而血脓止，再剂而斑稀，三剂而斑化矣，不可用四剂也。三剂后当改用佛手散，大剂多饮，自然无后患，否则恐有变寒之患。吾方原不大寒，即变寒而可救，倘从前一见斑，即用黄连解毒之药，以救一时之急，及至热退寒生，往往有寒战而死者，凉药可轻用乎？故宁可服吾方，以渐退斑而缓降血，不可用霸药以取快于一时也。

　　产后患厥阴症，呕吐，两胁胀满者，必便血，不治之症也。盖伤肝而血乃下行，本无血而又伤血，岂有不死之理。而吾必欲救之，将恃何法乎？正因其便血耳。倘肝受风邪，而不下行，则邪留两胁，反是腹心之病，今血尽趋大便而出，是肝中之邪散，吾清其大肠之火，似可奏功矣。但产妇宜温补不宜清理，用凉药以消其火，非所以救产后之妇也。不知火之有余，乃水之不足，大补其水，则火自消归无有矣。方用平肝救血汤：当归一两，川芎五钱，麦冬一两，三七根末一钱，水煎服。一剂而血止，两胁之胀满亦除矣，又何至上呕食而下便血哉。

　　产后下利厥逆，躁不得卧，或厥不得止，俱是死症。盖下利则亡阴，厥逆则亡阳，已是难救，况躁不得卧，是血无以养心矣，而厥更不止，则汗出又无已也，欲不死得乎。我欲于死中求生，舍人参、当归无别药也。方名参归汤。人参二两，当归二两，荆芥一钱，水煎服。用参、归补气血以生新，则旧血可止，旧血止而新血益生，自然有血以养心，厥可定而心可安，躁可释也。

中寒门

雷公真君曰：阴寒直中少阴经肾中，手足青黑者，不治之症也。盖阴毒结成于脾胃之间，而肾中之火全然外越，如何可救。然而心尚不痛，则心中尚有星星余火，存于其中。急用救心荡寒汤：人参三两，良姜三钱，附子三钱，白术三两，水煎服。助心中之火不使遽绝，则相火得君火之焰而渐归。火势既旺，寒邪失威，自然火生土，而脾胃之气转，一阳来复，大地皆阳春，手足四肢尽变温和矣。此方妙在良姜入心，同附子斩关直入，然非参、术之多用，亦不能返元阳于无何有之乡也，故必须多用而共成其功耳。

阴寒直中肾经，面青鼻黑，腹中痛欲死，囊缩，较前症更重矣。死亡顷刻，救之少迟，必一身尽黑而死。急用救亡丹：人参五钱，白术三两，附子一个，干姜三钱，肉桂五钱，水煎急灌之。吾方似较仲景张公之用热更重，不知此症全是一团死气，现于身之上下，若不用此等猛烈大热重剂，又何以逐阴寒而追亡魂，祛毒气而夺阳魄哉。故人参反若可少用。而附、桂不可不多用也。然而白术又何以多用之耶？不知白术最利腰脐，腹痛欲死，非此不能通达，故多用之以驱驾桂、附，以成其祛除扫荡之功，而奏返魄还魂之效耳。

阴寒直中肾经，心痛欲死，呕吐不纳食，下利清水，本是不治之病。盖寒邪犯心，而脾胃将绝，急不待时，此时觅药，缓不济事，速用针刺心上一分，出紫血少许，然后用逐寒返魂汤救之。人参一两，良姜三钱，附子五钱，茯苓五钱，白术三两，丁香一钱。此方专入心以逐祛，返元阳于顷刻，心若定而诸邪退走，脾胃自安，不至上下之逆，庶可重生。否则因循观望，必至身死矣。

阴寒直中肾经，两胁作痛，手足指甲尽青，囊缩，拽之而不出，蜷曲而卧，亦不治之症也。此乃阴寒从肾以入肝，而肝气欲绝，故筋先受病将死也。虽症较前三症少轻，而能死人则一。余又将何法以生之乎。夫肝木绝，由于肾气之先绝，欲救肝不得不先救肾。方用救肾活肝汤：白术三两，当归一两，人参五钱，熟地一两，山茱萸五钱，附子一钱，肉桂二钱，水煎服。此方祛寒之中，仍用回阳之药，然加入熟地、山茱萸，则参、术无过燥之忧，附、桂有相资之益，肝得火而温，亦得水而养，自然筋活而青去，囊宽而缩解也。

阴寒而直中肾经，舌黑眼闭，下身尽黑，上身尽青，大便出，小便自遗，此更危急之症，虽有仙方，恐难全活。而予必欲生之，因定一方，虽不敢曰人尽可救，亦庶几于十人中而救一二人乎。方名救心汤[①]。人参五两，附子一个，白术半斤，肉桂一两，菖蒲五分，良姜三钱，水煎服。此方参、术多用者，恐少则力量不能胜任，以驾御夫桂、附之热药也，故必多加，而后可望其通达上下，以尽祛周身之寒毒。倘得大便止而小便不遗，便有生机，再进一剂，则眼开而舌黑可去，身黑身青俱可尽解也。苟服药后仍前大小便之不禁，不必再服药，听其身死而已矣。大约此方救此病，十人中亦可救三四人。

凡人直中阴寒，冷气犯于小腹，不从传经伤寒而自寒者，命曰直中阴经。阴经者，少阴肾经，其症必畏寒，腹痛作呕，手足厥逆，有手足俱青，甚则筋青囊缩。若不急以温热之药治

---

① 救心汤：原作"心救汤"，今据广益本改。

之，有立时而死者，最可惧之症也。方用荡寒汤：白术三两，肉桂三钱，丁香一钱，吴茱萸一钱，水煎服。一剂而阴消阳回，不必再剂也。此方妙在独用白术至三两，则腰脐之气大利，又得肉桂以温热其命门之火，丁香、吴茱萸止呕逆而反厥逆，则阴寒之邪何处潜藏，故一剂而回春也。

中暑门

雷公真君曰：中暑亡阳，汗出不止，立时气脱者，死症也。盖亡阳则阳气尽从汗出，故气尽而死。法当急补其阳气，则阳气接续阴气，而不至有遽脱之忧，用独参汤妙矣，而贫家何从得参，不若以当归补血汤。用当归一两，黄芪二两，加桑叶三十片救之。盖二味价廉，而功亦不亚于人参，且桑叶又有补阴之功，无阴则阳不化；黄芪补气，得当归则补血，得桑叶则尤能生阴也。

中暑发狂，气喘，汗如雨下，如丧神失守，亦死亡顷刻也。盖热极无水以养神，心中自焚，逼汗于外，亡阳而且失神也，急宜用白虎汤救之。然少亦不济也，必须石膏用四两，人参亦用四两，加黄连三钱，水煎服。一剂而神定，二剂而汗止矣。或疑心中无水，而身何以有汗。不知发狂之症，口未有不渴者。口渴必饮水自救，水入腹中，不行心而行脾，脾必灌注于肺，肺主皮毛，故从外泄。然则汗乃外来之水，非内存之液也。况汗从外泄，阳气亦从之而出，阳出而心中之阴气亦且随之而散亡，所以丧神失守耳。吾以黄连平其心火，石膏除其胃火，而大加人参以救其亡阳之脱，庶几火散而正气独存，神存而外邪皆失也。

中暑循衣摸床，以手撮空，本是死症。然而可救者，以暑气之在心，解心中之热，则五脏即有生气。方用独参汤三两，加黄连三钱灌之，而循衣摸床、撮空等症遽止者即生。盖人参救心气之绝，而黄连散心中之火，火散气回，其生也必矣。

中暑猝倒，心痛欲死者，不治之症也。暑气最热，而心乃火宫，以火入火，何以相犯而竟至心痛欲死也。不知心火，君火也；暑火，邪火也。邪火凌心，与邪水浸心，原无彼此之异。故寒暑之气不犯则已，犯则未有不猝然心痛者也。心君至静，有膻中之间隔，犯心者犯膻中也。邪犯膻中，便猝然心痛，此时即以祛暑之药，直引入膻中，则暑散火退，而心君泰然也。方用散暑救心汤：青蒿一两，黄连三钱，人参三钱，茯神五钱，白术三钱，香薷一钱，藿香五钱，半夏一钱，水煎服。一剂而痛即止。此方神效者，妙在青蒿同用，直入膻中，逐暑无形，所以止痛如响耳。

中暑忽倒，口吐白沫，将欲发狂，身如火烧，紫斑烂然者，多不可救，而予谓有一线可救者，正以其紫斑之发出也。倘不发出，则火毒内藏，必至攻心而亡。今嫌其斑虽发出，而其色纯紫，则毒气太盛，恐难化耳。方用救斑再苏汤：元参三两，升麻三钱，荆芥三钱，黄连三钱，黄芩三钱，麦冬三两，天冬一两，青蒿一两，水煎服。一剂而斑色变红，再剂而斑红变淡，三剂而斑色尽消，便庆再苏也，否则终亦必亡而已矣。

夏日感暑，至生霍乱，欲吐而不能，不吐不可，最急之病也，用香薷饮亦得生。然有用之而不纳，随饮即吐，尤为至凶，法当从治，我有妙方，名转治汤。白术三钱，茯苓三钱，芍药五钱，藿香一钱，紫苏五分，陈皮五分，天花粉一钱，肉桂五分，香薷五分，白豆蔻一粒，水煎冷服，下喉即纳，霍乱即定矣。此方之妙，妙在用芍药为君，而佐之白术、茯苓，则肝气自平，不束下克脾土，则霍乱自定，况又有解暑之药乎。尤妙在用肉桂、香薷、藿香温热之药，顺暑热之气，引邪下行，而暗解纷纭，此实有神鬼不测之机，而用之于刀圭之内也。

霍乱腹痛，欲吐不能，欲泻不得，四肢厥逆，身青囊缩，必死之症也。予亦何必再为立方。然而其人一刻不亡，岂可听之而不救乎。此症乃下虚寒，而上感暑热之气，阴阳拂乱，上下不接，最危最急之候。法当用阴阳水探吐之。若不应，急以救乱汤治之。人参五钱，香薷三钱，吴茱萸三钱，茯苓三钱，白术三钱，附子五分，藿香一钱，木瓜三钱，水煎服。下喉而气即回矣，真治干霍乱之神方也。若湿霍乱，又不可用此方，用白术五钱，香薷一钱，青蒿五钱，茯苓五钱，陈皮一钱，砂仁三粒，一剂即回春也。

产后忽感中暑，霍乱吐泻，法在不救。然而亦有用药救之而能生者，总不可用香薷也。方用消暑活产丹：人参一两，当归二两，川芎一两，肉桂二钱，青蒿一钱，水煎服。一剂即愈。盖产妇止补气血，气血既回，暑气自散，况方中又有祛寒解暑之味乎，所以奏功独神也。或疑感暑是热，胡为反用肉桂。不知产妇气血大虚，遍身是寒，一感暑气，便觉相拂，非有大热之气深入腹中也，不过略感暑气，与本身之寒两相攻击，以致霍乱。今仍用肉桂以温其虚寒，以青蒿而解其微暑，用之于大剂补气补血之中，是以驾御而不敢有变乱之形，此立方之妙，而建功之神也，又何必疑哉。

夏令火热，烁石流金，人有一时感犯暑邪，上吐下泻，立刻死者，最可惧之症也。切勿轻用香薷饮，亦莫妄用白虎汤。我有一方，名曰解热消暑散。青蒿一两，干葛一钱，香薷一钱，茯苓一两，白术三钱，白扁豆二钱，陈皮一钱，治之即安。此方妙在用青蒿、茯苓为君。青蒿最能解暑而去热，一物而两用之，引其暑热尽从膀胱而出，而干葛、香薷之类，不过佐青蒿以去暑也。尤妙少用白术以健脾胃之气，则暑热退而胃气不伤，胜于香薷饮多矣。

水湿门

雷公真君曰：水气凌心包之络，呃逆不止，死症也。而吾以为可救者，心包为水气所凌，惟恐犯心，所以呃逆不止者，欲号召五脏之气共救水气之犯心也。水气凌心包，以成呃逆之症，亦止须分消其水湿之气，而呃逆自除也。方用止呃汤：茯神一两，苍术三钱，白术三钱，薏仁一两，芡实五钱，半夏一钱，人参三钱，陈皮一钱，丁香五分，吴茱萸三分，水煎服。一剂而呃即止，二剂而呃即愈。此方健胃固脾，虽利湿分水，而不消真气，故能补心包而壮心君之位，不必治呃而呃有定矣。

水湿结在膀胱，点滴不能出，以致目突口张，足肿气喘者，不治之症也。而吾以为可治者，膀胱与肾为表里，膀胱之开合，肾司权也，水湿结在膀胱者，肾气不能行于膀胱耳。吾通其肾气而膀胱自通，诸症自愈矣。方用通肾消水汤：熟地一两，山茱萸五钱，车前子三钱，茯神五钱，肉桂一钱，牛膝一钱，山药一两，薏仁一两，水煎服。此方专治肾以通膀胱之气，膀胱得肾气而水自难藏，水不能藏而下行，则气亦自顺而不逆，又何至有目突气喘之病哉。上病渐消，而下病寻愈，足肿之水不觉尽归于膀胱，从溺而尽出也。

黄瘅之症，一身尽黄，两目亦黄，却是死症。倘初起即治之，亦未必即死也。我有奇方，名为消黄去瘅汤。茵陈三钱，薏仁三两，茯苓二两，车前子三两，肉桂三分，水煎服。一连四剂，黄去瘅消矣。黄瘅虽成于湿热，毕竟脾虚不能分消水湿，以致郁而成黄。吾用茯苓、薏仁、车前大剂为君，分消水湿，仍是健脾固气之药，少用茵陈以解湿热，用肉桂引入膀胱，尽从小便而出，无事张皇，而暗解其湿热之横，此方之澹而妙，简而神也。四剂之后减半，加白术一两，煎汤饮之，再用四剂，则全愈而无后患矣。

黄瘅之症，原不宜死，然治之不得法，往往生变为死。盖黄瘅外感之湿易治，内伤之湿难医，外感单治湿而瘅随愈，内伤单治湿而瘅难痊。泻水则气愈消，发汗则精愈泄，又何能黄瘅之速愈哉。我有方单治内伤而得黄瘅者，名治内消瘅汤。白术一两，茯苓一两，薏仁一两，茵陈二钱，炒栀子二钱，陈皮五分，水煎服。此方妙在用白术、茯苓、薏仁之多，使健脾又复利水，助茵陈、栀子以消湿热，尽从膀胱内消，不必又去退皮肤之湿，而皮肤之湿自消。大约此方用至十剂，无不消者，不必十剂之外。服十剂减半，去栀子再服五剂，则全愈，人亦健旺矣。至妙至神之方，有益无损，可为治内伤而成湿者之法。

产妇感水肿，以致面浮手足浮，心胀者，不治之症也。然而此浮非水气也，乃虚气作浮耳，若作水湿治之，必死矣。吾今不治水湿，单去健脾，反有生意。方用助气分水汤：白术二两，人参三两，茯苓五钱，薏仁一两，陈皮五分，萝卜子三分，水煎服。此方参、苓、薏、术皆健脾之圣药，陈皮、萝卜子些微以消其胀，脾气健而水湿自行，水湿行而胀自去，胀去而浮亦渐消矣。但此方须多食见效，不可一剂而即责其近功也。

产妇痢疾，而加之呕逆者，必死之症也。盖痢疾亡阴，平人尚非所宜，何况产妇气血之大虚乎。今又加呕逆，则胃中有火，遏抑拂乱，而气血更虚，势必至胃气之绝，不死何待乎。然而胃气有一线未绝，即可救援。吾有一方，不必服药。止顺将田螺一个捣碎，入麝香一厘，吴茱萸一分，为细末，掩在脐上，即不呕吐，便庆再生。盖田螺最利水去火，痢疾本是热症，而又加湿也。产妇痢疾，因气血之虚，不可竟用去热散火之药，以虚其虚，今用田螺外治，法至巧也。呕逆一回，速以当归一两，白芍三钱，甘草一钱，枳壳三分，槟榔三分，水煎服。二剂而痢自除。后用独参汤调理可也。

产妇一身发黄者，湿热壅滞而不散，欲治黄而气血更消，欲补虚而湿黄更甚，此方法之穷，而医人束手，亦听其死亡而已矣。虽然湿热之成原本于虚，补虚以治黄病，未有不可，但宜兼治之得法耳。吾有一方，治因虚而发黄者神效，不独治产妇也，方名补虚散黄汤。白术一两，薏仁二两，车前子五钱，茯苓五钱，荆芥一钱，茵陈五分，水煎服。常人非产妇者，茵陈用三钱。此方之妙，健脾以利水，而不耗气，既补虚又去湿，湿去而黄不退者，未之有也。

产妇湿气感中胞络，下阴肿胀，小水点滴不出，死症也，盖水入腹中，必趋膀胱而出之小便，今不由膀胱，而尽入于胎胞之络，是相反不相顺也，如何不死乎。然则予将何法以救之？亦仍利膀胱而已。夫膀胱之能化水者，得肾气以化之也。产妇气血大虚，则肾气亦虚，肾气虚则膀胱之气亦虚，膀胱气虚，故不化水，而水乃入于胎胞而不散，故初急而后肿，肿极而水点滴不出也。吾今不独治膀胱，而先治肾，肾气足而膀胱之气自行，水道自顺也。方用通水散：白术一两，熟地一两，茯苓三钱，山茱萸五钱，薏仁一两，肉桂五分，车前子三钱，人参一两，水煎服。此方补肾而兼补心。盖胎胞上连心，下连肾，吾补其心肾，则胎胞之气通，自不受水，而转输于膀胱矣。况膀胱又因肾气之通，自能化水而分消于大小肠，下趋于便门而出，此实有妙用，非泛然以立方也。

产妇水气凌肺，作喘^①不已者，亦是死症。然治之得法，正不死也。产妇因虚以受水气，原不可全治夫水也。虽作喘不已，似为水气所犯，然徒治其水，则喘且益甚，而治之之法将若何？亦助其脾气之旺，使之无畏乎水，则水自不能凌脾，脾不受凌，喘将何生乎。方用补土宁喘丹：人参一两，白术一两，麦冬一两，茯苓三钱，苏子一钱，水煎服。此方人参补气以健脾，白术利腰以健脾，麦冬养肺以健脾，茯苓、苏子不过借其佐使，以行水止喘而已，然而治喘实有神功也。脾健则土旺，土旺则水不敢泛滥，何至有胀喘之生哉。

热症门

雷公真君曰：热症发狂，如见鬼状者，死症也。与热病不知人，正复相同，然而热症同而死症异也。发狂如见鬼状者，实热也；热病不知人者，虚热也。实热宜泻火，虚热宜清火。热极而至发狂，大约阳明之火居多，火热燔烧，自己之心亦焚，心中自焚，则心之神外越而见鬼矣。非如见鬼也，而实实见鬼耳。人至见鬼，与死为邻矣，将用何药以救之乎？方用火齐汤：石膏一两，元参三两，人参二两，知母一钱，黄连三钱，茯神一两，白芥子三钱，水煎服。此方石膏以降胃火，元参以降浮

---

① 喘：原作"呕"，今据本澄堂本、三元堂、菁华堂本、广益本及此后文义改。

游之火，知母以降肾火，黄连以降心火，茯神以清心，引诸火从小便而泄出，白芥子以消痰，则神清而心定，然非多加人参，则胃气消亡，又安能使诸药之降火哉，此方之所以妙而神也。一剂而狂止，再剂而不见鬼矣，三剂而火全退也。热病不知人者，虽亦阳明之火，然非尽阳明之火也。乃肝气郁闷，木中之火不得泄，于是木克胃，而胃火亦旺，热气薰蒸，心中烦乱，故不知人。然神尚守于心中，而不至于外越也。方用开知汤：白芍一两，当归一两，甘草三钱，石膏一两，柴胡一钱，炒栀子五钱，白芥子三钱，菖蒲三钱，麦冬一两，水煎服。此方用归、芍以滋肝，用柴胡以开郁，用石膏、栀子平胃肝之火，用白芥子、麦冬消痰清肺，用菖蒲启心中之迷，自然热去而心安，又何至闷乱不知人哉。故一剂顿解，二剂全愈也。

人有火盛之极，舌如芒刺，唇口开裂，大渴呼饮，虽非伤寒之症所得，而人患此病，即不身热，亦去死不久也。白虎汤亦可救，但过于太凉，恐伤胃气，往往有热退而生变，仍归于亡，故白虎汤不可轻投也。我有一方，名曰清凉散。元参二两，麦冬一两，甘菊花五钱，青蒿五钱，白芥子三钱，生地三钱，车前子三钱，水煎服。此方妙在元参为君，以解上焦之焰；麦冬为臣，以解肺中之热；甘菊、青蒿为佐，以消胃中之火；尤妙车前子、白芥、生地为使，或化痰，或凉血，尽礤膀胱以下泻其大热之气。是上下之间，无非清凉，而火热自散，又不损胃，故能扶危而不至生变也。

产妇产半月，忽然大汗如雨，口渴舌干，发热而躁，有似伤寒症者，死症也。若作伤寒治之，无不死矣。此乃内水干枯，无血以养心阳，气无阴不化，乃发汗亡阳而身热耳。故口虽渴而不欲饮水，舌虽干而苔又滑甚，心躁而不至发狂，此所以异于伤寒之外症也。此时急用人参二两，当归二两，黄芪二两，桑叶三十片，北五味一钱，麦冬五钱，水煎服。方名收汗丹。参、归、黄芪大补其气血，麦冬、五味清中有涩，佐桑叶止汗，实有神功。盖此等虚汗，非补不止，而非涩亦不收也。故一剂而汗止，二剂而汗收，起死回生，非此方之谓乎。

燥症门

雷公真君曰：血燥肺干，又生痈疽者，多不可救，恐无血以济之也。此等病多得之膏粱之人，纵情房帏，精血大耗，又忍精而战，精不化而变为脓血，乃阴毒，非阳毒也。如以治阳毒法治之，则死矣。我今特留奇方，名化痈汤。金银花五两，荆芥三钱，白芥子三钱，肉桂三分，当归三两，元参三两，水煎服。一剂而阴变阳矣，二剂而未溃者全消，已溃者生肉，三剂即愈，四剂收功，神效之极。倘疮口大溃大烂，已成坏症者，肯服吾方，亦断无性命之忧，坚守长服，断必收功。盖此方消毒而不散气，尚补而不尚攻，治阴毒之痈疽，实有鬼神莫测之妙。

血崩之后，口舌燥裂，不能饮食者死。盖亡血自然无血以生精，精涸则津亦涸，必然之势也。欲使口舌之干者重润，必须使精血之竭者重生。补精之方，六味丸最妙。然而六味丸，单补肾中之精，而不能上补口舌之津也。虽补肾于下，亦能通津于上，然终觉缓不济急。吾今定一奇方，上下兼补，名上下相资汤。熟地一两，山茱萸五钱，葳蕤五钱，人参三钱，元参三钱，沙参五钱，当归五钱，麦冬一两，北五味二钱，牛膝五钱，车前子一钱，水煎服。此方补肾为君，而佐之补肺之药，子母相资，上下兼润，精生而液亦生，血生而津亦生矣，安在已死之症，不可庆再生耶。

燥症，舌干肿大，溺血，大便又便血不止，亦是死症。盖夏感暑热之毒，至秋而燥极，肺金清肃之令不行，大小便热极而齐便血也。论理见血宜治血矣，然而治血，血偏不止，反至燥添而不可救。吾不治血，专治燥，方用兼润丸：熟地一两，元参二两，麦冬二两，沙参二两，车前子五钱，地榆三钱，生地五钱，当归一两，白芍一两，水煎服。一剂轻，二剂血止，便有生机也。此方纯是补血妙品，惟用地榆以清火，车前子以利水，火清水利，不必治血，血自止也。

干燥火炽，大肠阴尽，遂至粪如羊屎，名为肠结，不治之症也。然而阴尽即宜死，今不死而肠结，是阴犹未尽也。真阴一日不尽，则一日不死；一线不绝，则一线可生。吾有奇方，专补其阴，使阴生而火息，阴旺而肠宽也。方用生阴开结汤：熟地二两，元参一两，当归一两，生地五钱，牛膝五钱，麦冬五钱，山茱萸五钱，山药三钱，肉苁蓉五钱，酒洗淡，水煎服。一连数剂，肠结可开，粪即不如羊屎矣，可望再生。然必须日日一剂，三月终，改用六味地黄汤，或不用汤，而用丸调理岁余，永无肠结之苦也。

燥症干甚，小肠细小，不能出便，胀甚欲死者，亦不治之症也。而我欲治之者何？盖小肠之开合，小肠不得而司令，肾操其权也。倘徒治小肠，则小肠益虚，失其传导之官，而胀且益甚。我今不治小肠而专治肾，则肾气开，小肠亦开也。方名治本消水汤。熟地二两，山茱萸一两，车前子五钱，麦冬一两，北五味二钱，茯苓五钱，牛膝三钱，刘寄奴三钱，水煎服。一剂少通，再剂肠宽，小便如注矣。方用熟地、山茱萸以补肾，麦冬、五味补肺气，以使清肃之气下行于膀胱，茯苓、车前分消水势，牛膝、寄奴借其迅速之气，导其下行，而不使上壅，此肾气通，水亦顺也。

肺燥复耗之，必有吐血之苦，久则成肺痿矣，如何可治。然我乘其未痿之前而先治之，何尽至于死乎。方用救痿丹：麦冬三两，元参三两，金银花三两，白芥子三钱，桔梗三钱，生甘草三钱，水煎服。此方专资肺气，虽用金银花之解毒，仍是补阴之妙药，故肺痿可解，而吐血之症又不相犯。倘专治肺痿，则肺痿未必愈，而血症重犯，不可救药矣，故必用吾方而肺痿可愈也。

燥极生风，手足牵掣者，死症也。盖脾胃干枯，不能分荫于手足，故四肢牵掣而动。风生于火，肝木又加燥极，复来克土，则脾胃更虚，愈难滋润于手足，而牵掣正无已时也。方用润肢汤：人参一两，元参一两，当归一两，白芍一两，炒栀子三钱，麦冬一两，山药五钱，水煎服。一剂少安，再剂渐定，三剂而风止矣。此方用人参、山药生胃以健脾，归、芍平肝以生血，麦冬以生肺气，元参、炒栀子清火去风，兼且解燥，内热既除，外症牵掣自愈，死症可望生也。

燥热之极，已生炆郁之症，不可起床者，不治之症也。炆郁者，两胁胀满，不可左右卧，而又不能起床，此肝经少血，而胃气干枯，久之肾气亦竭，骨中无髓，渐成痿废，如何可治。不知此症起于夏令之热，烁尽肺金之津，不能下生肾水，遂至肾水不能生肝木，木不能生心火，火不能生脾土，而成炆郁也。然则只救肺肾，而脾胃不治自舒矣。方用金水两资汤：熟地一两，山茱萸五钱，麦冬一两，北五味二钱，人参一两，白芍一两，水煎服。此方虽曰金水两资，实肾肝肺三经同治。盖补肺肾则金水有源，燥症自润。若不平肝木，则胃气难生，未易生精生液，欲骨坚能步，胁安能卧，不易得矣，所以补肾补肺之中，不可无治肝之圣药。白芍最能平肝，且能生血，用之于补肾补肺之中，更善调剂，而奏功更神也，久服自有生机，但不可责其近效耳。

燥极口吐白血者，不治之症也。夫血未有不红者也，如何吐白，不知久症之人，吐痰皆白沫者，乃白血也。吐白沫何以名白血，以其状如蟹涎，绝无有败痰存乎其中，实血而非痰也。世人不信，取所吐白沫，露于星光之下，一夜必变红矣。此沫出于肾，而肾火挟之沸腾于咽喉，不得不吐者也，虽是白沫而实肾中之精，岂特血而已哉。苟不速治，则白沫变成绿痰，无可如何矣。方用六味地黄汤：熟地一两，山茱萸五钱，山药五钱，丹皮二钱，泽泻二钱，茯苓五钱，麦冬一两，北五味一钱，水煎服。日日服之，自然白沫止而化为精也，沫化为精则生矣。

燥极一身无肉，嗌干面尘，体无膏泽，足心反热者，亦不治之症也。此血干而不能外养，精涸而不能内润耳。吾有奇方，实可救之，名曰安润汤。当归五钱，白芍五钱，熟地一两，川芎二钱，麦冬五钱，牛膝三钱，人参三钱，桑叶三十片，水煎服。此四物汤而加味者也。妙在加人参、桑叶，则四物更加大补，一身之气血无不润，又何至干燥之苦哉。

燥症善惊，腰不能俯仰，丈夫癫疝，妇人小腹痛，目盲眦突者，不治之症也。然予谓可治者，以诸症皆肾病也。肾虚可补，补肾则心中有血，可以止惊，补肾则腰中有精，可有俯仰，补肾则任督有水，男子去疝，而女子可去痛，又何患目盲眦突之小症乎。予今特传一方，名资本润燥汤。熟地二两，桑叶三十片，山茱萸五钱，沙参一两，白术一两，甘菊花三钱，水煎服。此方纯是补肾，而少佐之健脾者何也？善燥甚必口渴，口渴必多饮水，水多则腰必有水气而不得散。白术最利腰脐，又得熟地补肾之药，则白术不燥，转得相助以成功，此立方之妙也。倘遇此等病，即以吾方投之，未有不生者。

燥症咳嗽，已伤肺矣，复加吐血吐脓，乌得不死，而必欲生之迂矣。不知燥症以致咳嗽，原是外感，非比内伤，虽吐脓血，亦因咳嗽之伤而来。救咳嗽而肺金有养，嗽止而脓血亦消也。方用养肺救燥丹：麦冬三两，金银花三两，元参三两，甘草三钱，天门冬三钱，桔梗三钱，水煎服。此方单入肺经以润津液，兼消浮火而止脓血，内气既润，外感又除，何愁死症之难制哉。

产后血燥而晕，不省人事，此呼吸危亡时也。盖因亡血过多，旧血既出，新血不能骤生，阴阳不能接续，以致如此。方用救晕至圣丹：人参一两，当归二两，川芎一两，白术一两，熟地一两，炒黑干姜一钱，水煎服。人参以救脱，归、芎以逐瘀生新，熟地、白术利腰脐而补脾肾，黑姜引血归经以止晕，一剂便可获效，夺死为生，真返魂之妙方也。

产妇产后，大便燥闭，欲解不能，不解不可，燥躁身热者，往往不救。盖此症因亡血过多，肠中无肾水相资，所以艰涩而不得出，一用大黄下之，鲜不死矣，必须用地黄汤大补之，亦有生者。但不论服之效与不效，日日与服一剂，或四五日，或十余日，自然大便出而愈，切勿见其一二服不效，即用降火之剂以杀之也。吾今酌定地黄汤：熟地二两，山茱萸一两，山药五钱，丹皮五钱，泽泻三钱，茯苓三钱，麦冬一两，北五味一钱，水煎服。照吾分两，治大便燥结俱妙，不独产妇产后之闭结也。

产妇产后，失血衄血，症俱不治。盖血少而又耗之也。然肯服六味地黄丸，亦能不死。而予更有奇方，名止失汤。人参一两，当归五钱，麦冬三钱，山茱萸五钱，三七根末三钱，水煎调服。一剂而血止，再剂而有生气矣。此方补气血以顾产，滋肺脉以救燥，止血以防脱，用之咸宜，所以奏功独神，用胜于六味汤也。

产后血燥成痨症者，乃产怯也。亦缘产时，失于调理，故成痨瘵，如何可治。亦于未成之先，而急治之乎。或于一月之外，见怯弱而不能起床者，急用救痨丹救之：熟地一两，当归一两，黄芪一两，人参一两，鳖甲五钱，山茱萸五钱，麦冬一两，白芍五钱，白芥子一钱，水煎服。此方气血双补，不寒不热，初起痨瘵最宜，而产后尤能奏效。乘其初起，投以此方，无不生者。万勿因循，至于日久而不可救也。

产后血崩不止，口舌燥裂，不治之症也。然以大补药救之，往往有生者。予有奇方，名定崩救产汤。人参一两，当归一两，黄芪一两，白术一两，三七根末三钱，水煎服。此方亦补气血，不纯去止崩，而血自止，所以为妙。止三七根末乃止崩之味，然又是补药，同群共济，收功独神，血崩止而口舌燥裂亦愈也。倘惟图止崩，不去补虚，则血崩不止而死矣。

内伤门

雷公真君曰：凡人忽然猝倒不知人，口中痰声作响，人以为中风也。谁知是气虚，若作风治，未有不死者。盖因平日不慎女色，精亏以致气衰，又加起居不慎，故一时猝中，有似乎风之吹倒也。方用培气汤：人参一两，白芥子三钱，黄芪一两，白术一两，茯神五钱，菖蒲二钱，附子一钱，半夏二钱，水煎服。此方补气而不治风，消痰而不耗气，反有生理。一剂神定，二剂痰清，三剂全愈。

凡人有一时昏眩，跌倒，痰声如锯，奄乎不知人。此似中风，而非中风，不可作真中风治也。虽然不可作中风治，但其中有阴虚阳虚之不同。阴虚者，肾中之水虚，不能上交于心也。阳虚者，心中之火虚，不能下交于肾也。二症各不能使心气之清，往往猝倒。更有肝气过燥，不能生心中之火而猝倒者，亦阴虚也。更有胃气过热，不能安心中之火而猝倒者，亦阳虚也。辨明四症而治之，毋难起死回生。阴虚虽有二症，而治阴虚之法，止有一方，名再苏丹。熟地二两，山茱萸一两，元参一两，白芥子三钱，柴胡一钱，菖蒲一钱，麦冬一两，北五味一钱，茯神五钱，水煎服。一剂而苏醒，再剂而声出，十剂而全愈矣。此方之妙，全不去治中风，竟大补其肾中之水，使真水速生，自能上通心中之气。尤妙滋肺中之气，不特去生肾水，更能制伏肝木，不来下克脾土，则脾土运用，而化精尤易，至于茯神、菖蒲安心而通心窍，柴胡舒肝以生心气，使白芥子易于消痰，使元参易于解火，实有妙用耳。

阳虚须用二方。一方治心中火虚，不能下交于肾也。方名交肾全生汤。人参一两，生半夏三钱，附子三钱，菖蒲一钱，茯神五钱，生枣仁一两，白术一两，甘草一钱，水煎服。下喉即痰净而声出矣，连服数剂，安然如故。此方妙在人参、白术、附子、半夏同用，直补心脾之气而祛痰，则气旺而神易归，阳生而痰易化矣。尤妙在用生枣仁一两，则心清不乱，况又有菖蒲、茯神之通窍而安心，甘草之和中而调气乎，主见死症之变为生矣。一方名抑火安心丹。治胃热而不能安火之症也。人参一两，石膏五钱，天花粉五钱，茯神一两，菖蒲一钱，麦冬三钱，元参一两，水煎服。一剂而心定，再剂而火消，三剂病全愈矣。此方妙在用石膏于人参、茯苓之中，补心而泻胃火，则火易消，气又不损，况天花粉之消痰，菖蒲之开窍，又佐之各得其宜，有不定乱而为安乎。以上四症，虚实寒热不同，苟细悉之于胸中，断不至临症之错误也。

更有中风之症，口渴引饮，眼红气喘，心脉洪大，舌不能言，又不可作气虚治之，倘作气虚用参、芪之药，去生亦远。此乃肾虚之极，不能上滋于心，心火亢极自焚，闷乱遂至身倒，有如中风也。法当大补肾水，而佐之清心祛火之药，自然水足以济火。方用水火两治汤：熟地一两，山茱萸五钱，麦冬一两，五味子二钱，当归一两，生地一两，元参一两，茯神三钱，黄连二钱，白芥子三钱，水煎服。此方补肾兼补肝，肝肾足而心血生；又得祛火之剂以相佐，火息而痰消，喘平而舌利，何至有性命之忧哉。

心痛之症有二。一则寒气侵心而痛，一则火气焚心而痛。寒气侵心者，手足反温；火气焚心者，手足反冷，以此辨之最得。寒痛与火痛不同，而能死人则一。吾传二方，一治寒，一治热，无不效应如响。治寒痛者，名散寒止痛汤。良姜三钱，肉桂一钱，白术三钱，甘草一钱，草乌一钱，苍术三钱，管仲三钱，水煎服。此方妙在用管仲之祛邪，二术之祛湿，邪湿去而又加之散寒之品，自然直中病根，去病如扫也。治热痛者，名泻火止痛汤。炒栀子三钱，甘草一钱，白芍二两，半夏一钱，柴胡一钱，水煎服。此方妙在用白芍之多，泻水中之火，又加栀子直折其热，而柴胡散邪，半夏逐痰，甘草和中，用之得当，故奏功如神也。二方皆一剂奏效，可以起死为生。

胁痛之症，乃肝病也。肝宜顺而不宜逆，逆则痛，痛而不止则死矣。故治胁痛必须平肝，平肝必须补肾，肾水足而后肝气有养，不必治胁痛，胁痛自平也。方用肝肾兼资汤：熟地一两，白芍二两，当归一两，白芥子三钱，炒栀子一钱，山茱萸五钱，甘草三钱，水煎服。此方补肝为君，补肾为佐，少加清火消痰之味，自然易于奏功，一剂而痛定矣。

腹痛之最急者，绞肠痧也。世人惧用官料①药，殊不知药能去病，何畏官料哉。吾有一方最妙，不用官料之味，而功力十倍胜之。方用马粪一两，炒黑，入黄土一撮，微炒，用黄酒乘热服五钱。一剂即痛去如失。盖马粪最善止痛，而治腹痛尤神。用黄土者，因马粪过行之迅速，得土而少迟，且黄土与脾土同性相亲，引之入于病处，使马粪易于奏功也。况又用黄酒佐之，则无微不达，非吐则泻，气一通而痛辄定矣。

阳阳脱症，乃男女贪欢，尽情纵送，以致兴酣畅美，一时精脱而不能禁也。少治之缓，则精尽气散而死矣。夫症本脱精，自当益精以救脱，然精不能速生也。此时精已尽泄，惟有气存，然精尽而气亦甚微，不急补其气，何以生元阳而长真水哉。方用生气救脱汤：人参三两，附子一钱，黄芪三两，熟地一两，麦冬一两，北五味一钱，水煎服。此方大用参、芪，补元阳于无何有之乡，加熟地、麦冬以生精，加五味以止脱，加附子温经以走经络，庶几气旺而神全，精生而身旺也。倘不补气而惟补精，则去生远矣。

人有小解之时，忽然昏眩而倒者，亦阴阳之气脱也。此症多得之入内过于纵欲。夫纵欲宜即亡于男女之身，兹何以离男

---

① 官料：《四明医案》："渐西人言出身医家笈中者，谓之官料药。俗传单方一二味，谓之草头药。"

女而暴亡。盖亡于男女之身，乃泄精甚酣，乐极情浓使然也。离男女而亡者，乃泄精未畅，平日肾气销亡，肾火衰弱，既泄其精，更加虚极，故气随小便而俱绝，二症虽异而实同。救法亦不必大异，惟死于男女之身，桂、附可不必重加，而脱于小便之顷，桂、附断须多用，至人参则二症皆当用至二三两。予有一方，名逢生丹。人参二两，附子二钱，白术一两，菖蒲一钱，半夏一钱，生枣仁一两，水煎服。此方妙在人参急救其气，以生于无何有之乡，加附子以追其散亡之气，菖蒲启心窍而还迷，半夏消痰饮而辟邪，尤妙用白术以利腰脐而固肾气之脱，用枣仁以安魂魄而清心君之神，自然绝处逢生也。此方阴阳脱，俱可兼治而收功。

　　怔忡之症，扰扰不宁，心神恍惚，惊悸不已，此肝肾之虚，而心气之弱也，若作痰治，往往杀人。盖肾虚以致心气不交，心虚以致肝气益耗，不治虚而反攻痰，安得不速死乎。吾有一方，名宁静汤。人参一两，白术五钱，白芍一两，熟地一两，元参一两，生枣仁五钱，白芥子三钱，麦冬五钱，水煎服。此方一派补心肝肾之药，三经同治，则阴阳之气自交，上下相资，怔忡自定，而惊悸恍惚之症，亦尽除矣。怔忡治之不得法，多致危亡。此症乃因泄精之时，又得气恼，更不慎色而成者也。似乎宜治肾为主，不知愈补肾而心气愈加怔忡者何故？因肝得气恼，肝气大旺，补肾则肝气更旺，反去增心之火，故愈加怔忡也。然则心不可补乎？心不补则火不能息，补心而又加去火之药，则得生矣。方用化忡丹：人参二钱，麦冬五钱，生枣仁二钱，白芍五钱，元参五钱，茯神五钱，黄连一钱，白芥子一钱，甘草五分，水煎服。此方妙在不去定心，反去泻火；尤妙在不去泻肝，反去补肝；尤妙在不去补肾，反去补肺。盖泻心火，即所以定心气也。补肝气则肝平，肝平则心亦平；补肺气则肺旺，能制肝经之旺矣。制服相宜，自然心气得养，而怔忡有不全愈者乎。

痨病最难治者，痨虫尸气也。此症感之日久，遂至生虫，而蚀人脏腑，每至不救。灭门灭户，传染不已，若不传方救之，则祸且中于后世。我有奇方，久服自然消除，名救痨杀虫丸。鳖甲一斤，醋炙，茯苓五两，山药一斤，熟地一斤，白薇五两，沙参一斤，地骨皮一斤，人参二两，山茱萸一斤，白芥子五两，馒鱼一斤，煮熟。先将馒鱼捣烂，各药研末，米饭为丸。每日五更时服一两，半料即虫化为水矣。此方大补真阴，全非杀虫伤气之药，然补中用攻，而虫又潜消于乌有，真治痨神方也。

离魂之症，乃魂出于外，自觉吾身之外，更有一吾，此欲死未死之症。然而魂虽离，去身未远，尚有可复之机，盖阴阳未至于决绝也。急用定魂全体丹救之：人参一两，茯神五钱，柏子仁三钱，生枣仁一两，远志一钱，白芥子三钱，丹砂一钱，当归一两，白术一两，甘草一钱，麦冬五钱，龙齿末五分，水煎服。此方救心气之虚，心虚而后魂离，心气足而魂自定，况方中又用引魂合一之味于补虚之中乎，所以一剂即见功也。

反胃有食入而即出者，此肾水虚，不能润喉，故喉燥而即出也。有食久而反出者，此肾火虚，不能温脾，故脾寒而反出也。治反胃者，俱当治肾，但当辨其有火、无火之异，则死症可变为生也。治反胃之症，莫妙用仲景地黄汤，但无火者，加附子、肉桂，则效验如响。然而世人亦有用仲景方而不验者，何也？以所用之不得其法，而非方之不神也。我今酌定二方，一治无火而反胃者：熟地二两，山茱萸一两，附子三钱，茯苓三钱，泽泻三钱，丹皮三钱，肉桂三钱，山药六钱，水煎服。

一治有火而反胃者，熟地二两，山茱萸五钱，山药一两，泽泻三钱，丹皮三钱，茯苓五钱，麦冬五钱，北五味二钱，水煎服。二方出入加减，自然治反胃有神功也。

反胃之症，虽一时不能遽死，然治之不得其宜，亦必死而后已。反胃多是肾虚无火，故今日食之，至明日尽吐，即《内经》所谓食入即出是也。夫食入于胃中而吐出，似乎病在胃也。谁知胃为肾之关门，肾病而胃始病。饮食之入于胃，必得肾水以相济，而咽喉有水道之通，始上可输挽①，下易运化。然而肾中无火，则釜底无薪，又何以蒸腐水谷乎。此肾寒而脾亦寒，脾寒不能化，必上涌于胃，而胃不肯受，则涌而上吐矣。方用定胃汤：熟地三两，山茱萸二两，肉桂三钱，茯苓三钱，水煎服。一剂而吐止，十剂而病全愈。此治朝入暮吐，暮服朝吐者也。倘食下即吐，又不可用肉桂。加麦冬一两，北五味子一钱，亦未尝不效应如响。盖二方全是大补肾中之水火，而不去治胃，胜于治胃也。

失血之症，有从口鼻出者，有从九窍出者，有从手足皮毛之孔而出者，症似各异。吾有一方，可统治之，名收血汤。熟地二两，生地一两，荆芥一钱，三七根末三钱，当归一两，黄芪一两，水煎服。此方补血而不专补血，妙在兼补气也；止血而不专止血，妙在能引经也。血既归经，气又生血，自然火不沸腾，相安无事，何至有上中下之乱行哉。故无论各症用之而皆效也。

癫痫之症，多因气虚有痰，一时如暴风疾雨，猝然而倒，口吐白沫，作牛羊马声。种种不同，治之不得法，往往有死者。

---

① 输挽：原作"轮挽"，今据本澄堂本、三元堂本、菁华堂本、清刻本、广益本改。输挽，或作"挽输"，皆输送之义。

吾今留一方，名祛痰定癫汤。人参三钱，白术五钱，白芍五钱，茯神三钱，甘草一钱，附子一片，半夏三钱，陈皮一钱，菖蒲一钱，水煎服。此方参、术、茯、芍，皆健脾平肝之圣药；陈皮、半夏、甘草，不过消痰和中；妙在用附子、菖蒲，以起心之迷，引各药直入心窍之中，心清则痰自散，而癫痫自除矣。既不耗气，又能开窍，安有死法哉。

中邪遇鬼，亦阳气之衰也。阳气不衰，则阴气不能中人，况鬼祟乎。惟阳气衰微，而后阴鬼来犯，治之又何可不补其正气哉。倘或止治痰以逐邪，而不加意于元阳之峻补，则气益虚而邪且不肯轻退，反致死亡之速矣。我今传一方，名扶正辟邪丹。人参一两，当归一两，茯苓五钱，白术二两，菖蒲一钱，半夏三钱，白芥子三钱，丹参五钱，皂角刺五分，山羊血五分，附子一钱，水煎服。此方山羊血、皂角刺，开关之圣药也；半夏、白芥子，消痰之神剂也。然不多用人参各补药，以回阳补气，必不能起死回生。大约用此方，一剂便觉鬼去，二剂而痰消人健矣。

中恶之症，乃中毒气也，犯之亦不能救。如犯蛇毒之气，与各虫之毒气也，其症肚胀腹大，气满口喘，身如燥裂而不可忍之状，大便闭结，小便黄赤，甚则阴头胀大，疼痛欲死。此等症必须消毒，不可骤用补剂，犯则杀人。吾今酌定奇方，治之最效而且最神，名解恶神丹。金银花三两，生甘草三钱，白矾五钱，白芷三钱，水煎服。此方解恶而不伤气，化毒于无形，实有妙用。火约中恶之症，服吾方不须二剂，便可庆生全也。

晕眩似乎小症，然而大病皆起于晕眩。眼目一时昏花，卒致猝倒而不可救者，比比也。故世人一犯晕眩之症，治之不可不早。吾今传一奇方，名防眩汤。人参三钱，白术一两，当归一两，熟地一两，川芎五钱，白芍一两，山茱萸五钱，半夏三钱，天麻二钱，陈皮五分，水煎服。此方单治气血之虚，不治头目之晕。盖气血足则阴阳和，阴阳和则邪火散，又何虑晕眩之杀人哉。多服数剂，受益无穷，不可见一二剂不能收功，便弃之而不用也。

呕吐之症，一时而来，亦小症也。然而倾胃而出，必伤胃气，胃气一伤，多致不救。其症有火有寒，火吐宜清火而不可降火，寒吐宜祛寒而不可降寒。盖降火则火引入脾而流入于大肠，必变为便血之症；降寒则寒引入肾而流入于膀胱，必变为遗溺之症矣。我今酌定二方。一治火吐，名清火止吐汤。茯苓一两，人参二钱，砂仁三粒，黄连三钱，水煎服。此方解火退热则呕吐自止，妙在茯苓分消火势，引火缓行于下，而非峻祛于下也；尤妙人参以扶胃气，则胃土自能克水，不必止吐，吐自定也；况又有砂仁之止呕乎，所以一剂而吐止耳。一治寒吐，名散寒止呕汤。白术二两，人参五钱，附子一钱，干姜一钱，丁香三分，水煎服。此方散寒而仍用补脾健土之药，则寒不能上越，而亦不敢下行，势不得不从脐中而外遁也。一剂亦即奏功如响。

泻症，乃水泻也。寒泻宜治，火泻难医，往往有一日一夜泻至数百遍者，倾肠而出，完谷不化，粪门肿痛，泻下如火之热，此亦百千人一病也。然无方救之，必致立亡。我今酌定一方，名截泻汤。薏仁二两，车前子一两，人参三钱，白芍二两，黄连三钱，茯苓五钱，甘草二钱，山药一两，肉桂三分，水煎服。一剂而泻减半，再剂而泻止，神方也。愈后用六君子汤调治。此等症因火盛之极，挟水谷之味，一直下行，不及传导，所以完谷而出也。若认作脾气之虚，以止塞之，则火益旺而势益急，我乘其势而利导之，则水气分消，火势自散，所以奏功能神。

喘症与短气不同，喘乃外感，短气乃内伤也。短气之症，状似乎喘而非喘也。喘必抬肩，喉中作水鸡之声；短气则不然，喘不抬肩，喉中微微有息耳。若短气之症，乃火虚也，作实喘治之立死矣。盖短气乃肾气虚耗，气冲于上焦，壅塞于肺经，症似有余而实不足。方用归气定喘汤。人参二两，牛膝三钱，麦冬一两，熟地二两，山茱萸五钱，北五味一钱，枸杞子二钱，胡桃一个，破故纸一钱，水煎服。一剂而气少平，二剂而喘可定，三剂而气自平矣。此方妙在用人参之多，下达气原，以挽回于无何有之乡。其余纯是补肾补肺之妙品，子母相生，水气自旺，水旺则火自安于故宅，而不上冲于咽门。此治短气之法，实有异于治外感之喘症也。

喘症不同，有虚喘，有实喘。实喘看其症若重而实轻。用黄芩二钱，麦冬三钱，甘草五分，柴胡一钱，苏叶一钱，山豆根一钱，半夏一钱，乌药一钱，水煎服。一剂喘止，不必再服也。然实症之喘，气大急，喉必作声，肩必抬起，非若虚喘，气少急而喉无声，肩不抬也。虚喘乃肾气大虚，脾气又复将绝，故奔冲而上，欲绝尚未绝也。方用救绝止喘汤：人参一两，山茱萸三钱，熟地一两，牛膝一钱，麦冬五钱，五味子一钱，白芥子三钱，水煎服。一剂轻，二剂喘止，十剂全愈。此病实死症也，幸几微之气，流连于上下之间，若用凉药以平火，是速其亡也；然用桂、附以补火，亦速其亡。盖气将绝之时，宜缓续而不宜骤续，譬如炉中火绝，止存星星之火，宜用薪炭引之，若遽投之以硫黄之类，反灭其火矣。更以寒温之物动之，鲜有生气矣。方中妙在一派补肾补肺之药，与人参同用，则直入于至阴之中，而生其气，肾气生而脾气亦生，自能接续于无何有之乡。况人参又上生肺，以助肾之母，子母相生，更能救绝也。

消渴之症，虽分上中下，而肾虚以致渴，则无不同也。故治消渴之法，以治肾为主，不必问其上中下之消也。吾有一方最奇，名合治汤。熟地三两，山茱萸二两，麦冬二两，车前子五钱，元参一两，水煎服。日日饮之，三消自愈。此方补肾而加清火之味，似乎有肾火者宜之，不知消症非火不成也，我补水而少去火，以分消水湿之气，则火从膀胱而出，而真气仍存，所以消症易平也，又何必加桂、附之多事哉。惟久消之后，下身寒冷之甚者，本方加肉桂二钱，亦响应异常。倘不遵吾分两，妄意增减，亦速之死而已，安望其有生哉。消渴之症虽有上中下之分，其实皆肾水之不足也。倘用泻火止渴之药，愈消其阴，必至更助其火，有渴甚而死者矣。治法必须补肾中之水，水足而火自消。然而此火非实火也，实火可以寒消，虚火必须火引，又须补肾中之火，火温于命门，下热而上热顿除矣。方用引火升阴汤。元参二两，肉桂二钱，山茱萸四钱，熟地一两，麦冬一两，北五味子二钱，巴戟天五钱，水煎服。此方火补肾中之水，兼温命门之火，引火归原而水气自消，正不必止渴而渴自除，不必治消而消自愈也。

梦遗之症，久则玉关不闭，精尽而亡矣。世人往往用涩精之药，所以不救。倘于未曾太甚之时，大用补精补气之药，何至于此。我有奇方传世。芡实一两，山药一两，莲子五钱，茯神二钱，炒枣仁三钱，人参一钱，水煎服。此方名保精汤。先将汤饮之，后加白糖五钱，拌匀，连渣同服。每日如此，不须十日，即止梦不遗矣。方中药味平平，淡而不厌，收功独神者，盖芡实、山药固精添髓，莲子清心止梦，茯神、枣仁安魂利水，得人参以运用于无为，不必止梦而梦自无，不必止精而精自断也，又何至于玉关不闭，至于夭亡哉。

痿症不起床席，已成废人者，内火炽盛，以熬干肾水也。苟不补肾，惟图降火，亦无生机。虽治痿独取阳明，是胃火不可不降，而肾水尤不可不补也。我今传一奇方，补水于火中，降火于水内，合胃与肾而两治之，自然骨髓增添，燔热尽散，不治痿而痿自愈。方名降补丹。熟地一两，元参一两，麦冬一两，甘菊花五钱，生地五钱，人参三钱，沙参五钱，地骨皮五钱，车前子二钱，水煎服。此方补中有降，降中有补，所以为妙。胃火不生，自不耗肾中之阴；肾水既足，自能制胃中之热，两相济而两相成，起痿之方，孰有过于此者乎。

凡人有两足无力，不能起立，而口又健饭，如少忍饥饿，即头面皆热，有咳嗽不已者，此亦痿症。乃阳明胃火，上冲于肺金，而肺金为火所逼，不能传清肃之气于下焦，而肾水烁干，骨中髓少，故不能起立，而胃火又焚烧，故能食善饥，久则水尽髓干而死矣，可不急泻其胃中之火哉。然而泻火不补水，则胃火无所制，未易息也。方用起痿至神汤：熟地一两，山药一两，元参一两，甘菊花一两，人参五钱，白芥子三钱，当归五钱，白芍五钱，神曲二钱，水煎服。一剂火减，二剂火退，十剂而痿有起色，三十剂可全愈。此方奇在甘菊花为君，泻阳明之火，而又不损胃气，其余不过补肾水，生肝血，健脾气，消痰涎而已。盖治痿以阳明为主，泻阳明然后佐之诸药，自易成功耳。

痹①症虽因风寒湿三者之来，亦因身中元气之虚，邪始得乘虚而入。倘惟攻三者之邪，而不补正气，则痹病难痊，必有

---

① 痹：本节诸"痹"字，原作"瘅"，今据三元堂本　清刻本、广益本与此文义改。

死亡之祸矣。我今传一方，于补正之中，佐之祛风、祛湿、祛寒之品，则痹症易愈也。方名散痹汤。人参三钱，白术五钱，茯苓一两，柴胡一钱，附子一钱，半夏一钱，陈皮五分，水煎服。此方健脾利湿，温经散风，正气不亏而邪气自散，二剂而痹症如失。

阴蛾之症，乃肾水亏乏，火不能藏于下，乃飞越于上，而喉中关狭，火不得直泄，乃结成蛾，似蛾而非蛾也。早晨痛轻，下午痛重，至黄昏而痛更甚，得热则快，得凉则加，其症之重者，滴水不能下喉。若作外感阳症治之，用山豆根、芩、连、栀子之类，则痛益甚而关不开，有不尽命而死者矣。我今传一方，单补阴虚，用引火归源之法，而痛顿失也。方名化蛾丹。熟地一两，山茱萸一两，附子一钱，车前子三钱，麦冬一两，北五味二钱，水煎服。此方大补肾之水，不治蛾之痛，壮水则火息，引火则痛消，故一剂即可收功，奇绝之法也。

水臌，满身皆水，按之如泥者是。若不急治水，留于四肢而不得从膀胱出，则变为死症而不可治矣。方用决流汤：牵牛二钱，甘遂二钱，肉桂三分，车前子一两，水煎服。一剂而水流斗余，二剂即全愈，断不可与三剂也，与三剂，反杀之矣。盖牵牛、甘遂，最善利水，又加之车前、肉桂，引水以入膀胱，但利水而不走气，不使牵牛、甘遂之过猛，利水并走气也。但此二味，毕意性猛，多服伤人元气，故二剂逐水之后，断宜屏绝，须改用五苓散，调理二剂，又用六君子汤以补脾可也。更须忌食盐，犯则不救。

气臌，乃气虚作肿，似水臌而非水臌也。其症一如水臌之状，但按之皮肉不如泥耳。必先从脚面肿起，后渐渐肿至上身，于是头面皆肿者有之。此等气臌，必须健脾行气，加利水之药，则可救也。倘亦以水臌法治之，是速之死也。我今传一奇方，名消气散。白术一两，薏仁一两，茯苓一两，人参一钱，甘草一分，枳壳五分，山药五钱，肉桂一分，车前子一钱，萝卜子一钱，神曲一钱，水煎服。日日一剂，初服觉有微碍，久则日觉有效，十剂便觉气渐舒，二十剂而全消，三十剂而全愈。此方健脾，而仍是利水之品，故不伤气，奏功虽缓，而起死实妙也。然亦必禁食盐，三月后可渐渐少用矣，即秋石亦不可用，必须三月后用之。

虫臌，惟小腹作痛，而四肢浮胀，不十分之甚，而色红而带点，如虫蚀之象，眼下无卧蚕微肿之形，此是虫臌也，必须杀虫可救。然过于峻逐，未免转伤元气，转利转虚，亦非生之之道。方用消虫神奇丹：雷丸三钱，当归一两，鳖甲一两，醋炙，地栗粉一两，鲜者取汁一茶瓯，神曲三钱，茯苓三钱，车前子五钱，白矾三钱，水煎服。一剂即下虫无数，二剂虫尽出无留矣。虫去而臌胀有消[1]，不必用三剂也。盖雷丸是善逐虫去秽，而鳖甲、地栗更善化虫于乌有。然虫之生，必有毒结于肠胃之间，故又用白矾以消之。诚虑过于峻逐，又佐之当归以生血，新血生而旧瘀去，更佐之茯苓、车前，分利其水气，则虫从大便而出，而毒从小便而行，自然病去如扫矣。但此药服二剂后，必须服[2]四君、六君汤去甘草，而善为之调理也。

血臌之症，其由来渐矣。或跌闪而血瘀不散，或忧郁而结血不行，或风邪而血蓄不发，逐至因循时日，留在腹中，致成血臌。饮食入胃，不变精血，反去助邪，久则胀，胀则成臌矣。

---

① 消：原作"治"，今据三元堂本、菁华堂本、清刻本、广益本改。

② 服：原脱，今据本澄堂本、三元堂本、菁华堂本、清刻本、广益本补。

倘以治水法逐之，而症犯非水，徒伤元气；倘以治气法治之，而症犯非气，徒增饱满，是愈治愈胀矣。我有奇方，妙于逐瘀，名消瘀荡秽汤。水蛭三钱，必须炒黑可用，大约一两，炒黑，取末用三钱，当归二两，雷丸三钱，红花三钱，枳实三钱，白芍三钱，牛膝三钱，桃仁四十粒，去皮尖捣碎，水煎服。一服即下血斗余，再服即血尽而愈。盖血臌之症，惟腹胀如鼓，而四肢手足并无胀意，故血去而病即安也。服此方一剂之后，切勿再与二剂，当改用四物汤调理，于补血内加白术、茯苓、人参，补气而利水，自然全愈。否则血臌虽痊，恐成干枯之症。

血症

雷公真君曰：凡人有一时忽吐狂血者，人以为火也，多用寒凉药泻火，乃火愈退而血愈多，或用止血药治之而仍不效，此乃血不归经之故，若再以寒凉泻火之药而重泻之，未有不死者矣。当用补气之药，而佐之归经之味，不必止而自止矣。方用引血汤：人参五钱，当归一两，炒黑荆芥三钱，丹皮二钱，水煎服。一剂而血无不止。此方妙在不专去补血，反去补气以补血；尤妙在不单去止血，反去行血以止血。盖血逢寒则凝滞而不行，逢散则归经而不逆，救死于呼吸之际，此方实有神功也。

人有大怒而吐血者，或倾盆而出，或冲口而来，一时昏晕，变生死顷刻也。倘以止血药治之，则气闷而不能安；倘以补血药治之，则胸痛而不可受，往往有变症蜂起而毙者，不可不治之得法也。方用解血平气汤：白芍二两，当归二两，荆芥炒黑三钱，柴胡八分，红花二钱，炒栀子三钱，甘草一钱，水煎服。一剂而气舒，二剂而血止，三剂而病全愈。盖怒气伤肝，不能平其气，故致一时吐血，不先去舒气，而遽去止血，愈激动肝木之气，气愈旺而血愈吐矣。方中芍药多用之妙，竟去平肝，又能舒气，荆芥、柴胡皆引血归经之味，又适是开郁宽胁之剂，所以奏功甚速，而止血实神，全非用当归补血之故，当归不过佐芍药以成功耳。

凡人有血崩不止者，妇人之病居多，亦一时昏晕。或有不知人而死者。此病多起于贪欲，若治之不得法，日用止涩之药，未有不轻变重而重变死者。方用安崩汤治之：人参一两，黄芪一两，白术一两，三七根末三钱，水煎，调三七根末服之。一剂即止崩，可返危为安也。盖崩血之后，惟气独存，不补气而单补血，缓不济事，今亟固其欲绝之气，佐之三七以涩其血，气固而血自不脱也。

腹痛

雷公真君曰：凡人有腹痛不能忍，按之愈痛，口渴饮冷水则痛止，少顷依然大痛，此火结在大小肠，若不急治，亦一时气绝。方用定痛至神汤：炒栀子三钱，甘草一钱，茯苓一两，白芍五钱，苍术三钱，大黄一钱，厚朴一钱，水煎服。此方妙在舒肝经之气，用白芍、甘草和其痛，尤妙多用茯苓为君，以利膀胱之水，更妙在栀子以泻郁热之气，又恐行之欠速，更佐之大黄，走而不守，则泻火逐瘀，尤为至神也。

喉痛

雷公真君曰：凡人有咽喉忽肿作痛，生双蛾者，饮食不能下，五日不食即死矣。但此症实火易治，而虚火难医，实火世人已有妙方，如用山豆根、芩、连、半夏、柴胡、甘草、桔梗、天花粉治之立消。惟虚火乃肾火不藏于命门，浮游于咽喉之间，其症亦如实火，惟夜重于日，清晨反觉少轻；若实火清晨反重，夜间反轻。实火，口燥舌干而裂；虚火，口不甚渴，舌滑而不裂也。以此辨症，断不差错。此种虚痛，若亦以治实火之法治之，是人已下井，而又益之石也。故不特不可用寒凉，并不可用发散。盖虚火必须补也，然徒补肾水，虽水能制火，可以少差，而火势太盛，未易制伏，又宜于水中补火，则引火归源而火势顿除，有消亡于顷刻矣。方用引火汤：熟地一两，元参一两，白芥子三钱，山茱萸四钱，北五味二钱，山药四钱，茯苓五钱，肉桂二钱，水煎服。一剂而痰声静，痛顿除，肿亦尽消。二剂全愈。盖熟地、山茱萸、五味之类，纯是补肾水圣药，茯苓、山药又益精而利水，助肉桂之下行，元参以消在上之浮火，白芥子以消壅塞之痰，上焦去世宽，而下焦又得肉桂之热，则龙雷之火有不归根于命门者乎。一剂便生，真有鬼神莫测之机，又胜于八味地黄汤也。倘喉肿闭塞，勺水不能下，虽有此神方，将安施乎。我更有法，用附子一个，破故纸五钱，各研末，调如糊作膏，布摊如膏药，大如茶钟，贴脚心中央，以火烘之一时辰，喉即宽而开一线路，可以服药矣，又不可不知此妙法也。

气郁

雷公真君曰：凡人有郁郁不乐，忽然气塞而不能言，苟治之不得法，则死矣。夫郁症未有不伤肝者也，伤肝又可伐肝乎？

伐肝是愈助其郁，郁且不能解，又何以救死于顷刻哉。方用救肝开郁汤：白芍二两，柴胡一钱，甘草一钱，白芥子三钱，白术五钱，当归五钱，陈皮二钱，茯苓五钱，水煎服。一剂而声出，再剂而神安，三剂而郁气尽解。此方妙在用白芍之多至二两，则直入肝经，以益其匮乏之气，自然血生而火熄；又用白术、当归健土以生血，柴胡以解郁，甘草以和中，白芥子以消膜隔之痰；又妙在多用茯苓，使郁气与痰涎尽入于膀胱之中，而消弭于无形也。倘人有郁气不解，奄奄黄瘦，亦急以吾方治之，何至变生不测哉。

癫症

雷公真君曰：癫病之生也，多生于脾胃之虚寒，脾胃虚寒，所养水谷，不变精而变痰，痰凝胸膈之间不得化，流于心而癫症生矣。苟徒治痰而不补气，未有不速之死者。方用祛癫汤：人参五钱，白术一两，肉桂一钱，干姜一钱，白芥子五钱，甘草五分，菖蒲五分，半夏三钱，陈皮一钱，水煎服。此方用人参、白术专补脾胃，用桂、姜以祛寒邪，用白芥子、半夏以消顽痰，用甘草、菖蒲以引入心而开窍，自然正气回而邪痰散。一剂神定，再剂神旺，又何癫病之不能愈哉。惟是花癫之症，乃女子思想其人而心邪，然亦因脾胃之寒而邪入也。本方加入白芍一两，柴胡二钱，炒栀子三钱，去肉桂，治之亦最神。一剂而癫止矣。盖柴胡、白芍、炒栀子，皆入肝以平木，祛火而散郁，故成此奇功也。

狂症

雷公真君曰：狂病有伤寒得之者，此一时之狂也。照仲景张公伤寒门治之，用白虎汤以泻火矣。更有终年狂病而不愈者，或欲拿刀以杀人，或欲见官而大骂，亲戚之不认，儿女之不知，见水则大喜，见食则大怒，此乃心气之虚，而热邪乘之，痰气侵火，遂成为狂矣。此等症欲泻火，而火在心之中不可泻也；欲消痰，而痰在心之中不易消也。惟有补脾胃之气，则心自得养，不必祛痰痰自化，不必泻火火自无矣。方为化狂丹。人参一两，白术一两，甘草一钱，茯神一两，附子一分，半夏三钱，菖蒲一钱，菟丝子三钱，水煎服。一剂狂定，再剂病痊。此方妙在补心脾胃之三经，而化其痰，不去泻火。盖泻火则心气愈伤，而痰涎愈盛，狂将何止乎。尤妙用附子一分，引补心消痰之剂，直入心中，则气尤易补，而痰尤易消，又何用泻火之多事乎，此所以奏功如神也。

呆病

雷公真君曰：呆病如痴，而默默不言也，如饥而悠悠如失也，意欲癫而不能，心欲狂而不敢，有时睡数日不醒，有时坐数日不眠，有时将己身衣服密密缝完，有时将他人物件深深藏掩，与人言则无语而神游，背人言则低声而泣诉，与之食则厌薄而不吞，不与食则吞炭而若快。此等症虽有祟凭之，实亦胸腹之中，无非痰气。故治呆无奇法，治痰即治呆也。然而痰势最盛，呆气最深，若以寻常二陈汤治之，安得获效。方用逐呆仙丹：人参一两，白术二两，茯神三两，半夏五钱，白芥子一两，附子五分，白薇三钱，菟丝子一两，丹砂三钱，研末。先将各药煎汤，调丹砂末与半碗，彼不肯服，以炭给之，欣然服矣。又给之，又服半碗，然后听其自便。彼必倦怠欲卧矣，乘其睡熟，将其衣服被褥尽行火化，单留身上所服之衣，另用新被盖之，切不可惊醒。此一睡，有睡至数日者，醒来必觅衣而衣无，觅被而被非故物，彼必大哭，然后又以前药与一剂，必不肯服，即给之炭，亦断不肯矣，不妨以鞭责之，动其怒气，用有力之人，将前药执而灌之，彼必大怒，已而又睡去矣。此时断须预备新鲜衣服被褥等项，俟其半日即醒，彼见满房皆是亲人，心中恍然如悟，必又大哭不已，诸人当以好言劝之，彼必说出鬼神之事。亲人说幸某人治疗，已将鬼神尽行祛遣，不必再虑，彼听之欣然而病亦全愈矣。此方之妙，妙在大补心脾。以茯神为君，使痰在心者尽祛之而出，其余消痰之药，又得附子引之，无经不入，将遍身上下之痰，尽行祛入膀胱之中，而消化矣；白薇、菟丝子，皆是安神妙药，而丹砂镇魂定魄，实多奇功，所以用之而奏效也。

厥症

雷公真君曰：人有忽然发厥，口不能言，眼闭手撒，喉中作酣声，痰气甚盛，有一日即死者，有二三日而死者。此厥多犯神明，然亦因素有痰气而发也。治法自宜攻痰为要，然徒攻痰而不开心窍，亦是徒然。方用启迷丹：生半夏五钱，人参五钱，菖蒲二钱，菟丝子一两，甘草三分，茯神三钱，皂角荚一钱，生姜一钱，水煎服。此方人参、半夏各用五钱，使攻补兼施，则痰宜消，而气宜复；尤妙用菟丝子为君，则正气升而邪气散；更妙用皂荚、菖蒲、茯神，开心窍以清心，自然气回而厥定。倘疑厥症是热，而轻用寒凉之药，则去生远矣。半夏用生不用制者，取其生气以救死，且制之过熟，反掣时效迟，而不能奏功也。其余厥症，岐天师新定于《内经》可考。伤寒厥症，张仲景载于伤寒门中可稽，故不再传。

斑疹

雷公真君曰：人有一时身热，即便身冷，而满体生斑如疹者，乃火从外泄，而不得尽泄于皮肤，故郁而生斑。人尽以为热也，用寒凉泻火之药不效，有斑不得消而死者，亦可伤也。亦用消斑神效汤治之：元参一两，麦冬一两，升麻三钱，白芷一钱，白芥子三钱，沙参三钱，丹皮五钱，水煎服。一剂斑势减，再剂斑纹散，三剂斑影尽消矣。此方妙在用元参、麦冬以消斑，尤妙在升麻多用，引元参、麦冬以入于皮肤，使群药易于奏功，而斑无不消也。

亡阳

雷公真君曰：凡人毋论有病无病，一旦汗如雨出，不肯止者，名曰亡阳。汗尽，止有气未绝，最危之症也。若因汗出而用止汗之药，则汗不能止；若因汗尽而用补血之药，则血难骤生。所当急补其气，尚可挽回。然而补气之药，舍人参实无他药可代。方用收汗生阳汤：人参一两，麦冬一两，北五味三钱，黄芪一两，当归五钱，熟地一两，炒枣仁五钱，甘草一钱，水煎服。一剂而汗收，再剂而气复，三剂而气旺，四剂而身健矣。此方之妙，妙在气血均补，而尤补于气，使气足以生阳，阳旺而阴亦生矣。夫亡阳之症，虽是阳亡，其实阴虚不能摄阳，以致阳气之亡也。倘阴足以摄阳，则汗虽出，何至亡阳。然治亡阳之症，乌可徒救阳乎，我所以救阳兼救阴也。

痢疾

雷公真君曰：凡人夏秋感热之气，患痢便血，一日间至百十次不止者，至危急也。苟用凉药以止血，利药以攻邪，俱非善法。我有神方，可以救急援危，又不损伤气血，痢止身亦健也。方用援绝神丹：白芍二两，当归二两，枳壳二钱，槟榔二钱，甘草二钱，滑石末三钱，广木香一钱，萝卜子一钱，水煎服。一剂轻，二剂止，三剂全愈。此方妙在用白芍，当归至二两之多，则肝血有余，不去制克脾土，则脾气有生发之机，自然大肠有传导之化；加之枳壳、槟榔、萝卜子、俱逐秽祛积之神药，尤能于补中用攻；而滑石、甘草、木香，调和于迟速之间，更能不疾不徐，使瘀滞之尽下，而无内留之患也。其余些小痢疾，不必用如此之多，减半治之，亦无不奏功。不必分红白、痛与不痛，皆神效。

五绝

五绝，乃缢死、跌死、魇死、淹死、压死是也。世人祸成仓猝，往往不救。然此等之死，五脏未绝，因外来之祸，而枉死者也。其魂魄守于尸旁，相去未远，苟以神术招之，魂魄即附体而可生也。我传神符一道，先书黄纸上，焚化在热黄酒内，掘开牙关，灌入喉中，后再用药丸化开，亦用黄酒调匀，以人口含药水，用葱管送于死人喉内，少顷即活。招魂符式 ▨▨▨ 无咒。但书符时，一心对雷真君天医使者书之，自然灵应无比。药丸名救绝仙丹。山羊血二钱，菖蒲二钱，人参三钱，红花一钱，皂角刺一钱，半夏三钱，制苏叶二钱，麝香一钱，各为末；蜜为丸，如龙眼核大，酒化开用。修此丸时，端午日妙，如临时不必如许之多，十分之一可也。此方神奇之极，又胜于秦真人。闲时备药，修合一料，大可救人。若到临期，缓不济事。此方不特救五绝，凡有邪祟昏迷，一时猝倒者，皆可灌之，以起死回生也。

砒毒

雷公真君曰：世人有服砒霜之毒，五脏欲裂者，腹必大痛，舌必伸出，眼必流血而死，最可怜也。方用泻毒神丹：大黄二两，生甘草五钱，白矾一两，当归三两，水煎汤数碗饮之，立时火泻即生，否则死矣。此砒毒已入于脏，非可用羊血、生甘草上吐而愈，我所以又变下法救之。饮之而不泻，此肠已断矣，又何救乎。倘用之早，未有不生者，不可执吐法而无变通。若初饮砒毒，莫妙用生甘草三两，急煎汤，加羊血半碗，和匀饮之，立吐而愈。若饮之不吐，速用大黄之方，则无不可救也。

虎伤

雷公真君曰：世人被虎咬伤，血必大出，其伤口立时溃烂，其疼不可当。急用猪肉贴之，随贴随化，随化随易。速用地榆一斤，为细末，加入三七根末三两，苦参末四两，和匀掺之，随湿随掺，血即止而痛即定。盖地榆凉血，苦参止痛，三七根末止血，合三者之长，故奏功实神。

汤火伤

火烧　汤池

雷公真君曰：凡人有无意之中，忽为汤火所伤，遍身溃烂，与死为邻。我有内治妙法，可以变死而生，方名逐火丹。用大黄五钱，当归四两，荆芥三钱，炒黑，生甘草五钱，黄芩三钱，防风三钱，黄芪三两，茯苓三两，水煎服。一剂痛减半，二剂痛全减，三剂疮口全愈，真至神至圣之方也。此方妙在重用大黄于当归、黄芪之内，既补气血又逐火邪；尤妙用荆芥、防风，引黄芪、当归之补气血，生新以逐瘀，更妙用茯苓三两，使火气尽从膀胱下泻，而皮肤之痛自除；至于甘草、黄芩，不过调和而清凉之已耳。

痈疽并无名疮毒

雷公真君曰：凡人痈疽发于背，或生于头顶，或生于胸腹，或生于手足臂腿腰脐之间，前阴粪门之际，无论阳毒阴毒，一服吾方，无不立消，已溃者即敛，真神方也。金银花四两，蒲公英一两，当归二两，元参一两，水五碗，煎八分。饥服，一剂尽化为无有矣。切勿嫌其药料之重，减去分两，则功亦减半矣。此方既善攻散诸毒，又不耗损真气，可多服久服，俱无碍，即内治肺痈、大小肠痈，亦无不神效也。

我已传完，汝另抄一本，存之医述之中，以成全书，他年刊布天下，传之万年，以见吾道之大，亦快事也。

雷公真君传于燕市，时康熙戊辰七月晦日也。我无他言，但愿汝修道，以答上帝之心也。完。

跋 [①]

余与陈子远公同里而神交，偶得是编，读之叹为神奇，故亟梓以济世。远公淹贯经史，才思泉涌，论议数千言，娓娓不穷。盖是编原期救人，而非取乎采藻，窃恐以词害志，故略有所删改，要使雅俗一览了然。至定方用药之间，总不增减一字，知我当不罪我也。

以谋谨识

---

① 原无此字，今据目录加。

中医非物质文化遗产临床经典读本